HEINRICH BARTELHEIMER

ENDOKRINE UND STOFFWECHSELKRANKHEITEN

ENDOKRINE UND STOFFWECHSELKRANKHEITEN vom Standpunkt des Gutachters

von

PROF. DR. HEINRICH BARTELHEIMER
Direktor der II. Med. Klinik und Poliklinik
der Freien Universität Berlin

Mit 4 Abbildungen und 3 Tabellen

19 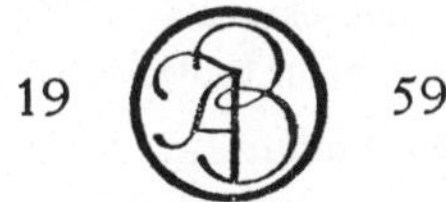 59

JOHANN AMBROSIUS BARTH MÜNCHEN

ISBN-13: 978-3-642-86570-1 e-ISBN-13: 978-3-642-86569-5
DOI: 10.1007/ 978-3-642-86569-5

Softcover reprint of the hardcover 1st edition 1959

VORWORT

Diese Monographie ist aus einem Beitrag zu dem Handbuch „Das ärztliche Gutachten im Versicherungswesen" von FISCHER, HERGET, MOLINEUS entstanden. Als ich aufgefordert wurde, mein Einverständnis zu geben, diesen als Einzeldarstellung herauszugeben, konnte ich mich nicht dazu entschließen. Die vorgeschriebene Begrenzung auf eine bestimmte Seitenzahl hatte manche Wünsche der Ausgestaltung verhindert. Im übrigen waren seither wieder drei Jahre verstrichen, eine Reihe neuer Erkenntnisse mußte daher bei einer Wiederherausgabe berücksichtigt werden. So ist manches ergänzt und einiges umgestaltet worden. Hierbei wurde ich durch meine Mitarbeiter tatkräftig unterstützt, so daß jetzt eigentlich eine Gemeinschaftsarbeit meiner Klinik vorliegt. Entsprechend ihren besonderen Interessengebieten und Referaten wurden in folgender Weise einige meiner Oberärzte und Assistenten an der Gestaltung der einzelnen Kapitel beteiligt: Schilddrüse (Dr. Freyschmidt), Nebenschilddrüse (Priv.-Doz. Dr. Schmitt-Rohde), Nebennieren (Dr. Michel, Dr. Freyschmidt), Sexualdrüsen (Dr. Domke), Hypophyse (Dr. Schwarzkopff), Störungen des Kohlenhydratstoffwechsels (Priv.-Doz. Dr. Pickert, Priv.-Doz. Dr. Ritter, Dr. Müller-Wieland), des Fetthaushaltes (Dr. Papageorgiou), des Eiweißhaushaltes (Priv.-Doz. Dr. Grunze), des Calcium-Phosphathaushaltes (Priv.-Doz. Dr. Schmitt-Rohde), des Lipoidstoffwechsels (Dr. Papageorgiou), des Purinstoffwechsels (Dr. Pahlke), des Mineral- und Wasserhaushaltes (Dr. Schwarzkopff) und des Carcinoid-Syndroms (Priv.-Doz. Dr. Ritter). Herr Dr. Kulpe hat das Stichwortverzeichnis angefertigt. Ich möchte ihnen allen danken.

Als ich damals den Auftrag übernahm, gerade dieses Gebiet vom Standpunkt des Gutachters aus zu gestalten, war ich mir der besonderen Schwierigkeiten bewußt, die bei einer solchen Betrachtungsweise erheblich größer sein dürften als in den meisten anderen Bereichen der Medizin. Hier gilt es, nicht nur den Befund oder die Funktion nur eines Organes zu beurteilen, die Auswirkungen auf den gesamten Organismus sind das Entscheidende. Bei einer Analyse der Steuerungssysteme sind Störungen gleichzeitig an vielen Organen zu suchen. Abweichungen berühren eigentlich alle Gebiete der Medizin. Daher hielt ich es für das Wichtigste, dem Gutachter einen Überblick zu verschaffen, wie die einzelnen Störungen ablaufen, welche klinische Symptomatologie und welche Folgen zu erwarten sind, welche Organsysteme besonderes Augenmerk verdienen. So war es notwendig, einen kurzen Abriß über die Krankheiten des Endokriniums und des Stoffwechsels zu geben und in diesem oft pathophysiologische Gesichtspunkte in den Vordergrund zu stellen. Immer sind Ätiologie und Pathogenese im Einzelfall erst genauestens zu klären, bevor die Schlußfolgerung, d. h. die Bewertung der eingetretenen Funktionsstörungen und damit die der Leistungsminderung des Individuums ausgesprochen werden kann. Wie schwer ist diese dann gerade bei hierhergehörigen Krankheitsbildern in Zahlen auszudrücken! So wird vielleicht der eine oder andere enttäuscht sein, daß ihm nicht zu diesem Zweck eine tabellarische Aufstellung in die Hand gegeben wird. Eine derartige Vereinfachung würde aber das Wesen der endokrinen und der metabolischen, überhaupt das der vegetativen Störung, vernachlässigen, sie würde die Reaktionsweise des Individuums nicht genügend berücksichtigen und sicher oft zu groben Fehlern führen. Das bedeutet aber auch, daß in manch schwieriger Situation des Gutachters nicht vergessen werden darf, daß eine Bewertung allein auf Grund einer einmaligen Untersuchung häufig gar nicht möglich ist, daß es notwendig wird, die diagnostischen Mittel einer Klinik in Anspruch zu nehmen, erst moderne Untersuchungsmöglichkeiten sind manchmal in der Lage, den Charakter und den ganzen Umfang einer solchen Abweichung zu erfassen. Auf wenigen Gebieten der Medizin entstehen so leicht Fehldeutungen wie gerade auf diesem. Auch sollte man nicht vergessen, neben die abschätzende Aufgabe des Versicherungsmediziners die des Arztes zu setzen, der den therapeutischen Weg sieht und der diesen als Vorschlag in seine Beurteilung einfügt. — In ständigem Streben nach Objektivität lassen sich so am ehesten Versicherte und Versicherung befriedigen. Beiden muß man gerecht werden. Dazu soll dieses Buch auf einem Gebiet beitragen, das bei einer solchen Wahrheitsfindung besondere Schwierigkeiten bietet.

Berlin, im Frühjahr 1959 *Heinrich Bartelheimer*

INHALT

ENDOKRINE KRANKHEITEN

STOFFWECHSELKRANKHEITEN

EINFÜHRUNG

Auch für Fragen der Begutachtung ist es zweckmäßig, endokrine und Stoffwechselkrankheiten gemeinsam abzuhandeln. Die Bedeutung des Stoffwechsels als wichtigste Grundfunktion des Lebens führt dazu, daß fast jede Veränderung in der vegetativen Steuerung Auswirkungen auf diesen haben muß. Umgekehrt verursachen Umstellungen des Stoffwechsels, der Ernährung, der Resorption oder andere diese ändernde Einflüsse auch solche des Steuerungssystems. Gerade hier ist die ursprünglich mehr deskriptive Betrachtung der Krankheiten zunehmend eine ätiologische geworden, wie sie etwa im *Begriff der Regulationskrankheit* zum Ausdruck kommt. Die Zusammenhänge werden im Krankheitsgeschehen deutlicher, nicht nur mit dem Ziel einer besseren Therapie, sondern auch einer richtigeren Beurteilung des Ablaufes und der zu erwartenden Folgen.

Auf einem für den Gutachter so unübersichtlich wirkenden Gebiete wie diesem kann allein die Kenntnis der Regulationen und Korrelationen zur richtigen Bewertung des an irgendeiner Stelle entstandenen Schadens führen! Dazu genügt nicht nur die *Beachtung der klinischen Erfahrungen,* ebenso notwendig ist es, *die experimentell erarbeiteten Zusammenhänge* zu berücksichtigen. Hinzu kommt, daß jede endokrine und Stoffwechselkrankheit durch die Art, in der sich das endokrine System des Einzelnen umstellt, modifiziert wird. Man denke nur an die Hyperthyreose, die sich bei gleicher Grundumsatzerhöhung in gänzlich verschiedenem Ausmaß leistungsmindernd auswirken kann, je nachdem, welche sonstigen endokrinen, neurovegetativen und Stoffwechselabweichungen damit verbunden sind. Es ist ganz verschieden, in welchem Maße die einzelnen Organsysteme angesprochen werden. Daher kann die Begutachtung gerade in der Endokrinologie und Stoffwechsellehre nur dann gerecht sein, wenn sie von einer wirklich umfassenden Allgemeinuntersuchung ausgeht und wenn der Untersucher so vorgebildet ist, daß er tatsächlich die Pathogenese dieser Krankheiten bis in die Einzelheiten überblickt. Aus all diesen Gründen erschien es mir daher wichtig, in dieser Darstellung besonders ausführlich auf *Zusammenhangsfragen* einzugehen. Trotzdem wird es wegen der Begrenzung des Raumes oft nötig sein, weitere spezielle endokrinologische Literatur einzusehen, wobei unter anderen die monographischen Darstellungen von MARX (1), JORES (2), REINWEIN (3), ZONDEK (4) und LABHART (5) sowie die eingehenden Abhandlungen im Handbuch der inneren Medizin von A. JORES (6), ZIMMERMANN (7), BANSI (8), FANCONI (9), BAHNER (10), GRAFE (11), LÖFFLER und KOLLER (12), SCHETTLER (13), VANOTTI (14) Ausgangspunkt sein können, auch das kürzlich neu erschienene Thannhauser'sche Lehrbuch der Stoffwechselkrankheiten.

Wenn die *Folgen eines Unfalls oder eines anderen Schadens,* der das endokrine System getroffen hat, so vielgestaltig in Erscheinung treten, so liegt häufig eine besondere Schwierigkeit darin, den *Grad der entstandenen Erwerbsminderung* festzulegen. Grundsätzlich ist erst einmal die *Ausgangslage* zu bestimmen und sorgfältig nachzuforschen, ob nicht schon früher innersekretorische oder Stoffwechselstörungen bestanden haben. Sie sind ja *meist konstitutionell begründet,* ein auftretender Reiz hat häufig nur zur Manifestation oder zur Steigerung der Erscheinungen bis zu einem krankmachenden Ausmaß geführt. Kritisch ist dann abzugrenzen, welche Wertigkeit *endogene und exogene Teilursachen* besitzen. Diese Gesichtspunkte sind in einem jeden solchen Gutachten zu erörtern. Demgegenüber sind *eindeutig exogen entstandene Krankheitsbilder,* in denen etwa ein Trauma oder eine Entzündung ein endokrines Organ zerstört haben, seltene Ausnahmen, die aber natürlich vorkommen. Daß Schädigungen der inkretorischen Organe so zu ihrer *Unterfunktion* führen, ist ohne weiteres einleuchtend. Viel schwerer verständlich ist dagegen das Auftreten der entgegengesetzten Abweichungen, das einer *Überfunktion.* Entzündungen können sie gelegentlich erzeugen, meist allerdings nur für eine begrenzte Zeit, wie bei der Thyreoiditis. Im allgemeinen ist sonst ein übergeordneter *Angriffspunkt* notwendig, etwa in der Zentrale des vegetativen Systems, *im Zwischenhirn.* Die von dort ausgelösten Fernwirkungen können entsprechend dem dirigierenden Charakter dieser Stelle ungemein vielgestaltig sein, je nachdem, welche Teile des Neurovegetativums oder des endokrinen Systems stimuliert werden. Die vor allem experimentell geförderte Kenntnis der mannigfachen Aufgaben des Diencephalons hat dazu geführt, daß in oft hypothetischer Weise Schlußfolgerungen gezogen werden, die zwar möglich wären, für die aber der Wahrscheinlichkeitsnachweis nicht erbracht werden kann. Hiervor soll man sich, wie im speziellen Teil gezeigt wird, besonders hüten. Eine ursächliche Anerkennung ist nur nach bestimmten Richtlinien möglich, nur dann, wenn gewisse Forderungen erfüllt sind. Hier wie auch im übrigen vegetativen System, im neurovegetativen und im endokrinen Teil, stößt man auf die Tatsache, daß eng umschriebene Schäden anderenorts zu Wirkungen führen, die nur bei Analyse des gesamten Regulationssystems in ihren wechselseitigen Beziehungen zu klären sind. Ebenso kann auch der Ausfall einer endokrinen Drüse zu Funktionssteigerungen anderer führen, etwa die Verringerung der Sexualdrüsentätigkeit zu der des HVL.

Bei einer Gruppe solcher Krankheiten liefert schon die *klinische Endokrinologie,* die Veränderung des Habitus oder des Cachet, dem Erfahrenen wichtigste Aufschlüsse; bei anderen läßt erst das eingehende *Studium des Intermediärhaushaltes* die Abweichungen erkennen und ihren Ausgangspunkt finden. Letztere entgehen leicht der Beobachtung, obgleich sie den Betroffenen auch erheblich beeinträchtigen können, etwa bei Erkrankungen der Nebenschilddrüse oder des Inselorgans. Somit sind Betriebs- und Aufbaustoffwechsel, Mineral- und Wasserhaushalt eingehend zu untersuchen, wenn der Verdacht auf eine endokrine und Stoffwechselstörung besteht; daneben ist nach Auswirkungen eines Vitamin- oder Fermentmangels zu fahnden. Fett- und Magersucht fallen sofort ins Auge. Die Lipämie wird, ebenso wie die Lipoidspeicherkrankheiten, schon leichter übersehen. Beim Diabetes verursacht die Dekompensation typische Beschwerden. In mehr oder weniger langer Zeit stellen sich meist auffällige Organbefunde ein. Die entgegengesetzt gerichtete Blutunterzuckerung bei der Spontanhypoglykämie zeigt sich meist am deutlichsten in der Tonussteigerung des Neurovegetativums. Im Eiweißhaushalt führt der Mangel zur trockenen oder feuchten Dystrophie mit all ihren Konsequenzen. Hypo- und Hyperchlorämie, Hypo- und Hyperkaliämie, Hypo- und Hypercalcämie greifen nicht nur in die Intermediär-, sondern auch in die Organfunktionen ein, sie entgehen leicht der Aufmerksamkeit des Untersuchers. Eindrucksvoll ist meist die Auswirkung endokriner und metabolischer

Störungen auf den Kreislauf, auf das Blutdruckniveau, die Leistungsfähigkeit des Herzmuskels, die Neigung zu Wandveränderungen der Gefäße, zur Arteriosklerose. Sie entscheidet häufig das *biologische Alter, das für die Begutachtung wichtiger ist als das wirkliche.* Wenn dann noch Skelettsystem und Muskelfunktion beeinträchtigt werden, so sind die hervorgerufenen Erscheinungen leicht vieldeutig und uncharakteristisch. Die Adynamie wird oft nicht geglaubt, sie muß am Ergometer gemessen werden. Vom Endokrinium aus verursachte neuralgiforme Beschwerden behindern den Patienten. Sie werden meist fehlgedeutet. Bei den verschiedenartigsten Endokrinopathien und Stoffwechselabweichungen denke man an solche Möglichkeiten, die aber immer stoffwechselmäßig bzw. klinisch und röntgenologisch erwiesen werden müssen. Man prüfe die Konstanten im Intermediärhaushalt und die Beschaffenheit der Depotorgane durch Funktionstest oder auch histochemisch durch eine Biopsie. Die Bestimmungen eines Hormonspiegels wie einer -ausscheidung können wertvoll sein, sie führen dann zu Täuschungen, wenn die Erfolgsorgane nicht ansprechbar sind. Bei Besprechung der einzelnen Krankheitsgruppen wird auf die für den Gutachter besonders wertvollen Möglichkeiten hingewiesen werden.

Die Entscheidung, was Ursache und was Wirkung ist, läßt sich kaum einmal so schwer treffen wie auf diesem Gebiet. In der Tat hat man es ja auch mit Funktionskreisen im Sinne HOFFS (15) zu tun, mit *Regulations- und Korrelationskrankheiten, bei denen der Ausgangspunkt der Störungen oft schwer zu finden ist.* Und doch muß der Begutachter diesen suchen, wenn er zu einem richtigen Urteil kommen will. Das primär instabile Vegetativum bleibt Voraussetzung. Ist der angeschuldigte *Schaden nur Gelegenheits- oder richtunggebende Ursache?* Dieser braucht nicht nur ein Trauma, eine Blutung, eine Entzündung zu sein, er kann in ganz allgemeinen Wirkungen bestehen, etwa in einer Mangelernährung, in der Behinderung der intestinalen Resorption, in dem Fehlen eines lebenswichtigen Vitamins oder Minerals, aber auch in einseitiger Überernährung. Übermäßige Fett-Eiweiß-Zufuhr kann beispielsweise das Endokrinium im Sinne einer Funktionssteigerung des hypophysär-interrenalen Systems verändern, oder es kann bei alleinigem Eiweißüberangebot zu einer solchen der Schilddrüse kommen.

Oft sind die Zusammenhänge klar und eindeutig, häufig aber auch schwer erkennbar, wie in den letzteren Fällen.

Der *Grad der Erwerbsminderung* ist beim dekompensierten *endokrinen Vollsyndrom* beträchtlich, bis zu 100%, beim Morbus Simmonds, beim Morbus Addison, beim Morbus Cushing, bei der Basedowschen Krankheit zum Beispiel. *Formes frustes* dagegen, der B-Typ, die geringe Hyperthyreose, der Ausfall der Sexualdrüsen im Klimakterium etwa, liegen noch fast an der Grenze der *physiologischen Variationsbreite.* Sie sind entsprechend zu bewerten. Bei jeder endokrinen oder Stoffwechselkrankheit ist zu entscheiden, wieweit *Möglichkeiten zum Ausgleich* ausgenutzt sind. Sie sind frühzeitig anzustreben, eventuell durch geeignete klinische oder Kurmaßnahmen, oft durch langdauernde Hormonsubstitution oder auch durch Operation! *Erst wenn diese vorgenommen wurden, ist der Grad der Erwerbsminderung endgültig festzulegen.* Dabei sind nicht das Fehlen oder der Überschuß des Hormons allein maßgeblich, sondern ihre Auswirkung auf das übrige Endokrinium und die Organsysteme, vor allen Dingen auf den Intermediär- und Organstoffwechsel. Die Gesamtminderung der Leistung durch eine endokrine oder eine Stoffwechselkrankheit, damit auch *die Berufsfähigkeit und die Invalidität können also nur ausgesprochen individuell entschieden werden.* Allgemeingültige Zahlen lassen sich demnach nicht geben.

Im Folgenden werden erst die von Störungen der peripheren endokrinen Drüsen beherrschten Krankheitszustände, dann die des hypophysär-diencephalen Systems, soweit sie hormonal zur Auswirkung gelangen, und zum Schluß einige Syndrome besprochen, bei denen die Veränderungen des Aufbau- oder des Energiestoffwechsels ganz im Mittelpunkt stehen. Hierbei erschien es notwendig, einen kurzen Überblick über die wichtigsten Entgleisungen der einzelnen Sparten des Stoffwechsels zu geben. Man kann gerade in diesem Bereich eine Störung in ihrer Ursache und ihren Folgen nur dann richtig beurteilen, wenn man die Zusammenhänge versteht.

Schrifttum

1. Marx, H.: in: Hdb. d. inn. Med. Hrsg. Bergmann-Staehelin, Berlin *1941*, I — *2. Jores, A.:* Klinische Endokrinologie, Berlin-Göttingen-Heidelberg 1949 — *3. Reinwein, H.:* in: Lehrb. d. inn. Med., Hrsg. H. Dennig 2. Aufl. Stuttgart *1952*, 336 — *4. Zondek, H.:* Die Krankheiten der endokrinen Drüsen. Basel 1953 — *5. Labhart, M.:* Klinik der Inneren Sekretion, Berlin-Göttingen-Heidelberg 1957 — *6. Jores, A.:* in: Hdb. d. inn. Med. Berlin 1954 — *7. Zimmermann, W.:* in: Hdb. d. inn. Med. Berlin 1954 — *8. Bansi, H. W.:* in: Hdb. d. inn. Med. Berlin 1954 — *9. Fanconi, G.:* in: Hdb. d. inn. Med. Berlin 1954 — *10. Bahner, F.:* in: Hdb. d. inn. Med. Berlin 1954 — *11. Grafe, E.:* in: Hdb. d. inn. Med. Berlin 1954 — *12. Löffler, W. und F. Koller:* in: Hdb. d. inn. Med. Berlin 1954 — *13. Schettler, G.:* in: Hdb. d. inn. Med. Berlin 1954 — *14. Vanotti, A.:* in: Hdb. d. inn. Med. Berlin 1954 — *15. Hoff, F.:* Klinische Physiologie und Pathologie, Stuttgart 1950.

ENDOKRINE KRANKHEITEN

SCHILDDRÜSE

In der Beurteilung der oft vorkommenden Krankheiten dieser Drüse werden besonders dadurch häufig Fehler gemacht, daß die *Analyse ihrer Kausalgenese nicht folgerichtig durchgeführt* wird. So kommt es leicht zu nicht indizierten operativen Eingriffen oder anderen erfolglosen Therapieversuchen, auch zu unrichtigen Begutachtungen. Grundsätzlich sind Schilddrüsenkrankheiten *ohne und mit Störung der Inkretion* zu unterscheiden, d. h. mit verminderter oder erhöhter Abgabe von Schilddrüsenhormon, die sich in der noch zu erörternden klinischen Symptomatologie ausgeprägt haben muß. Eine Dysthyreose ist abzulehnen. Zum anderen ist mit allen klinischen Mitteln, unter besonderer Berücksichtigung der Röntgenologie, die *Größe der Drüse und deren Auswirkung auf die benachbarten Organe* festzustellen, insbesondere, ob und wieweit sie unter das Sternum reicht, die Trachea einengt, die Rekurrensnerven beeinträchtigt und vor allen Dingen, ob auch eine venöse Stauung verursacht wird. Schon mechanisch kann allein die Vergrößerung der Schilddrüse auf diese Weise zu wesentlichen Beschwerden und zur Beeinträchtigung der Leistungsfähigkeit führen.

Weiterhin ist *nach vegetativen Störungen zu suchen*, seien sie neurovegetativer Art, dann meist mit erhöhtem Sympathikotonus, oder hormonaler Art, wobei vor allen Dingen nach hypophysären Zeichen, aber auch nach einer Veränderung der Ovarial- oder Nebennierenrindenfunktion zu fahnden ist. Fälschlicherweise wird bei derem Vorkommen in dem Bestreben, sämtliche Veränderungen auf die Schilddrüse zu beziehen, leicht eine Dysthyreose angenommen, d. h. die Inkretion eines abnormen Schilddrüsenhormons postuliert. Abweichungen der Schilddrüseninkretion können Folge übergeordneter Fehlsteuerung, vom Hypophysenzwischenhirnsystem aus, sein. Aber sie hängen nicht selten auch mit Funktionsänderungen der übrigen Drüsen zusammen. Immer besteht die Aufgabe, zu entscheiden, wieweit gerade Schilddrüsenstörungen endogen, konstitutionell, erblich begründet sind und wieweit exogene, im einzelnen noch zu besprechende Faktoren mitgewirkt haben. Es genügt nicht, aus dem Grad des erhöhten oder erniedrigten Grundumsatzes auf die Schwere dieser endokrinen Krankheit zu schließen. Richtiger ist es, sie *mehr nach der Symptomatologie als nach den in der Zeiteinheit bestimmten Ruheumsatzwerten zu beurteilen.*

Der *Grundumsatz* ist auch gelegentlich bei anderen Krankheiten erhöht, etwa bei manchen Hypertonieformen, bei Herzfehlern, gelegentlich beim Diabetes mellitus, bei oft symptomenarmen Infektzuständen oder auch bei der sogenannten vegetativen Neurose, die mit und ohne Schilddrüsenbeteiligung vorkommt. Man ist also nicht berechtigt, allein aus diesem Laboratoriumswert auf den Grad der Schilddrüsenaktivität zu folgern, wie es leider noch vielfach geschieht. Nach Möglichkeit sollte man in einer schwierigen Begutachtung die Bestimmung auch nach einiger Zeit wiederholen. Dann hat sich der oft sensible Patient schon an die Atmung in die Apparatur hinein gewöhnt. Ich lasse aus diesem Grunde am Tag vorher einen nicht ausgewerteten Probeversuch machen. Größere Eiweißmengen in der Ernährung des Vortages sind ebenso zu vermeiden wie kleinste Anstrengungen am Untersuchungsmorgen. Vielerorts ambulant vorgenommene GU-Bestimmungen sind nicht nur wertlos, sie führen zu Täuschungen. Immer muß die Fehlerbreite des Verfahrens und die biologische Variationsbreite beachtet werden, die bei guter Technik mit +10% und mit —5% begrenzt ist. Meist wird von dieser Methode zu viel erwartet!

Eindeutiger sagt der *Radiojodtest* etwas über den Funktionszustand der Schilddrüse aus, besonders bei der Hyperthyreose. Hierbei ist es sogar möglich, zu entscheiden, ob das ganze Organ beteiligt ist oder nur ein Teil desselben, etwa ein Adenomknoten. Gerade in diagnostisch schwierigen Fällen, besonders in der Abgrenzung der neurovegetativen Dystonie, kann man auf dieses Verfahren kaum noch verzichten; das gilt sowohl für die therapeutische Indikation als auch für die Differenzierung der gutachterlichen Bewertung. Brauchbare Resultate erhält man allerdings nur aus Instituten, die über wirklich große Erfahrungen auf diesem Gebiet verfügen. Im allgemeinen ist die Steigerung des Jodeinbaus leichter zu erfassen als eine Verminderung desselben. Die Methode hat ferner zur Abgrenzung eines neuen Krankheitsbegriffes geführt, der *aktiven oder kompensierten Hyperplasie der Schilddrüse* (BILLION, BRIX, FREYSCHMIDT, KREMPIEN UND MEHL [1]). Bei noch vorhandenen klinischen Hyperthyreosesymptomen und abklingender Schilddrüsenüberfunktion findet man noch die gesteigerte Speicherung der meist vergrößerten Schilddrüse, aber es fehlt die Abgabe des Wirkstoffes, wie sich aus dem Verlauf der Meßergebnisse schließen läßt. Dadurch ist nicht nur die Beurteilung des Krankheitsbildes richtiger, man erhält auch einen Hinweis, daß Thyreostatica dringend kontraindiziert sind, da ihre Anwendung Anlaß zu einer übermäßigen Strumabildung zu sein pflegt.

Vor allem bei verdeckten oder symptomatisch einseitigen Hyperthyreosen kann der Radiojodtest die wahre Krankheitsursache aufdecken, was besonders eindrucksvoll von CHAPMAN (2) gezeigt wurde. In einer kasuistischen Zusammenstellung wird veranschaulicht, daß ständige Oberbauchschmerzen mit häufigem Erbrechen, das ungeklärte Vorhandensein von Störungen an der Gefäßperipherie, die herabgesetzte Digitalisansprechbarkeit einer Herzinsuffizienz, eine ungeklärte Osteoporose, schwere Myopathien mit Abduktorenparese der Stimmbänder sowie encephalopathische Zustandsbilder, sogar mit Auftreten epileptiformer Anfälle, ursächlich auf einer Hyperthyreose beruhten. So ist die Einbeziehung des Radiojodtestes in die gutachterliche Analyse unerläßlich.

Verletzungen der Schilddrüse sind selten. Seine Lage schützt dieses Organ vor stumpfen Traumen, die durch das obere Sternum und die Halsmuskulatur abgefangen werden. Hinzu kommt, daß diese Drüse infolge ihrer Beweglichkeit leicht ausweichen kann, wie schon VON EISELSBERG (3) betont hat. Quetschungen wesentlichen Grades kommen nur zustande, wenn sie durch eine schwere Gewalteinwirkung von vorn gegen die Wirbelsäule gepreßt wird (STERN [4]). Gefährdeter ist die vergrößerte Schilddrüse, die Struma, je nach ihrem Umfang, ihrer Lage und ihrer Fixation. Übereinstimmend wird betont, daß dann leichter Verletzungen vorkommen. STERN hat solche Einzelbeobachtungen mit Ruptur von Kropfzysten und Zerreißung von Arterien mit Blutungen aufgeführt. Die Zusammenhangsfrage ist dann leicht zu entscheiden.

Unter den Schilddrüsenkrankheiten wären zunächst jene zu besprechen, bei denen die Hormonabgabe nicht gestört ist, bei denen allerdings über kurz oder lang auch Über- oder Unterfunktionssyndrome entstehen können:

a) das Kropfleiden mit oder ohne Knotenbildung in der Struma,
b) die Strumitis,
c) das Schilddrüsencarcinom

Bei den Funktionsänderungen wären unter Berücksichtigung sonstiger vegetativer Störungen einander gegenüberzustellen:

d) die Hyperthyreose einschließlich der Basedowschen Krankheit,

e) die Hypothyreose einschließlich Myxödem und Kretinismus.

Das Kropfleiden

Schon physiologisch kommen *Vergrößerungen der Schilddrüse* vor, ohne daß sich in der Symptomatologie eine Funktionsänderung der Drüse ausprägt. Wenn man vom unkomplizierten Kropfleiden spricht, so soll eine *Euthyreose* bestehen. Sich in *bestimmten Lebensphasen* einstellende, meist reversible und nicht sehr erhebliche Umfangsvermehrungen der Thyreoidea findet man beim weiblichen Geschlecht wesentlich häufiger als beim männlichen, und zwar in den Zeiten der Leistungssteigerung des Endokriniums, in der Pubertät, vor und zur Zeit der Menses, in der Gravidität, kurz nach der Kastration, im Klimakterium. Von einer krankhaften Veränderung kann man erst dann sprechen, wenn es zu einer wesentlichen Größenänderung und vor allem zu deutlichen inkretorischen Störungen gekommen ist. Der Gutachter wird diese endogene Komponente für die Beurteilung des Entstehungsmechanismus mit zu berücksichtigen haben.

Eine Schilddrüsenvergrößerung hat praktisch immer, wenn sie einen bestimmten Umfang erreicht, mehrere Ursachen. So können sich unter anderem im Sinne einer Kropfbildung auswirken:

1. *Endokrine Einflüsse.* Sie wurden schon angeführt und bestehen in einer Stimulation durch das thyreotrope HVL-Hormon, die ebenso wie vom Stammhirn kommende, über das Neurovegetativum, besonders den Sympathikus verlaufende Einflüsse (Sunder-Plassmann [5]) leicht Funktionssteigerungen im Gefolge haben. Darauf wäre bei der Besprechung der Hyperthyreose noch zurückzukommen. Der Ausfall der Ovarien kann die Enthemmung des Hypophysenzwischenhirnsystems im Gefolge haben, postoperativ oder im Klimakterium. Häufig läßt sich dabei die endogene Neigung zur Kropfbildung durch familiäres Vorkommen nachweisen.
2. *Jodmangel als Ursache des endemischen Kropfes.* Diese bis vor kurzem allgemein anerkannte Theorie ist in letzter Zeit gelegentlich angezweifelt worden. Besonders Eugster (6) hat darauf aufmerksam gemacht, daß die Schweizer Rekrutierungsstatistik zeigt, daß die Kropfhäufigkeit bereits vor der Jodprophylaxe zeitweilig erheblich geringer gewesen sei, so in den Jahren 1907 und 1910, wo sie nur 15‰ statt später 60‰ betragen habe. Auch Canndell (7) konnte keine Parallelität zwischen Kropfhäufigkeit und Jodzufuhr feststellen. Jakob Bauer und Hilpoltsteiner (8, 9) haben beim Schulkropf während des zweiten Weltkrieges in großen Zahlen in Niederbayern die langsam wachsenden, auf Jod ansprechenden Kröpfe der Einheimischen von den rasch wachsenden jodrefraktären der Eingewanderten unterschieden. Trotzdem kann es wohl keinem Zweifel unterliegen, daß der Jodmangel die Kropfbildung begünstigt. Das berechtigt natürlich nicht zu dem Schluß, daß nun der endemische Kropf schlechthin durch einen solchen verursacht wird. — Verschiedene ursächliche Faktoren können zum gleichen Krankheitsbild führen!
3. *Mangel und Einseitigkeit der Ernährung.* Von mehreren Seiten ist eine Zunahme der Strumen in den Kriegs- und Nachkriegsjahren beschrieben worden, etwa von Kroh (10) in Köln. Durch verbesserte Ernährung ließ sich der in 19,2% bei Jugendlichen aufgetretene Kropf schnell wie-

der beseitigen. Bei der Entstehung dürfte auch der Eiweißmangel der Nahrung von Bedeutung sein (Richard [11], Zacher [12], Gerhartz [13]). Auf einen Partialmangel im Fehlen des Vitamins A, das ebenfalls zur Thyroxinbildung nötig ist, hat besonders Haubold [14] hingewiesen. Dabei wurde von ihm auf die Kropfzunahme im Winter und die Häufigkeit nach nassen und feuchten Sommer- und Herbstmonaten aufmerksam gemacht. Bukatsch, Haubold und Lachner (15) konnten dann den Vitamin-A-Mangel nachweisen. Haubold (16) zeigte ferner, daß die soziale Struktur wesentlich sei. Wohlhabende Bauern waren weniger Kropfträger als andere. In Garnisonen und Kasernen erkrankten vor allem die einfachen Soldaten, während die Offiziere frei blieben.

4. *Strumigene Noxen.* Die vielerseits beschriebene Zunahme der Kropfbildung bei Lagerinsassen kann man wohl nicht allein auf die eben genannten Einflüsse beziehen. Seit den Untersuchungen Webster's (17), nach denen bei Tier und Mensch durch einseitige Kohlfütterung Strumen erzeugt werden konnten, mit oder ohne Funktionsänderung der Schilddrüse, die dann zur Entwicklung der Thiouracil-Therapie führten, muß man in solchen Fällen auch an einen derartigen, gelegentlich bei der Begutachtung zu berücksichtigenden Nährschaden denken. Eine noch größere antithyreoidale Wirkung mit Kropfbildung hat die Ernährung mit Rüben gezeigt (Astwood [18]), die aber nach deren Kochen sehr abnimmt. Thioharnstoffabkömmlinge, Aminothiazole, p-Amino-Benzoesäure, Rhodanide, Selenverbindungen, Fluor sind weitere Kropfbildner. Auch Kobalt, das in letzter Zeit gelegentlich zur Anaemiebehandlung verwandt wurde, kann die Entstehung von Strumen auslösen (Breidahl und Fraser [19]). Fernerhin haben Bohnen, Linsen, Erdnüsse, Karotten und Sojabohnen, Versuchstieren im Übermaß gegeben, Kröpfe verursacht (Fertmann und Curtis [20]). Die durch solche Noxen erzeugte Kropfentwicklung beruht auf der Beeinträchtigung der Thyroxinbildung. Entsprechend war sie durch Jod-, besser durch Thyreoidingabe zu verhindern. Die letztgenannten Autoren haben daher den von Wagner-Jauregg und Koch (21) geprägten Satz „mir graut vor Kraut" folgendermaßen abgeändert: „mir graut vor zu viel Kraut und zu wenig Jod."

5. *Trinkwasserverschmutzungs-, Infektions-, Strahlen-* und andere etwa *geologisch zu suchende Einflüsse* haben gegenüber diesen ursächlichen Faktoren einstweilen nur hypothetischen Charakter. Man kann sie nicht in der Begutachtung verwerten.

Ein Kropfleiden wäre anzuerkennen, wenn die von Reinwein (22) sehr plastisch geschilderte Symptomatologie vorliegt: Verunstaltung, Druck am Hals, Atem- und Schluckbeschwerden, Klagen über Herzempfindungen und Ermüdbarkeit der Stimme. Man prüfe die Kehlkopfnerven, ein Horner-Syndrom spricht für eine Sympathikusschädigung. Stridoröse Atmung läßt auf eine Trachealstenose schließen, sie prägt sich häufig erst bei körperlicher Belastung aus. Dann kommt es auch zur Einziehung der Supraklavikular-, der Interkostalräume und des Epigastriums. Die Stauung der Venen und der Lymphgefäße kann bis zum Stokesschen Kragen führen. Die Gesamtbeeinträchtigung von Atmung und Kreislauf läßt das sogenannte „Kropfherz" entstehen (von Romberg [23]). Das mäßig vergrößerte Herz neigt dann bei Menschen über dem 40. Lebensjahr zu rheumatischen und anderen Herzkomplikationen, außerdem soll eine Neigung zum Hochdruck entstehen (Rosen [24]). *In der Begutachtung spielt daher der Herzbefund eine wesentliche Rolle.* Besonders großen Umfang erreicht der Kolloidkropf mit der meist vorhandenen Knotenbildung gegenüber dem kleineren Parenchymkropf. Man vergesse nicht, genau die Form, durch Umfangmessung die Größe, durch Palpation die Beschaffenheit und die Verschieblichkeit der Struma festzulegen. Das Ausmaß der zitierten Veränderungen entscheidet den Grad der Erwerbsminderung, der von wenigen Prozenten bis zur Invaliditätsgrenze reichen kann, falls nicht durch operative Maßnahmen Abhilfe geschaffen wird.

Gelegentlich wird die Frage auftauchen, ob eine Struma oder ein Adenomknoten durch ein *Trauma* entstanden ist. In der Regel werden diese schon vorgelegen haben, durch das Unfallereignis wurden sie dem Kranken bewußt. Die Entwicklung eines Adenomknotens dauert länger. Schon GOETSCH (25), der sich mit dieser Frage besonders befaßt hat, lehnte den Zusammenhang mit einem Trauma ab. Die Möglichkeit, daß in einer zystischen Struma eine Blutung auftritt, wurde bereits erwähnt. Die damit verbundene Anschwellung kann natürlich akut Kompressionserscheinungen verursachen und so zu einer plötzlichen Beeinträchtigung führen, aber nicht zu einer wesentlichen Änderung des Zustandes für die Zukunft.

Thyreoiditis und Strumitis

Die Entzündung der ursprünglich nicht vergrößerten Schilddrüse bezeichnet man am besten als *Thyreoiditis.* Sie ist noch seltener als die bei vorliegender Struma, die *Strumitis.* Bei diesen nicht eitrigen Entzündungen sind die akuten Formen von der granulomatösen chronischen Thyreoiditis vom Typ „DE QUERVAIN" (26), RIEDEL und HASHIMOTO zu unterscheiden. Zwischen ihnen gibt es fließende Übergänge. Daneben kommen *eitrige Schilddrüsenmetastasen* bei bakteriämischen Erkrankungen, bei der Sepsis, dem Typhus und bei Brucellosen vor. LABHART (27) macht besonders darauf aufmerksam, daß spontane oder traumatische Blutungen in den Knoten und zentrale Nekrosen wichtige prädisponierende Faktoren darstellen. Im allgemeinen haften Erreger in der Schilddrüse besonders schlecht, so daß man als Ursache einer Thyreoiditis oder Strumitis bei Fehlen einer nachweisbaren Infektionskrankheit vor allem an eine primäre Virusinfektion gedacht hat. Bei lang dauerndem Verlauf taucht auch die Frage auf, ob diese als Folge einer Herdinfektion anzusehen ist. Die chronischen Formen haben ja mehr granulomatösen als entzündlichen Charakter.

Die *akute Form der Thyreoiditis* soll auf einer Virusinfektion beruhen, zumal Symptome eines grippalen Infektes voranzugehen pflegen, mit katarrhalischen Erscheinungen an den oberen Luftwegen. Bei Auftreten der Schilddrüsenschwellung kommt es zu plötzlichem Temperaturanstieg, sogar mit Schüttelfrost, mit heftigen Schmerzen, die in die Umgebung ausstrahlen, zu einer Fixierung des Kropfes und zu Schluck- und Sprachstörungen. Nicht selten lassen eine hohe Pulsfrequenz, weite Lidspalten und ein Fingertremor an eine Hyperthyreose denken. Entsprechend findet sich dann gelegentlich eine Steigerung des Grundumsatzes, aber bemerkenswerterweise eine Verringerung der Aufnahme von radioaktivem Jod. Im akuten Stadium kommt es aber meist nicht zur typischen Ausprägung endokriner Symptome.

Im Gegensatz zu Angaben von KING und ROSSELINI (28), die Methylthouracil als beste Therapie empfahlen, sah BASSALLECK (29) danach bei einer Hyperthyreose eine phlegmonöse Thyreoiditis entstehen. Das könnte bei der häufigen Anwendung dieser Stoffe für die Begutachtung unter Umständen einmal wichtig sein. In einem derartigen Therapieversuch bei der Thyreoiditis beobachtete dieser Autor eine ausgesprochene Verschlechterung. Die schnelle Rückbildung der örtlichen Erscheinungen nach der heute üblichen Anwendung von Cortisonderivaten kann übrigens geradezu differentialdiagnostische Bedeutung besitzen.

BASSALLECK spricht von der Thyreoiditis als zweiter Krankheit im unmittelbaren Anschluß an Infektionskrankheiten, deren Virusnatur wahrscheinlich oder sicher ist. Sie wurde auch nach Gelenkrheuma, Parotitis, Masern und Scharlach beobachtet, so daß ein solcher Zusammenhang wohl anzuerkennen ist. *Chronische Formen* fanden sich bei der Tuberkulose, bei der Syphilis und der Aktinomykose (SCHLICKE [30]). CHESKY, DREESE und HELLWIG (31) wollen bei dieser die Ursache nicht in einem Infekt, sondern in einem chemischen Reiz unter Überproduktion von Thyreotropin sehen. GOETSCH und KAMNER (32) beschreiben übrigens die Thyreoiditis als keineswegs seltene Komplikation des Morbus Basedow.

Für die Beurteilung der *Folgen* besonders der akuten Thyreoiditis ist es wichtig, daß gelegentlich eine echte Hyperthyreose beobachtet wurde, häufiger jedoch das Gegenteil, ein Myxödem.

Schilddrüsencarcinom

Wie schon GOETSCH (32) auf Grund seiner umfangreichen Untersuchungen betont hat, ist ein *Trauma* als Ursache in den allermeisten Fällen abzulehnen. Nach den heutigen Kenntnissen über solche Zusammenhänge wird man sich wohl immer so entscheiden und dieses auch nicht als Teilursache zugestehen. Exogene Einflüsse wären hier gutachterlich zu berücksichtigen, wenn die *Entstehung einer vorangegangenen benignen Struma* zu entgelten ist. Immer wieder wird nämlich betont, daß Schilddrüsencarcinome fast nur bei Kropfträgern vorkommen. JACKSON (33) stellte fest, daß 90% dieser Carcinome aus präexistierenden Adenomen hervorgehen. Zu ähnlichen Ergebnissen kam FUCHS (34) bei Untersuchungen in Bayern, Kropf und Kropfkrebs ständen in enger Beziehung zueinander. Ebenso sagen BERARD und DUNETT (35), daß die Landkarte der Struma maligna die des endemischen Kropfes sei. WEBER (36) spricht von einem Gefälle vom Zentrum eines Endemiegebietes zu dessen Peripherie. EICKHOFF (37) betont das besondere Befallensein der jüngeren Jahrgänge und des weiblichen Geschlechtes.

Immer wieder wird die Frage aufgeworfen, ob die Radiojodtherapie zur Carcinombildung führen könne. Da in den 15 Jahren ihrer Anwendung bisher noch niemals das Auftreten eines Schilddrüsenkrebses beobachtet wurde (BLOMFIELD [38], CHAPMAN [2]), muß man BILLION (39) wohl Recht geben, wenn er sagt, daß das Risiko dieser Therapie nicht größer als das der Operation sei. Zu denken geben aber tierexperimentelle Beobachtungen von DONIACH (40) und FREEDBERG u. Mitarb. (41), die bei Ratten nach unphysiologisch hohen Dosen von Radiojod solche Carcinome entstehen sahen. CHAPMAN u. Mitarb. (42) stellten sie häufiger fest, wenn so behandelten Tieren noch Thyreostatica gegeben waren, DONIACH (40) sah sie nach gleichzeitiger Anwendung von Radiojod und Thyreostatica bei 5 von 20 Tieren. Bei der Suche nach ätiologischen Faktoren eines Schilddrüsencarcinoms wird man sich an diese Versuche erinnern müssen.

Hyperthyreose

Die sehr häufig vorkommenden Zustände von Schilddrüsenüberfunktion stellen *keine einheitliche Krankheit* dar. Nicht allein die Heraushebung des klassischen Morbus Basedow, die zeitweilig dazu geführt hat, diesen als pathogenetisch einheitliches Bild den übrigen Hyperthyreoseformen gegenüberzustellen, wäre hier zu erwähnen. Man findet alle Übergänge von der noch im Bereich der physiologischen Variationsbreite liegenden Betonung der Schilddrüse, etwa im B-Typ von BERGMANNS, über sich manchmal noch leistungsfördernd auswirkende leichtere Hyperthyreosen bis zu jenen schweren Krankheitsbildern, bei denen die Kreislaufstörungen, die Herzmuskel- und die Leberschädigung, die extrem gesteigerten neurovegetativen Abweichungen oder der Exophthalmus mit seinen Folgen sich erheblich, ja bis zur vitalen Bedrohung auswirken, besonders wenn die thyreotoxische Krise droht.

Bei der *Basedowschen Krankheit* liegt, wie schon CHVOSTEK (43) 1917 gezeigt hat, ein pluriglanduläres Syndrom vor, für das eine partielle HVL-Überfunktion besondere Bedeutung besitzt, für das auch eine vom übergeordneten Stammhirn kommende Fehlsteuerung (VEIL und STURM [44]) verantwortlich sein kann. Nicht selten stehen sogar die Zwischenhirnsymptome derart im Vordergrund, daß die an der Schilddrüse ansetzende Therapie nur zu einem begrenzten Effekt führt, ganz anders als etwa beim toxischen Adenom, bei dem damit die wesentlichste Ursache erfaßt wird. Auch für die Begutachtung ist es wichtig, erst einmal eine *Analyse nach jenen Gesichtspunkten vorzunehmen, die zur Aufstellung der Hyperthyreose als Regulationskrankheit geführt haben.* Man wird den tatsächlichen Verhältnissen erst gerecht, wenn man sich nicht allein auf die Betrachtung der gesteigerten Schilddrüsenfunktion mit ihren Konsequenzen beschränkt, sondern das gesamte vegetative System in seinem neurovegetativen und hormonalen Teil untersucht und beurteilt, etwa unter Zugrundelegung der von F. HOFF (45) aufgestellten Funktionskreise. Nicht minder wesentlich ist es, die einzelnen Stoffwechselstörungen zu erfassen, wie sie nicht nur im Gasaustausch, sondern auch im gesamten Bau- und Energiestoffwechsel auftreten. Abwandlungen des Eiweiß-, Lipoid-, Kohlenhydrathaushaltes lassen sich ebenso nachweisen wie solche im Mineral- und Wasserumsatz. Die Vielgestaltigkeit der Änderungen ist imponierend.

Hat man die Bedeutung der vegetativen Umstellung erfaßt, so wird man auch geneigt sein, die psychischen Einflüsse mit zu bewerten. Sieht man etwa die Darstellung von R. STERN (46) in seiner Monographie über die traumatische Entstehung innerer Krankheiten durch, so kann man sich allerdings dem Eindruck nicht verschließen, daß sie überwertet wurden, auch noch nach den Grundsätzen, die LINIGER und MOLINEUS (47) aufstellten, wenn sie für die Anerkennung eines Zusammenhanges der Basedowschen Krankheit mit einem Unfall folgende Bedingungen forderten:

1. Die betreffende Person darf vor dem Unfall nicht schon an entsprechenden Krankheitssymptomen gelitten haben.
2. Der Unfall muß mit einer starken seelischen Erschütterung einhergegangen sein.

3. Müssen sich die Erscheinungen des Leidens in engem zeitlichen Anschluß an den Unfall entwickelt haben und rasch fortschreiten.

Je später die Erkrankung nach dem Unfall auftritt, um so unwahrscheinlicher ist ein Zusammenhang. Reinwein (48) gibt hierfür eine Spanne bis zu etwa 1 Monat an, 3 Monate dürften wohl das weiteste zu berücksichtigende Intervall sein. Eine wesentliche Verschlimmerung durch einen geeigneten Unfall erkennen Liniger und Molineus an, wenn diese eklatant, rasch eintretend und verlaufend ist. Diese klaren Richtlinien behalten ihre Geltung, auch was die Beurteilung eines psychischen Ereignisses anlangt, für das Eickhoff (49) fordert, daß es den Grad der Todesangst erreicht haben muß. Darüber hinaus ist es jedoch notwendig, noch andere Faktoren genügend zu berücksichtigen, organische Zwischenhirnschäden, endokrine, noch näher zu besprechende Störungen, Jodüberangebot, alimentäre Einflüsse und bestimmte Intoxikationen.

Voraussetzung zur Entstehung einer krankhaften Schilddrüsenüberfunktion ist in der Regel die *konstitutionell, oft familiär und erbmäßig erkennbare Bereitschaft.* H. Marx (50) hat in seinem Handbuchartikel hierüber existierende Beobachtungen gesammelt. Martin und R. A. Fischer (51) fanden einen rezessiven Erbgang. Immer hat eine Auseinandersetzung darüber zu erfolgen, wie hoch dieses endogene Moment gegenüber exogenen Einflüssen zu bewerten ist. Hierbei sollte man sich bemühen, möglichst eindeutige, etwa durch frühere Photos oder durch Untersuchung von Blutsverwandten zu schaffende Grundlagen anzuführen. Von größtem Nutzen sind natürlich frühere Untersuchungsergebnisse des zu Begutachtenden, wobei Kreislaufbefunde, das Vorhandensein einer Struma, anamnestische Angaben über vegetative Störungen, Hyperthermien, Nervosität, Haarausfall u. dgl. besondere Bedeutung haben. Erst wenn man so die *Ausgangslage festgestellt* hat, kann man die *Auswirkung einer erfolgten Schädigung* richtig beurteilen.

Häufig ist *nicht nur eine Ursache als richtunggebend* für den Krankheitsablauf anzuschuldigen.

Das überwertige Schreckerlebnis wird in jenen Lebensphasen, die, wie früher aufgeführt, mit einer Schilddrüsenvergrößerung einhergehen, in denen ohnehin eine Neigung zur Entwicklung einer Überfunktion vorliegt, in der Pubertät, im Klimakterium, in der Gravidität oder Laktation beispielsweise, eher krankmachend wirken. Dasselbe könnte für eine Stammhirnschädigung gelten. Es wird sich bei einem vegetativ stigmatisierten Individuum leichter so auswirken als bei einem robusten. Dabei kann man solche Faktoren nicht einfach in ihrem Ausmaß addieren, sie verflechten und begünstigen sich, so daß unter Umständen eine relativ geringe Noxe letzthin die Krankheit auslöst.

Versucht man nun, im einzelnen die maßgeblichsten äußeren Momente nebeneinanderzustellen, so wäre zuerst die schon herausgehobene *psychische Beeinflussung* zu besprechen. Die meisten Autoren fordern, wie schon gesagt wurde, ein ausgesprochenes und ganz ungewöhnliches Schreckerlebnis.

Reinwein gibt in der letzten Auflage des Handbuches von Fischer-Molineus ein solches Beispiel, bei dem eine junge Frau erlebte, wie ihr Mann 2 Tage nach der Hochzeit Suicid verübte und wie sich dann bei ihr eine klar gegenüber dem Vorbefund abgrenzbare Krankheit entwickelte. Weitere Beobachtungen veröffentlichten Sidz und Whitehorn (52), wobei sie das auslösende Moment mehrfach in der Aufhebung von Partnerbeziehungen sahen. Grafe (53) schreibt, indem er zur Existenz eines Kriegsbasedows Stellung nimmt, daß dieser außerordentlich selten sei, daß aber hochgradige psychische Traumata, wie sie gerade der Krieg mit sich bringt, eine auslösende Rolle spielen können. Er bejahe sie bei Frontkämpfern fast immer und verneine sie im allgemeinen beim Etappen-

und Heimatheer. Voraussetzung ist allerdings auch in solchen Fällen eine konstitutionelle Grundlage (PANSE [54]). Daß ein derartiger Zusammenhang sehr selten sei, wird auch von HOPF (55), BANSI (56) und GATTIG (57) hervorgehoben. Sicher werden gerade hier oft Ursache und Wirkung verwechselt. Das gilt noch mehr, wenn länger dauernde psychische Spannungen bestehen, die SIEBECK (58) kaum je bei seinen Basedowkranken vermißt hat. Die von ihm vertretene Ansicht, daß Konflikte, die langdauernd sind, wichtiger seien als eine akute Erregung des vegetativen Systems, ist schon früher von REICHARD (59) abgelehnt worden, der die Konfliktsituation als Ursache nicht anerkannte. Immerhin wird man Zwischenformen einer wiederholten existentialen Bedrohung als wesentliche Ursache nicht immer ablehnen können.

Die bekannten Tierexperimente EICKHOFFS (60), der das für solche Versuche besonders geeignete Wildkaninchen wiederholt Hunden oder Frettchen vorsetzte und dann die Entwicklung einer zum Tode führenden Basedowschen Krankheit mit entsprechenden Schilddrüsenveränderungen nachweisen konnte, verdeutlichen solche Beziehungen.

Für den Gutachter bleibt die Tatsache, daß schon die Erfahrungen des ersten und dann auch die des zweiten Weltkrieges eine Zunahme der Hyperthyreose und der Basedowschen Krankheit haben vermissen lassen, wegweisend. Die Bejahung eines Zusammenhanges wird die extreme Ausnahme bleiben, sie kann nur nach den anfangs angeführten Richtlinien erfolgen.

Zu solchen Hyperthyreosen vom zentral-nervösen Typus BERNHARTS (61) gehören auch die durch *organische Stammhirnschädigungen* ausgelösten, wobei eine Encephalitis, eine toxische Schädigung der Hirnsubstanz und ein direktes Unfalltrauma in Frage kommen.

Auch hierfür bringen vor allen Dingen VEIL und STURM eine umfangreiche Kasuistik und die Literatur. Sie verzichteten dabei meist auf die Forderung eines unmittelbaren zeitlichen Zusammenhanges und sammelten statt dessen weitere Stammhirnsymptome, Parkinsonzeichen, Schlafsucht, Stoffwechselstörungen, Persönlichkeitsveränderungen u. a. Dabei schrieben sie auch Fokalinfekten mit zentraler Auswirkung, etwa Stumpfeiterungen bei Amputierten, größere Bedeutung zu. Ihre so weit gefaßten Annahmen sind vielfach auf Widerspruch gestoßen. Besonders BODECHTEL und SACK (62) haben bei 2000 Hirnverletzten keine entsprechenden Befunde erheben können. HOFF hat sich unter grundsätzlicher Anerkennung dieser Möglichkeit gegen eine derartige Verallgemeinerung gewandt. Es wäre falsch, aus einer solchen Kritik heraus den zentralen Morbus Basedow und die zentrale Hyperthyreose ganz abzulehnen. Unter vielen anderen hat sich SCHITTENHELM (63) auf Grund großer Erfahrungen für dessen Existenz eingesetzt. Das praktische Problem liegt darin, die Wahrscheinlichkeit eines Zusammenhangs nachzuweisen, was bei Vorliegen eines regelrechten Ausgangsbefundes und bei Gegebenheit des zeitlichen Zusammenhangs nach den in den vorigen Absätzen erwähnten Grundsätzen am besten möglich ist. Schwierig und vieldeutig wird diese Frage erst bei größerem zeitlichem Abstand, dann kann man nicht auf den Nachweis von Brückensymptomen verzichten. Besonders von BROGLIE (64) sind diese Beziehungen eingehend erörtert worden, überhaupt entsprechende Auswirkungen cerebralsklerotischer und degenerativer Hirnveränderungen.

Die *Encephalitis* kann bereits im floriden Stadium zur Hyperthyreose führen; ebenso wie VEIL und STURM habe ich bei Fleckfieber während des letzten Krieges solche Beobachtungen machen können. DE GENNES und Mitarbeiter (65) haben die gleichzeitige postencephalitische Entwicklung eines Basedows mit einem Parkinson auch als Hinweis der zentral-nervösen Ätiologie anerkannt. BROGLIE beschrieb drei Fälle, in denen er eine Neurolues als Ursache ansah, nach Auswertung der umfangreichen Literatur.

Ähnlich können zentral angreifende Gifte (Kohlenoxyd, Blei, Quecksilber) zu gleichen Wirkungen führen; auch hierzu hat BROGLIE das umfangreiche Schrifttum zusammengestellt. Neuerdings haben u. a. ALMGREN (66), PAILLAS und BOUDOURESQUES (67) die Zusammenhangsfrage bejaht.

Durch die Sammlung einer Fülle mehr oder weniger überzeugender Beobachtungen wurde so die Möglichkeit erwiesen, daß sich eine Schädigung des Zwischenhirns, sei es mittels des Hypophysenvorderlappens oder über das periphere neurovegetative System, derart auf die Schilddrüse auswirkt, daß es zur Hyperthyreose bis zum Morbus Basedow kommen kann. In praxi ist es notwendig, im Einzelfall den Wahrscheinlichkeitsbeweis zu erbringen, daß die angeschuldigte Ursache tatsächlich zu einer derartigen zentralen Fehlsteuerung geführt hat. Hierzu muß der schädigende Einfluß nicht nur einen erheblichen Grad erreicht haben, eindeutig muß ein zeitlicher Zusammenhang vorliegen, gegebenenfalls durch Brückensymptome gesichert.

Mit welcher Kritik diese Frage zu entscheiden ist, zeigen am besten jene Fälle, bei denen ein *Schädeltrauma* angeschuldigt wird, das eine Contusio cerebri, vielleicht genügt auch manchmal eine Commotio, hervorgerufen haben muß. Die Schwere der Gewalteinwirkung, die nach Art und Richtung geeignet war, das Zwischenhirn zu treffen, soll u. a. aus erwiesener Bewußtlosigkeit, zumindest aus der Notwendigkeit zur Inanspruchnahme eines späterhin zur Begutachtung mit heranzuziehenden Arztes hervorgehen. Trotzdem bleibt die Entstehung einer Stoffwechselstörung in solchen Fällen eine seltene Ausnahme. Jede Anerkennung ist sorgfältig zu begründen. Dann kann sie absolut überzeugend sein, wie etwa in dem Fall von FINKELNBURG (68).

Änderungen im Endokrinium, die zur Hyperthyreose führen, sind vor allem in einer Überfunktion des Hypophysenvorderlappens zu suchen.

Die enge Beziehung zum Zwischenhirn kommt schon in dem Begriff des Hypophysenzwischenhirnsystems zum Ausdruck. Auf Grund klinischer und experimenteller Erfahrungen kann es wohl keinem Zweifel unterliegen, daß die übermäßige Absonderung des thyreotropen Hormons, des Thyreotropins, die Schilddrüse bis in ein pathologisches Stadium hinein stimulieren kann. So verwundert es nicht, daß mit bemerkenswerter Häufigkeit sowohl bei der *Akromegalie* wie beim *Morbus Cushing* Hyperthyreosen beobachtet wurden. Schon THADDEA (69) hat eine solche Beobachtung beschrieben, ebenso wie in letzter Zeit JUNET (70). Neuerdings wiesen REINWEIN (22), RIVIÈRE (71) und andere auf die Auswirkung der Hypophysenkrankheiten auf die Schilddrüse in positiver und negativer Hinsicht hin. In gutachterlicher Hinsicht hat ein derartiger Auslösungsmechanismus geringere Bedeutung, da gerade diese Hypophysenstörungen nur selten durch exogene Einflüsse zustande kommen.

Wichtiger ist dieser Weg, wenn er sekundär bei *Ausfall der Ovarien,* nach ihrer operativen Entfernung oder im Klimakterium, gelegentlich schon bei ovarieller Insuffizienz, zu einer Enthemmung des Hypophysenzwischenhirnsystems führt. SCHOLDERER (72) aus der KATSCHschen Klinik hat dann von sekundären Hyperthyreosen gesprochen, die Franzosen von Hyperthyreoidie d'origine ovarienne. BECKERS und VISSCHER (73) meinen demgegenüber aufgrund experimenteller Ergebnisse eine direkte Beziehung zwischen Ovar und Thyreoidea annehmen zu müssen. Daß solche Funktionsänderungen der *Schilddrüse* häufig larviert verlaufen, wurde von M. FISCHER (74) gezeigt. Schilddrüsenstörungen in und nach der Klimax werden meist nicht erkannt; das ist nicht nur deswegen bedauerlich, weil sie therapiedankbar sind, sondern auch, weil sie diese Frauen in somatischer und psychischer Hinsicht in ihrer Leistungsfähigkeit wesentlich beeinträchtigen. Darum sind sie auch hier erwähnenswert.

Autoren, die Infekte für die Entstehung einer Hyperthyreose verantwortlich machen, vermuten eine Wirkung derselben auf das Hypophysenzwischenhirnsystem, aber auch auf die Schilddrüse selbst. Ihre Schlußfolgerungen überzeugen nicht.

Es sei nur bemerkt, daß beispielsweise MEULENGRACHT (75) als Ursache für die Zunahme der

Hyperthyreose während des Krieges eine endemisch auftretende Virusinfektion annahm. Immerhin hat sich ein so erfahrener Kliniker wie F. HOFF für den gelegentlich begünstigenden Einfluß der Fokalinfektion eingesetzt. Schilddrüsenüberfunktion und Tuberkulose kommen, statistisch gesichert, gehäuft in Kombination vor (KOCH und SCHÄFER [76]), wobei wechselseitig eine Verschlechterung zustande kommt.

Daß die hohe Jodgabe zunächst die Thyreotoxikose günstig beeinflußt, sie aber bis zum nachfolgenden Basedow verschlimmern kann, ist allgemein bekannte Erfahrungstatsache. Aber die Jodüberdosierung führt nur bei manchen Individuen zur Hyperthyreose, bei jenen, die eine konstitutionelle Bereitschaft besitzen. Frauen sind besonders gefährdet. Bei ihnen findet sich ja sowieso die Basedowsche Krankheit bis zu 10mal häufiger als bei Männern. Die Bezeichnung Struma basedowificata sagt schon, daß erst die Jodgabe aus der einfachen Struma eine Basedowstruma gemacht hat. Für die Begutachtung, etwa im Wehrdienstbeschädigtenverfahren, ist es dabei wichtig, den Ablauf der Symptomatologie genau festzulegen. Allein der erhöhte Jodgehalt der Luft begünstigt die Entstehung der Hyperthyreose, wie ihre geographische Verteilung, ihre Häufung im Ostseeraum, zeigt. Nach unseren Greifswalder Beobachtungen waren an die See versetzte Träger eines Kropfes besonders gefährdet. So erkrankten auf diese Weise Soldatenfrauen, die aus Gebieten mit endemischem Kropf kamen, auffällig häufig.

Ein abnormer Eiweißgehalt der Nahrung begünstigt die Entstehung einer Hyperthyreose. Abmagerungskuren mit und ohne Thyreoidinanwendung können sie ebenfalls auslösen (LABHART [27]).

Wie die Strumitis und das Adenom zu bewerten sind, wenn sie zur Hyperthyreose führen, wurde bereits gesagt.

Die Dauerbewertung der Schilddrüsenüberfunktion ist dadurch leichter geworden, daß in einem ungeahnten Maße therapeutische Verfahren entwickelt wurden. Die Operation wurde zwar nicht überflüssig, aber Thiouracilbehandlung, Radiojodtherapie und manchmal auch nach pathogenetischen Grundsätzen modifizierte Behandlungswege gestatten es fast immer, Berufsunfähigkeit und Invalidität zu beseitigen oder bei geringeren Graden die Erwerbsminderung noch weiter zu verkleinern. Lediglich der Herzschaden ist bei zu spätem Eingreifen nicht mehr genügend ausgleichbar, ganz besonders bei älteren Menschen. Sein Ausmaß geht keineswegs immer der Grundumsatzerhöhung parallel. Ebenso ist oft die Besserung des Exophthalmus begrenzt, der nach allerdings nicht unbestrittenen Anschauungen vorwiegend durch ein Zuviel von Thyreotropin verursacht wird (VELHAGEN [77]), nach neueren Untersuchungen durch einen eigenen, eng damit verknüpften Wirkstoff, die Exophthalmus produzierende Substanz E.P.S. (DOBYUS [78], SLOAN [79] u. a.). Dieser kann infolgedessen auch bei fehlender Hyperthyreose, bei normalem Grundumsatz auftreten, wenn nämlich nur die Hypophysenstörung zur Ausprägung gelangt (SAUTTER [80], MEDINE [81]).

Die bei der Hyperthyreose vorkommende, von uns (82) besonders beachtete Osteoporose kann sich naturgemäß erst nach mehreren Monaten rückbilden. Ebenso hat sich STEYER (83) aus der Bürgerschen Klinik mit dieser ausgiebig befaßt, er fand sie fast nur bei Frauen. Besonders wies er darauf hin, daß ihr Ausmaß nicht der Grundumsatzsteigerung parallel ging. BARTELHEIMER und SCHMITT-ROHDE (84) haben neuerdings hervorgehoben, daß bei

Vorhandensein einer Osteoporose bei Hyperthyreose meist ein komplexeres endokrines Syndrom vorliegt. Übrigens ist sie bei der Beurteilung der Entstehung von Frakturen bei solchen Patienten gebührend zu berücksichtigen.

Hypothyreose

Myxödem und besonders Hypothyreosen geringerer Grade sind *keine seltenen Krankheiten mehr,* dazu stehen Angaben älterer Autoren im Gegensatz. Ich finde sie unter den Kranken meiner Klinik jetzt fast ebenso häufig wie Hyperthyreosen. Da vor allem die beginnenden und klinisch mehr oder weniger latenten Formen gar zu leicht der Entdeckung entgehen, habe ich FREYSCHMIDT (85) veranlaßt, sie einmal in ihren Einzelheiten darzustellen unter besonderem Hinweis auf ihre Ursachen. Daß die Hypothyreose zugenommen hat, schreibt auch REINWEIN (86), bis 1944 betrug ihr Prozentsatz unter den Kranken der Kieler Klinik 0,07—0,08%, 1952 waren es 0,7% geworden. Ursache dieser Verschiebung dürfte vor allen Dingen die Auswirkung der kriegs- und nachkriegsbedingten langjährigen Hungerzeit sein, die zum Sparumsatz führte, bei dem auch im Versuch die Verringerung des Sauerstoffverbrauches nachzuweisen war. Diese Beobachtung wurde in Deutschland wohl überall gemacht, ebenso wie in anderen Ländern, in denen es zu den gleichen Nahrungseinschränkungen kam. Manchen Menschen gelang bisher, nach Normalisierung der Ernährung, noch nicht die Umstellung auf das physiologische Niveau. Frauen sind, ähnlich wie bei der Hyperthyreose, weitaus am meisten betroffen, vor allem im Rückbildungsalter. Diese Feststellungen sind für den Gutachter wichtig. Sie werden ihn bei der Behauptung einer sonst angeschuldigten Schädigung vorsichtiger sein lassen. WETZEL (87) erwähnt, daß ein großer Teil durch Eiweißmangel geschädigter Kriegsgefangener myxödematöse Züge geboten habe, aber die Entwicklung eines dauernden Myxödems war eine ausgesprochene Seltenheit. V. FALKENHAUSEN (88) sah es nur bei 2 seiner Hungerkranken. Für die leichte Ausprägung der Hypothyreose liegen die Verhältnisse aber offenbar anders.

In der *Symptomatologie,* auf die nicht näher eingegangen werden kann, sind vor allen Dingen die trockene Haut, der typische Fett- und Wasseransatz, das müde Aussehen, das dicke, glanzlose Haar, Kreislaufveränderungen, wie Bradykardie und Myokardinsuffizienz, Obstipation oder Anämie und im Intermediärstoffwechsel Hypercholesterinämie und Hyperproteinämie sowie die Neigung zur Hypoglykämie wegweisend. Die Verringerung der Leistungsfähigkeit ist erheblich, wegen ihrer langsamen Entstehung wird sie oft dem Betroffenen erst spät bewußt. Eine Besonderheit in ihrem klinischen Bild bedeutet das Vorhandensein einer hypothyreotischen Myopathie (JESSERER und BLACIZEK [89]), die mit einer Tonuserhöhung bis zur Krampfneigung der Muskulatur verbunden sein kann.

Die Grundumsatzbestimmung soll nur eine Bestätigung darstellen; graduell ist sie ebenfalls nur begrenzt auswertbar. Der Radiojod-Test dürfte gelegentlich in Zweifelsfällen indiziert sein, vor allem dann, wenn man an einen Hypometabolismus ohne Hypothyreose denkt. Im wesentlichen ist die Diagnose aus dem Klinischen zu stellen.

Oft finden sich als mehr oder weniger maßgebliche Ursache die gleichen Faktoren, die zur Hyperthyreose führen. Das erklärt sich vor allem dadurch, daß als ganz allgemeines endokrinologisches Prinzip der *anfänglichen zentral ausgelösten Funktionssteigerung häufig die Erschöpfung der peripheren Inkretdrüse folgt.* Aus der Wandlung der klinischen Zeichen läßt sich bei aufmerksamer Analyse ein solcher inkretorischer Funktionswechsel ableiten. Oft ist allerdings die anfängliche Plusentgleisung nicht so deutlich oder flüchtig, während die Minusentgleisung dann den mehr oder weniger progredienten Dauerzustand bildet. So kann die Hypothyreose beim Akromegalen oder beim Cushing-Kranken, zuweilen auch bei diencephaler Auslösung, zustande kommen. Krankheitsbestimmend wäre also die Verringerung der Belastungsfähigkeit der Thyreoidea, also letzten Endes ein konstitutionelles Moment. Man könnte dann von einem hyperthyreotropen Hypothyreoidismus sprechen. Ungenügend ist die Ausschüttung des thyreotropen Hormons bei der Simmonds-Kachexie, beim hypophysären Zwergwuchs, beim Sheehan-Syndrom (Barr [90]), auch einmal, wie Bonnin (91) berichtet, nach epidemischer Encephalitis. Tritt die Schilddrüsenunterfunktion besonders in Erscheinung, so würde sie als hypothyreotroper Hypothyreoidismus zu kennzeichnen sein. Wie sehr familiär nachweisbare Voraussetzungen gerade für hierher gehörige Krankheitsverläufe von Bedeutung sind, hat schon Hans Curschmann (92) unter Hinweis auf gleiche Beobachtungen von Herthoge, Günsel, Prudden und Ord und von Verschuer (93) gezeigt. Curschmann meint allerdings, daß sich in der Regel das Myxödem spontan aus der Anlage des Individuums entwickelt, jedoch meist in einer bestimmten endokrinen Phase, vor allem in der Klimax, viel seltener in der Menarche oder während der Gravidität oder in den Rückbildungsjahren des Mannes. Dieser Nachsatz bestätigt, daß erst andere, meist wohl übergeordnete Störungen die Funktionsänderung der Schilddrüse bewirken. Wichtig ist also *die Kopplung mit anderen endokrinen, aber auch mit Degenerationssyndromen.* Dann ist es besonders schwer, die endogenen von den exogenen Komponenten zu trennen.

Grafe schreibt, „klar ist die Situation nur bei *Halsschüssen,* die die Schilddrüse getroffen haben und bei denen direkt oder indirekt durch die Folgen einer notwendigen Operation erhebliche Verluste an Drüsengewebe eingetreten sind". Kriegsdienstbeschädigung wäre aber auch anzuerkennen, wenn bei einer im Kriege notwendig gewordenen Strumaoperation zuviel Drüsensubstanz weggenommen wäre. Das postoperative Myxödem ist leider gar nicht so selten, besonders wenn es zu Eiterungen nach dem Eingriff kam. Aber auch die *Röntgenbestrahlung* der Schilddrüse schädigte früher, als man noch nicht so große technische Erfahrungen besaß, nicht selten die hyperthyreotische Schilddrüse zu stark (H. Marx, Reinwein, F. Hoff u. a.), während sie bei der gesunden Schilddrüse die Jodbindungsfähigkeit nicht beeinträchtigt (Zambelli und Scala [94]). Das gleiche gilt für die Radiojodtherapie (Richard [95]). Meist tritt die Hypothyreose dann 4 Monate nach der Behandlung auf, bis zur Entwicklung eines ausgeprägten Myxödems können aber auch Jahre vergehen (Chapman und Maloof [42]). Die Häufigkeit eines solchen Zwischenfalles wird zwischen 1% und 12% angegeben (Billion [39] u. a.).

Auch *thyreostatische* therapeutisch angewandte *Substanzen* vermögen nicht nur einen Kropf, sondern auch ein Myxödem zu erzeugen. Hoff beschreibt einen solchen Fall, bei dem der Patient eigenmächtig das verordnete Methylthiouracil ein halbes Jahr weiter genommen hatte. Die Entstehung eines hypothyreotischen Kropfes wurde zuweilen auch nach PAS-Medikation gesehen (HAMILTON [96], BANSI [97], HEUMANN [98], KÜHNAU [99]) sowie nach Cortison- und ACTH- (FREEDBERG [41], FREDERICKSEN [100], SOLOMON [101]), ebenso nach Sulfonamid-Gaben (KOMROVER [102]).

Bei der Besprechung der *Strumitis* wurde bereits darauf hingewiesen, daß nicht selten auch ihre Folge eine Hypothyreose ist. In allen Situationen, die zur Drüsenschädigung führen, kann das Intervall bis zur Entwicklung eines Myxödems Jahre betragen. Immerhin sollte man versuchen, auch dann die Kontinuität zu erweisen. Das Kropfleiden geht in etwa 10% mit einer verringerten Schilddrüsentätigkeit einher (PARADE [103] u. a.). *Jodmangel* kann in ihrer Pathogenese die Hauptrolle spielen.

Leicht verkannt und dann gelegentlich unseligerweise operativ entfernt wird die von PECENKOVIC kürzlich näher bearbeitete *Struma sublingualis,* die sich bei Jodmangel, aber auch bei Fehlen einer physiologisch liegenden Schilddrüse besonders vergrößert und störend in der Mundhöhle entwickelt. In solchen Fällen gibt der Radiojodtest Aufschluß, ob sich an normaler Stelle noch ausreichend Schilddrüsengewebe befindet.

Psychische Einflüsse als Ursache eines Myxödems werden allgemein abgelehnt. Immerhin wäre es denkbar, daß eine emotionell ausgelöste Hyperthyreose allmählich in ein solches übergeht. Gerade dann ist aber wohl die konstitutionelle Komponente ausschlaggebend. Nach dem anfangs Gesagten verwundert es nicht, daß nach *Zwischenhirnschädigungen,* durch Encephalitis oder CO-Vergiftung beispielsweise, auch Hypothyreosen beobachtet werden (SCHÖNEBERG [104], BONNIN und MORETTI [105] u. v. a.). Ähnlich dürfte *beim Ausfall der Sexualdrüsen* über die Enthemmung des Hypophysenvorderlappens mit vermehrter Thyreotropinbildung und später resultierendem Versagen der überbeanspruchten Schilddrüse ein solcher Ablauf verständlich werden. Eine derartige Entwicklung könnte gelegentlich einmal auch dem Begutachtungsarzt vorgelegt werden.

F. HOFF hat bei der Analyse derartiger endokriner Zusammenhänge darauf hingewiesen, daß ein pathologischer Befund an der übergeordneten Schaltstelle nicht unbedingt Ursache der peripheren Störung sein müsse; ebenso könne eine Schilddrüsenstörung rückwirkend zu pathologisch-anatomisch faßbaren Schäden am übergeordneten System führen. Vielleicht wird es später einmal möglich sein, durch Hormonbestimmungen diese Beziehung absolut eindeutig zu klären.

Daß nicht nur bei den bekannten Unterfunktionssyndromen des HVL, sondern auch dann, wenn destruktive Einflüsse nur zum Verschwinden des thyreotropen Hormons führten, eine Hypothyreose entstehen kann, leuchtet ohne weiteres ein (MARX, KORTH und LÜDECKE [106]).

Der Kretinismus dürfte hier ohne Bedeutung sein. REINWEIN macht darauf aufmerksam, daß dann die Wachstumsstörungen und die Auswirkung auf die Persönlichkeit meist so groß sind, daß solche Individuen in gebräuchlichem Sinne praktisch niemals arbeitsfähig werden.

Schrifttum

1. Billion, H., J. Brix, P. Freyschmidt, J. Krempien und H. G. Mehl: Klin. Wschr. *1955*, 23 — *2. Chapman, E. M.:* Medizinische *1956*, 1 — *3. Eiselsberg, V.:* zit. nach R. Stern, Über traumat. Entstehung inn. Krankh. Jena *1930*, 566 — *4. Stern, R.:* Traumatische Entstehung innerer Krankheiten. Jena 1930 — *5. Sunder-Plassmann, P.:* Sympathikus-Chirurgie, Stuttgart 1953 — *6. Eugster, J.:* Schweiz. med. Wschr. *1952*, 158 — *7. Canndell, J. und P. Pindachs:* Enfermedales de Tiroides. Barcelona 1950 — *8. Bauer, J.:* Med. Klin. *1952*, 530 — *9. Bauer, J. und Hilpoltsteiner:* Endokrinologie, *28*, 260 (1951) — *10. Kroh, F.:* Dtsch. med. Rdsch. *1949*, 1257 — *11. Richard, M.:* Wien. med. Wschr. *1952*, 511 — *12. Zacher, K.:* Zbl. Chir. *74*, 1020 (1949) — *13. Gerhartz, H.:* Verh. dtsch. Ges. Path. *1950*, 284; 2. Symp. Dtsch. Ges. Endokrinol. *1955*, 178 — *14. Haubold, H.:* Münch. med. Wschr. *1950*, 329, 429 — *15. Bukatsch, F., H. Haubold und F. Lachner:* Münch. med. Wschr. *1951*, 450; *Haubold, H. und F. Lachner:* Ärztl. Forschg. *1951*, 34 — *16. Haubold, H.:* Med. Klin. *1950*, 353 u. 388 — *17. Webster, Chesney and Clawsen:* Bull. John Hopkins Hosp. *43*, 261 u. *43*, 278 — *18. Astwood, E. B.:* Ann. Int. Med. *30*, 187 (1949); *Greer, M. A., M. G. Ettlinger and E. B. Astwood:* J. Clin. Endocr. *9*, 1069 (1950) — *19. Breidahl, H. and R. Fraser:* Proc. Roy. Soc. Med. *48*, 1026 (1955) — *20. Fertmann, M. B. and G. M. Curtis:* J. Clin. Endocr. *11*, 1361 (1951) — *21. Wagner-Jauregg und Koch:* zit. nach 18 — *22. Reinwein, H.:* Lehrb. d. inn. Med. Stuttgart 1952 — *23. Romberg v.:* zit. nach Matthes-Curschmann: Differentialdiagnose innerer Krankheiten. Berlin-Heidelberg-Göttingen 1947 — *24. Rosen, S. H.:* U.S. Arm. Forc. Med. J. 2, 1593 (1951) — *25. Goetsch, E.:* Ann. Surg. *118*, 843 (1934) — *26. Quervain, F. De und F. Giordanengo:* Grenzgeb. Med. u. Chir. *44*, 538 (1935/37); *Quervain, F. De:* Schweiz. med. Wschr. *1938*, 2, 815 — *27. Labhart:* Klinik der inneren Sekretion, Springer, Berlin-Göttingen-Heidelberg 1957 — *28. King, B. R. and L. J. Rosselini:* J. Amer. Med. Ass. *129*, 267 (1945) — *29. Bassalleck, H.:* Med. Klin. *1950*, 925; Dtsch. med. Wschr. *1951*, 466 — *30. Schlicke, C. P.:* Arch. Surg. *63*, 456 (1951) — *31. Chesky, V. E., W. C. Dreese and C. A. Hellwig:* Surg. Gyn. Obstetr. *93*, 575 (1951) — *32. Goetsch, E. and M. Kamner:* J. clin. Endocr. *15*, 1010 (1955) — *33. Jackson:* zit. nach Eickhoff — *34. Fuchs:* zit. nach Eickhoff — *35. Berard und Dunet:* zit. nach Eickhoff — *36. Weber:* zit. nach Eickhoff — *37. Eickhoff, W.:* Dtsch. med. Wschr. *1951*, 171 — *38. Blomfield, G. W., J. C. Jones, A.G. McGregor, H. Mitter and E. J. Wayner:* Brit. Med. J. *1951*, 373 — *39. Billion, H.:* Strahlenther. *97*, 78 (1955) — *40. Doniach,* D.: Brit. J. Cancer *4*, 223 (1950) — *41. Freedberg, A. S., D. L. Chamovitz and G. S. Kurland:* Metabolism *1*, 30 (1952) — *42. Chapman, E. M., F. Maloof, J. Maisterrena and J. M. Martin:* J. Clin. Endocr. *14*, 45 (1954) — *43. Chvostek, F.:* Morbus Basedow Enzykl. 1917 — *44. Veil, W. H. und A. Sturm:* Pathologie des Stammhirns. 2. Aufl. Jena 1946 — *45. Hoff, F.:* Klin. Physiol. u. Pathologie, Stuttgart 1950 — *46. Stern R.:* Traumatische Entstehung inn. Krankh. Jena 1930 — *47. Liniger, H. und G. Molineus:* Der Unfallmann. 7. Aufl., München 1951 — *48. Reinwein, H.:* in: Fischer-Molineus, Das ärztliche Gutachten im Versicherungswesen. Leipzig 1939 — *49. Eickhoff, W.:* Dtsch. med. J. 1953, 9-12 — *50. Marx, H.:* in: Hdb. d. inn. Med. Hrsg. Bergmann-Staehelin. Berlin 1941 — *51. Martin, L. and R. A. Fischer:* Quart. J. Med. *14*, 207 (1945) — *52. Sidz. Tb. and Whitehorn:* Psychosomat. Med. *12*, 184 (1950) — *53. Grafe, E.:* Münch. med. Wschr. *1953*, 452 — *54. Panse, F.:* Angst und Schreck. Stuttgart 1952 — *55. Hoff, F.:* Med. Klin., Stuttgart *1948*, 313 — *56. Bansi, H. W.:* Thyreotoxikose und antithyreoide Substanzen. Stuttgart 1951 — *57. Gattig:* Brun's Beitr. klin. Chir. *178*, 275 (1949) — *58. Siebeck, R.:* Dtsch. med. Wschr. *1937*, 1 u. 49 — *59. Reichardt, M.:* Einführung in die Unfall- und Invalidenbegutachtung. 3. Aufl., Jena 1942 — *60. Eickhoff, W.:* s. 37 — *61. Bernhart, G.:*

Schweiz. med. Wschr. *1950*, 1225 — *62. Bodechtel, G. und H. Sack:* in: Hoff, F. Med. Klin., Stuttgart *1948*, 109 — *63. Schittenhelm, A.:* Klin. Wschr. *1941*, 1037 — *64. Broglie, M.:* Zbl. inn. Med. 1942, 13/14, 225 — *65, De Gennes, L., H. Bricaire, U. Benzeory et J. Villiaumey:* Presse méd. *1951*, 41 — *66. Almgren, S.:* Acta med. Scand. *141*, 36 (1951) — *67. Paillas, J. E. und Boudouresques:* Confinia neurol. *10*, 21 (1950) — *68. Finkelnburg:* Lehrb. d. Unfallbegutachtung. Bonn 1920 — *69. Thaddea, S.:* Dtsch. med. Wschr. *1937*, 1577 — *70. Junet, R.:* Helvet. med. acta *22*, 157 (1955) — *71. Rivière, J.:* Paris méd. *1951*, 306 — *72. Scholderer:* Dtsch. med. Wschr. *1936*, 850 — *73 Beckers, Ch. und M. de Visscher:* Presse méd. *1955*, 1269 — *74. Fischer, M.:* Zschr. klin. Med. *142*, 47 (1943) — *75. Meulengracht, E.:* Arch. Int. Med. *83*, 119 (1949) — *76. Koch,* O. *und E. L. Schäfer:* Zschr. Tbk. *95*, 18 (1950) — *77. Velhagen, K.:* Dtsch. med. Wschr. *1942*, 81 — *78. Dobyus, B. M., A. L. Vickery, F. Maloof and E. M. Chapmann:* J. Clin. Endocr. *14*, 45 (1954) — *79. Sloan, L. W.:* New York Acad. Med. *29*, *477* (1953) — *80. Sautter, H.:* Dtsch. med. Wschr. *1950*, 1614 — *81. Medine, M. M.:* Amer. J. Ophth. *34*, 1587 (1951) — *82. Bartelheimer, H.:* Ärztl. Wschr. *1953*, 1137 — *83. Steyer:* zit. n. 84 — *84. Bartelheimer, H. und J. M. Schmitt-Rohde:* Erg. inn. Med. 7, 563 (1956) — *85. Freyschmidt, P.:* Dtsch. med. J. *1955*, 260 — *86. Reinwein, H.:* Med. Klin. *1955*, 20 — *87. Wetzel, U.:* Dtsch. med. J. *1953*, 34 — *88. Falkenhausen, v.:* Med. Klin. *1946*, 389 — *89. Jesserer, H. und O. Blacizek:* Dtsch. med. Wschr. *1954*, 1779 — *90. Barr, D. P.:* New York Acad. Med. 29, 551 (1953) — *9. Bonnin, H. und G. F. Moretti:* Rev. neurol. 79, 330 (1947) — *92. Curschmann, H.:* Med. Klin. *1941*, 409 — *93. Verschuer, O. v.:* Erbpathologie. Dresden 1934 — *94. Zambelli, E. und D. Scala:* Minerva med. *1955*, II, 1650 — *95. Richard, M.:* Schweiz. med. Wschr. *1952*, 913 — *96. Hamilton, R. R.:* Brit. Med. J. 1953, 4800, 29 — *97. Bansi, H. W.:* Klin. Wschr. *1951*, 33; Dtsch. med. Wschr. *1953*, 256 — *98. Heumann, E.:* Schweiz. med. Wschr. *1951*, 1097 — *99. Kühnau, J.:* Dtsch. med. J. *1953*, 317 — *100. Fredericksen, D. S., P. H. Forshann and G. W. Shorn:* J. Clin. Endocr. *12*, 541 (1952) — *101. Solomon, A. B. and R. S. Galow:* J. Clin. Endocr. *12*, 407 (1952) — *102. Komrover, G. N.:* Brit. med. J. *2:* 1193 (1951) — *103 Parade, G. W.:* Med. Klin. *1950*, 20 — *104. Schöneberg, G.:* Die ärztliche Beurteilung Beschädigter. Darmstadt 1952 — *105. Bonnin, H. und G. F. Morretti:* Rev. neurol. 79, 330 (1947) — *106. Marx, H., Korth und Lüdecke:* zit. bei H. Marx. In: Hdb. d. inn. Med. Hrsg. Bergmann-Staehelin. Berlin 1941.

NEBENSCHILDDRÜSEN

Erst in den letzten Jahren hat man erkannt, daß es nicht genügt, die von hier ausgelösten klassischen endokrinen Syndrome, *Tetanie und Osteodystrophia fibrosa generalisata* (Recklinghausen) zu beachten. In dem Ca-, P- und pH-Bereich des Mineralhaushaltes haben diese Drüsen eine ähnliche Stellung, wie sie der NNR im übrigen Intermediärstoffwechsel zukommt, mit besonderer Auswirkung auf das Nervensystem, auf das Skelett und die Nieren (s. hierzu UEHLINGER, EGER und BARTELHEIMER in den Verh. Dtsch. Ges. Inn. Med. 1956).

Der in den Nebenschilddrüsen gebildete Wirkstoff, oder vielleicht richtiger gesagt die dort entstehende Wirkstoffgruppe hat die Aufgabe, die für den Organismus, besonders für die Funktion des Nervensystems unbedingt notwendige Sicherung der Konstanz des Blutcalciumspiegels durchzuführen, was über einen Selbsteinsteuerungsmechanismus bewerkstelligt wird (McLEAN [1]). Bei Fehlen des im allgemeinen als Parathormon bezeichneten Wirkstoffes kommt es zu einem Absinken des Kalkspiegels auf etwa 7 mg%. Auf diesem Niveau entsteht ein Gleichgewicht zwischen den an der Oberfläche der Kalksalzkristalle leicht austauschbaren Calciumionen und denen, die im Serum sowie in der Extravasalflüssigkeit gelöst, vorhanden sind. Auch bei maximaler Ionisation reicht aber ein solcher Wert nicht aus, um die physiologische Funktion des Nervensystems zu sichern. Es entwickelt sich das vielgestaltige klinische Syndrom der Tetanie.

Das Parathormon besitzt einen Angriffspunkt am Skelett, wo es in kleinen Mengen die Tätigkeit der Osteoblasten fördert, in größeren aber zu einer Depolymerisation der organischen Grundsubstanz, speziell ihrer Mucopolysaccharidkomponenten führt und auf diese Weise die Osteoklastentätigkeit stimuliert. Damit erzeugt es eine Entkalkung des Knochens, der Calciumspiegel im Blut steigt an. Einen zweiten Angriffspunkt hat das Parathormon an den Nieren, wo es die Ausscheidung der Phosphate stark vermehrt. Ein Hormonüberschuß führt also zum Phosphatdiabetes, wobei heute die bisher gültige Ansicht, daß dann in den Tubuli die Rückresorption nicht mehr in genügendem Maße stattfinde, angefochten wird (NEUMAN und NEUMAN [2]). Parathormonüberschuß führt vor allem zu einer Erhöhung des Blutcalciumspiegels. Beide Minerale werden im Urin vermehrt ausgeschieden. Der erhöhte Ca-Gehalt des Urins ist diagnostisch wichtig, er läßt sich im Sulkowitsch-Test leicht nachweisen. Weitere zum Teil umstrittene Methoden zur Erfassung der gesteigerten Parathormonabsonderung wurden als Phosphat-Diuresetest nach ELLSWORTH und HOWARD (3) sowie als Phosphor-Entziehungstest nach TALBOT und REIFENSTEIN ausgearbeitet.

Neuere Untersuchungen haben gezeigt, wie abhängig der Abbau der Mineralbestandteile des Knochens von der Beschaffenheit des organischen Grundgerüstes ist. Unter der Einwirkung von Parathormon kommt es immer zuerst zu einem solchen der Mucopolysaccharidkomponenten desselben. Als Folge hiervon kann man im Serum eine Erhöhung der Mucoproteide bis auf das Fünffache nachweisen. Ihr Vorhandensein im Urin ist anscheinend Voraussetzung zur Nierensteinbildung bei der enorm gesteigerten Calciurie. Die gelegentlich im Verlauf dieser ossären Entkalkung erfolgende Einlagerung von Calciumphosphat in die Weichteile, speziell in den Muskelansätzen und in den Nieren, kommt anscheinend nur dann zustande, wenn gleichzeitig eine Acidose vorliegt, die durch die Messung der Alkalireserve festgestellt werden kann. Praktisch beachtenswert ist weiterhin der vermehrte Phosphatasegehalt des Blutes, der einmal durch eine kompensatorische Stimulation der Osteoblasten, aber auch durch die übermäßige Tätigkeit der Osteoklasten zustande kommt.

Während also bei einem *Hyperparathyreoidismus* der Calciumspiegel im Blut erhöht und der des Phosphors erniedrigt ist, beobachtet man beim *Hypoparathyreoidismus* das Gegenteil, Absinken des Kalkspiegels bei Ansteigen des Phosphorspiegels. Für die Bewertung solcher Befunde ist Voraussetzung, daß die übrigen Faktoren, die für den physiologischen Ablauf des Mineralstoffwechsels, also besonders des Calcium-Phosphorhaushaltes verantwortlich sind, keine Störungen aufweisen. In erster Linie muß die normale Bahnung der Resorption von Calcium und Phosphat im Darm durch Vitamin D garantiert sein. Nicht minder wichtig ist allerdings die Intaktheit des Intestinaltraktes sowie vor allen Dingen die Tatsache, daß keine Abweichungen des Stoffwechsels zur acidotischen oder alkalotischen Seite vorliegen. Aber nicht nur die Analyse von Abweichungen im Intermediärhaushalt vermag Einblick in diese Zusammenhänge zu geben, auch die Erfassung des meist betroffenen morphologischen Substrats, des Knochens, kann differentialdiagnostisch charakteristisch sein (BARTELHEIMER und SCHMITT-ROHDE [4], SCHMITT-ROHDE [5]). Die Knochenbiopsie kann gerade dem Gutachter, da ihm die Beschaffenheit des Bewegungsapparates häufig besonders wesentlich ist, nützliche Hilfe leisten.

Erst aus einer Kenntnis der Funktion dieses Hormons läßt sich die klinische Symptomatologie verstehen. Hierher gehörige Störungen werden ungemein oft verkannt oder fehlgedeutet! Während man die meisten endokrinen Krankheiten mit einem Blick am charakteristischen Cachet der Kranken (SCHÜPBACH [6]) erkennen kann, fehlt bei einem Nebenschilddrüsen-Syndrom ein solches. Diese Krankheiten sind beinahe mehr Stoffwechsel- als endokrine Krankheiten. Pluriglanduläre Störungen bestehen nicht so häufig wie bei anderen Drüsenkrankheiten. Die Existenz eines oder mehrerer parathyreotroper Hormone, deren Bildungsort man in den basophilen Vorderlappenzellen vermutete, ist heute mehr denn je umstritten. Die Abhängigkeit der Funktion der Nebenschilddrüsen vom Neurovegetativum, vielleicht auch vom Zwischenhirn ist dagegen recht wahrscheinlich geworden. Die Bedeutung ihrer Entgleisung in die Unter- oder die Überfunktion liegt darin, daß *nicht allein klinische Syndrome entstehen, die durch neurologische Störungen oder solche am Knochensystem beherrscht werden, sondern daß auch am Kreislauf, an den Harnwegen (Nephrolithiasis) und am Nierenparenchym (Nephrocalcinosis, sekundäre Niereninsuffizienz) schwere Schädigungen hervorgerufen werden können.*

In der gutachterlichen Beurteilung mancher endokrinologisch unverdächtigen Krankheit hat man daher an die Möglichkeit eines solchen Zusammenhanges zu denken.

Unterfunktion (Tetanie)

Das klinische Syndrom der Tetanie rechtfertigt nicht einfach den Schluß auf eine Nebenschilddrüsenunterfunktion. Besonders nervöse, ja psychogene Ursachen können bei entsprechender Reaktionsweise des Neurovegetativums zu klinisch außerordentlich ähnlicher Ausprägung führen. Auf diese Tatsache kann nicht nachdrücklich genug hingewiesen werden. Auch die früher übliche Einteilung in *primären* und *sekundären Hypoparathyreoidismus* mit Abgrenzung einer psychogenen Tetanie, bei der die bekannten blutchemischen Veränderungen fehlen, reicht nicht zur Erklärung aus. Jede Alkalose kann sie erzeugen, wobei die konstitutionell, jahreszeitlich oder alimentär begünstigte Bereitschaft wesentliche Voraussetzung ist. Hinzu kommt neuerdings noch eine ganz andersartige Genese, bei der eine klassische Ausprägung der Erscheinungen einschließlich der humoralen Veränderungen besteht, bei der aber die Nebenschilddrüsen weder anatomisch noch funktionell verändert sind und bei der die AT 10- und Parathormontherapie auch in höchsten Dosen versagt. ALBRIGHT (7) hat dann von einem *Pseudohypoparathyreoidismus* gesprochen und nimmt an, daß bei diesem eine Reaktionslosigkeit der Erfolgsorgane bei normaler Hormonproduktion vorliege. WERNLY (8) bezweifelt auf Grund neuerer Untersuchungsergebnisse die Existenz einer solchen Störung. Eine Besprechung in gutachterlicher Hinsicht erübrigt sich, da so abweichende Verläufe allenfalls nur eine differentialdiagnostische Bedeutung besitzen.

Das *Erscheinungsbild* der Tetanie wurde von FÜNFGELD (9), PARADE (10), ESSEN (11) und LAUBENTHAL (12) in den letzten Jahren mehrfach so abgerundet dargestellt, daß sich eine Wiederholung erübrigt. Beachtenswert ist vor allem, daß häufig maskierte Formen auftauchen, bei denen bestimmte Symptome, Angina pectoris, Beschwerden wie bei Polyneuritis oder bei peripheren Durchblutungsstörungen, synkopale Zustände bis zum epileptischen Anfall oder auch neurotische Reaktionen mit einer Unterwertigkeit der Nebenschilddrüsen zusammenhängen. Daher ist es notwendig, bei einem solchen Verdacht die objektiven Untersuchungen anzuwenden:

Das CHVOSTEKsche Phänomen ist lediglich wegweisend, es ist unzuverlässig, indem es bei der Tetanie fehlen, andererseits aber auch vorkommen kann, ohne daß eine solche vorliegt. Das ERBsche Zeichen ist demgegenüber beweiskräftig (Kathodenöffnungszuckung unter 5 mA, Kathodenschließungszuckung unter 0,9 mA). Der Nachweis des TROUSSEAUschen Phänomens ist wertvoll. Der Hyperventilationsversuch hat nur Gewicht, wenn er schon bei relativ geringer Beatmung positiv wird. Ein Kalkspiegel unter 9,5 mg% gibt einen wichtigen Hinweis. Das Auftreten tetanischer Zeichen ist aber nicht von seiner Gesamthöhe abhängig, sondern von dem technisch schwer zu bestimmenden ionisierten Ca-Anteil. Im EKG fällt die Verlängerung der QT-Strecke auf.

Diese Untersuchungen dürfen in keinem Gutachten, das zur Tetaniefrage Stellung zu nehmen hat, fehlen.

Die folgende Tabelle (1) soll veranschaulichen, an welche ursächlichen Möglichkeiten zu denken ist. Sie stellt die Abwandlung eines von HADORN (13) gegebenen Schemas dar und zeigt, daß es einerseits auf den Nachweis der durch die Bestimmung der Alkalireserve meßbaren Alkalose ankommt, zum anderen auf die Verringerung des Blutspiegels an ionisiertem Calcium. Da die Bestimmung dieses Anteils im Blut im allgemeinen kaum durchführbar sein wird, können nur aus der Höhe des Gesamtspiegels Schlüsse gezogen werden.

In praxi führen *nicht selten erst mehrere dieser Ursachen zur Krankheitsmanifestation,* so daß grundsätzlich alle in Frage kommenden Möglichkeiten zu erwägen sind.

Ursache		Ursache	
Idiopathische Tetanie Hyperventilation Psychogene Tetanie Saures Erbrechen (Tetania gastrica) Diuretika (bes. Hg) Bicarbonatzufuhr Phosphatstauung	Alkalose	Parathyreoideainsuffizienz Sprue Osteomalazie Guanidinvergiftung Fluorintoxikation Oxalatinjektion Zitratinjektion Schwangerschaft	Hypocalcämie

Tab. 1. Ätiologische Gesichtspunkte bei einer Tetanie

Die *idiopathische Tetanie* kommt familiär vor, in manchen Gegenden gehäuft, das weibliche Geschlecht ist bevorzugt. Jahreszeitliche Schwankungen zeigen sich in einem Winter-Frühjahrs-Gipfel. Hier überwiegen neben endogenen Momenten in der Ernährung und in der Lichtabhängigkeit gelegene.

Eine Bereitschaft gehört auch zur *Tetanie bei Infektionskrankheiten*, besonders im Kindesalter.

Hyperventilation kann bei Psychopathen die ganze Symptomatologie der Tetanie herbeiführen, wobei allerdings das Psychogene als Ursache meist unverkennbar ist. Solche artifiziellen, dem Laien besonders eindrucksvolle Störungen dürfen bei der Festlegung der Erwerbsminderung nicht berücksichtigt werden. Sie lassen sich leicht durch Beseitigung der Hyperpnoe, etwa durch erfolgreiche Belehrung, beseitigen.

Saures Erbrechen, wie es vor allen Dingen bei der Pylorusstenose, ebenso aber auch bei zentraler Auslösung des Brechreizes entstehen kann, läßt die Krankheitszusammenhänge leicht erkennen. Hinzu kommt dann noch die Auswirkung des Kochsalzentzuges, die bis zum hypochlorämischen Koma führen kann.

Eine solche Auswirkung der *Verabreichung von Diuretika, Bicarbonat oder Phosphatzufuhr* läßt sich ebenfalls ohne weiteres verstehen, da eine Alkalose erzeugt wird. Die *Phosphatstauung* wiederum läßt sich erst bei der Blutuntersuchung erkennen; ihre Ursache liegt häufig in kongenitalen Nierenfehlbildungen, so bei der renalen Rachitis.

Die *Parathyreoideainsuffizienz* kann ganz verschiedene Gründe haben. *Postoperativ* entstanden habe ich sie in meiner poliklinischen Tätigkeit besonders häufig gesehen; nach größeren Statistiken findet man sie bei 0,2—1% der Strumektomierten. Auch dann pflegen sich alimentäre Einflüsse, einseitige Ernährung, Vitamin D-Mangel oder Lichtarmut noch manifestationsbegünstigend auszuwirken. Auch hier ist es so, wie JESSERER (14) betont, daß das weibliche Geschlecht weit mehr betroffen ist. Gravidität und Laktationsperiode sind Zeiten besonderer Gefährdung. Daß ein Trauma alle Nebenschilddrüsen zerstört, ist unwahrscheinlich, aber nicht unmöglich. Auch meint JENNY (15), daß erst die später einsetzende Narbenbildung dazu führen könne, in seiner Beobachtung allerdings nur passager. Hierher wären auch jene Fälle zu rechnen, bei denen man an eine *mangelnde Nebenschilddrüsenstimulation vom Hypophysenzwischenhirnsystem* aus zu denken hätte. Auf diese wäre später noch gesondert einzugehen. Postoperative Tetanien können gelegentlich erst nach Jahren auftreten, wenn es zu nicht vorherzusehenden degenerativen Veränderungen in den lege artis zurückgelassenen Nebenschilddrüsen kommt.

JESSERER (14) macht auf Grund von Nachuntersuchungen Strumektomierter darauf aufmerksam, daß das Bestehen einer Tetanie zwar stets zu einer entsprechenden Untersuchung der Nebenschilddrüsenfunktion verpflichtet, daß es aber für sich allein noch keinen Beweis einer hypoparathyreotischen Bedingtheit des Leidens darstelle. Bei Anerkennung eines Zusammenhanges müssen der blutchemische Befund und die Verminderung der Kalkausscheidung im Harn sowie die QT-Verlängerung im EKG typisch ausgeprägt sein, in späteren Stadien auch die Starbildung.

Bei der *Sprue* erklären die Resorptionsstörung und der damit verbundene Calciumverlust die intermediären Abweichungen. Hier ist sowohl die Entkalkung des Skeletts wie auch die Ausprägung der Tetanie nicht selten besonders hochgradig.

Die *Osteomalazie,* die Rachitis des Erwachsenen, findet ihre Erklärung in dem mangelnden Vitamin-D-Angebot, in zu geringer Resorption, aber auch Zufuhr von Calciumphosphat. Oft sind gleichzeitig noch gastrointestinale Störungen vorhanden. Hier sind also die exogenen Einflüsse von entscheidender Bedeutung. Die Ausprägung der Tetanie steht meist weit hinter der der Osteopathie. Über diese habe ich früher schon im einzelnen berichtet. Neuerdings wurden diese Zusammenhänge von meinem Mitarbeiter SCHMITT-ROHDE (15) ausführlich zusammengestellt. Gerade die Osteomalazie verdient selbstverständlich für die Begutachtung besondere Beachtung, zumal statische Behinderungen nicht ausbleiben. Die dadurch verursachte Erwerbsminderung kann sehr beträchtlich sein. Sehr wichtige Hinweise liefert bereits die klinische Untersuchung, bei der die Verkürzung des Stammes und die Querfalte im Oberbauch besonders auffällig zu sein pflegen. Hinzu kommt eine Schmerzempfindlichkeit des Skeletts. Während die schweren Formen kaum zu verkennen sind, wird die Aufdeckung leichterer häufig versäumt. Wenn eine begleitende Tetanie besteht, so pflegt sie nur geringgradig zu sein.

Guanidinvergiftungen werden heute kaum noch vorkommen, übermäßige Oxalat- und Zitratzufuhr ebenfalls nicht. Praktische Bedeutung besitzt lediglich die *Tetanie nach Fluoraufnahme.* SPIRA (16) hat gerade kürzlich auf diese chronischen Vergiftungen hingewiesen. Fluor fällt ebenfalls Calcium aus. Es kann im Trinkwasser vorkommen, nach SPIRAS Beobachtungen im Aluminiumgeschirr, nach bestimmten chemischen Düngemitteln im Gemüse. Man findet getüpfelten Schmelz der Zähne, mannigfache Nagelbildungsstörungen, Haarausfall, Urticaria, Parästhesien, besonders im Ulnarisbereich, Alopecia und niedrigen Blutdruck. Krämpfe in den Händen und Füßen sowie solche in den Waden sprechen für die Tetanie. Die typische Skelettverkalkung wurde von SPIRA anscheinend nicht gesucht.

Eine Schwangerschaftstetanie stellt sich bevorzugt im 6. bis 7. Monat ein, gelegentlich auch nach dem Partus und beim Stillen. Besonders im ersten Fall ist die sofortige Behandlung notwendig, da das Kind sonst gefährdet wird. Sie spielt in diesem Zusammenhang keine Rolle; jedenfalls darf sie nicht wie früher Anlaß zur Interruptio geben, da sie durch eine geeignete Behandlung zu beseitigen ist.

Außerdem sind noch Vergiftungstetanien nach *Morphium, Chloroform, Blei und Phos-*

phor beschrieben worden, Möglichkeiten, die vor allem bei längerer oder wiederholter Verabreichung bestehen. Sie besitzen hier keine wesentliche Bedeutung.

Besonders in der älteren Literatur (s. FÜNFGELD [9]) ist viel die Rede von *durch Hirnerkrankungen ausgelösten Tetanien.* Auch könnte eine schwere *Commotio* einen latenten Hypoparathyreoidismus manifest werden lassen. Solche Fälle sind aber sicher sehr selten. SCHORRE (17) beobachtete eine Tetanie nach einer *Fleckfieberencephalitis,* ZONDEK (18) nach *Encephalitis lethargica.* Französische Autoren haben sich besonders mit dieser Frage befaßt und ihr Auftreten beispielsweise auch nach *tuberkulöser Meningitis* gesehen. Wenn es bei der Tetanie zu epileptischen oder epileptiformen Anfällen kommt, so läßt sich naturgemäß schwer sagen, was Ursache und was Wirkung ist. Solche Anfälle gehören ja, vor allem im Kindesalter, in die Ausprägung dieses Syndroms.

Für die Bewertung darf nicht vergessen werden, daß in einem großen Teil der Fälle die *Tetanieneigung konstitutionell begründet* ist. Darauf macht vor allen Dingen auch JORES (19) aufmerksam; asthenischer Habitus, blasse pastöse Haut, livide Verfärbung der Hände, kühle Extremitäten, Magerkeit, Neigung zu Gefäßspasmen, Migräne und zur angespannten Haltung der Muskulatur entsprechen dem T-Typ von JAENTSCH. Dieser Gesichtspunkt ist vor allem bei der Beurteilung geringerer Störungen und bei Fehlen einer eindeutigen Schädigung der Epithelkörperchen oder des Hypophysenzwischenhirnsystems als endogenes Moment wichtige Grundlage der Begutachtung. Eine Schädigung könnte dann nur Teilursache sein. Auch FÜNFGELD (20) betont, daß die tetanische Bereitschaft vom Unfall unabhängig ist; trotzdem könne eine organische Hirnschädigung das Hirn als Erfolgsorgan für tetanische Abläufe sensibilisieren. Tetanische Erscheinungen nach einem Kopfunfall sind, falls zwischen dem Unfall und den tetanischen Erscheinungen ein längeres freies Intervall liegt, ausnahmslos von diesem unabhängig.

Die graduelle Bewertung der bei einer Tetanie vorliegenden Erwerbsminderung hängt vor allen Dingen davon ab, ob die Intermediärentgleisung hochgradig ist, ob Kreislaufstörungen aufgetreten sind, epileptiforme Anfälle, Sehbehinderung durch Starbildung und vor allen Dingen auch, ob eine Neigung zum Laryngospasmus vorliegt. Ein akutes Nebenschilddrüsenversagen, etwa postoperativ, kann foudroyant zum Tode führen. Die Begrenzung der Dauerschädigung hängt sonst davon ab, wieweit es gelingt, durch eine Parathormon- oder AT-10-Behandlung den Ausgleich zu erzielen. Nachuntersuchungen sind grundsätzlich anzuraten.

Überfunktion

(Osteodystrophia fibrosa generalisata Recklinghausen, Nephrocalcinose, Calci- und Phosphaturie)

Während die verringerte Nebenschilddrüsentätigkeit enge Beziehungen zur Alkalose besitzt, hat die Steigerung ihrer Funktion solche zur *Acidose.* Bei Krankheitsbildern, die mit dieser einhergehen, findet man einen meist mit Vergrößerung der Nebenschilddrüsen sich ausprägenden mehr oder weniger zur Geltung kommenden *sekundären Hyperpara-*

thyreoidismus. Es ist eine noch unentschiedene Frage, ob dieser nicht überhaupt immer so aufgefaßt werden muß, im Sinne einer dynamischen Korrelationspathologie (BÜNGELER, SIEGMUND), wobei in idiopathischen Fällen die Ursache in einer zentral ausgelösten Fehlregulation der pH-Verhältnisse gesucht wird. Bei den verschiedenartigsten Krankheitszuständen, die zur Acidose führen, läßt sich als Folge eine Hypertrophie dieser Drüsen bis zur Adenombildung nachweisen, etwa bei der Rachitis, der Osteomalazie, bei der chronischen alimentär oder durch enterale Resorptionsstörung verursachten Hungeracidose oder bei der Niereninsuffizienz, ebenso dann, wenn ein großes Angebot von Calciumphosphat an die Blutbahn vorliegt, bei einer Skelettcarcinose, bei Zertrümmerungsfrakturen, bei der Osteomyelitis z. B. Wohl mit Recht vertreten einige Autoren, so WANKE (21), die Ansicht auch der Existenz eines primären Hyperparathyreoidismus, bei dem ein autochthon gebildetes Adenom zu im allgemeinen schweren endokrinen Störungen führt, neben den offenbar häufigeren sekundären Formen.

Klinisch sind daher von der *Recklinghausenschen Osteodystrophie* mit Bildung brauner Tumoren und mehr oder weniger ausgeprägter Osteoporose des übrigen Skeletts Zustandsbilder zu trennen, bei denen man nicht so leicht auf das Vorliegen eines Hyperparathyreoidismus aufmerksam wird. Das klassische Syndrom entsteht meist ohne erkennbaren Grund, ähnlich wie die endokrinen Syndrome durch Adenome der übrigen Inkretdrüsen. Es hat keine Beziehung zu auslösenden exogenen Faktoren. Entstehen Knochenbrüche, so sind diese in der Regel *Spontanfrakturen.* Eine Anerkennung als Unfallfolge wäre nur dann sicher berechtigt, wenn das dazu führende Ereignis auch einen belastungsfähigen Knochen frakturiert hätte. Sonst ist dessen Bedeutung sorgfältig abzuwägen.

Ein solcher Morbus Recklinghausen ist sehr selten, während fraglos ein *Hyperparathyreoidismus geringeren Grades* oft im Intermediärstoffwechsel eine wesentliche und krankheitsbestimmende Rolle spielt. Die momentane Ausschüttung größerer Parathormonmengen kann zur gelegentlich letal verlaufenden *Parathyreotoxikose* führen. MELLGREN (22) hat bis 1943 7 solcher Fälle aus der Weltliteratur gesammelt. In letzter Zeit beschrieb WAIFE (23) mehr subakute, sich bis zur Dauer eines Jahres hinziehende Verläufe mit Erbrechen, Obstipation, Magenschmerzen, tubulärer Verkalkung der Nieren, mit Kalkeinlagerung im Magen, im Herzen und Ausgang in Urämie. Der Ablauf entspricht dem der Parathormon- oder AT-10-Vergiftung, ohne daß eine exogene Ursache erkennbar ist.

Besonders leicht wird die *nur renale Form* übersehen, bei der die Knochenveränderungen unterschwellig bleiben. Sie kommt häufiger als das typische Recklinghausen-Syndrom vor und läßt sich durch die gesteigerte Calcium- und Phosphorausscheidung objektivieren. Hier droht die Urämie. ALBRIGHT (7) hat auch röntgenologisch die Kalkeinlagerungen in den Nieren nachgewiesen. In diese Gruppe gehört eine zuweilen schon früh in den Vordergrund tretende, manchmal von Papillenverkalkungen ausgehende *Nephrolithiasis.* Nach neueren amerikanischen Statistiken sollen 10—15% aller Nierensteine auf einen Hyperparathyreoidismus zurückzuführen sein (COPES [24]), nach anderen nur 1—2% (KEATING [25], WANKE [21]). Immerhin wäre also nach dieser Ätiologie der Nephrolithiasis zu fahnden und gutachterlich gelegentlich auch einmal der Zusammenhang, etwa mit einer zur Acidose führenden oder knochendestruierenden Krankheit, zu bejahen. Voraussetzung wäre der Nachweis einer vermehrten Calcium-Phosphor-Ausscheidung, natürlich auch, daß der

Nierenstein daraus zusammengesetzt sein muß und daß die blutchemischen Befunde in diesem Sinne sprechen.

Dasselbe gilt, wenn ein Hyperparathyreoidismus Ursache einer *Osteoporose* mit all ihren Folgen sein soll. Eine derartige Verlaufsweise ist sicher sehr viel häufiger, als sie diagnostiziert wird. Sie wäre grundsätzlich von all jenen Entstehungsmöglichkeiten abzugrenzen, die ich zusammen mit SCHMITT-ROHDE (5) im einzelnen diskutiert habe. Immer, wenn man eine gutachterliche Äußerung abgeben muß, ist es notwendig, die *ätiologischen Zusammenhänge nach pathophysiologischen Gesichtspunkten* aufzuklären!

Es würde zu weit führen, jetzt die *systemartig ausgeprägten mehr oder weniger die Nebenschilddrüsenfunktion beeinflussenden Osteopathien*, deren Charakter als Stoffwechselkrankheit immer deutlicher wird, zu besprechen. Hierzu sei auf das Kapitel über die Osteopathien im Stoffwechselteil hingewiesen.

Für den Kliniker ist es wesentlich, nach dem Vorschlage ALBRIGHTS jenen Hyperparathyreoidismus, bei dem mehr Parathormon gebildet wird, als notwendig ist, und bei dem infolgedessen die typische Symptomatologie entsteht, von dem zu unterscheiden, bei dem es sich lediglich um einen kompensatorischen Vorgang handelt, wie bei der Osteomalazie oder bei einer Acidose infolge einer von den Nebenschilddrüsen unabhängigen Nierenkrankheit, bei der beispielsweise die Calciummobilisierung zur Hebung des Urin-pH's nötig wird. Dann fehlen natürlich Ca-Intoxikation und Ablagerung von Calcium-Phosphat-Salzen.

In der Praxis sollte man bei der Beurteilung von Frakturen mehr als es bisher geschieht auf die ursprüngliche Beschaffenheit, auf den Kalkgehalt und die Struktur des Skeletts achten. Dann wird auch eine hier gelegene Teilursache erkannt und berücksichtigt. Die Beurteilung soll nicht nur nach chirurgisch-orthopädischen Gesichtspunkten erfolgen, sondern ebenso in verdächtigen Fällen die Frage nach Osteopathiefolgen, eventuell unter Hinzuziehung eines auf diesem Gebiete erfahrenen Internisten, prüfen.

Aus dem Gesagten geht hervor, daß es, wie zum Beispiel hier bei den Nebenschilddrüsenstörungen, häufig schwer ist zu entscheiden, was primäres und was sekundäres Krankheitsgeschehen ist. Ebenso wie von den Inkretorganen Stoffwechseländerungen bewirkt werden, so können letztere auch eine veränderte Regulation, eine Funktionsminderung oder -steigerung innersekretorischer Drüsen veranlassen. Derartige Wechselbeziehungen entsprechen den Funktionskreisen HOFFS. Trotzdem wird der Gutachter immer bemüht sein festzustellen, von wo die Störungen ausgegangen sind, was ihre Ursache war, und erst dann entscheiden, in welchem Maße die dadurch entstehenden Funktionsstörungen und Organschäden den Grad der Erwerbsfähigkeit vermindern.

Schrifttum

1. McLean, F. C.: in: Chemie und Stoffwechsel von Binde- und Knochengewebe. Berlin-Göttingen-Heidelberg 1956 — *2. Neuman, W. F. and M. W. Neuman:* Am. J. Med. 22, 123 (1957) — *3. Ellsworth, R. and J. E. Howard:* Bull. John Hopkins Hosp. 55, 206 (1934) — *4. Bartelheimer,*

H. und J. M. Schmitt-Rohde: Erg. Inn. Med. N. F. 7, 454 (1956); Klin. Wschr. *1957*, 429 — *5. Schmitt-Rohde, J. M.:* Erg. Inn. Med. N. F. *10*, 383 (1958) — *6. Schüpbach, A.:* Helvet. med. acta *15*, 537 (1948) — *7. Albright, F. and E. C. Reifenstein:* The Parathyroid Gland and Metabolie Bone Disease. Baltimore 1948 — *8. Wernly, M.:* in: A. Labhart, Klinik der Inneren Sekretion. Berlin-Göttingen-Heidelberg 1957 — *9. Fünfgeld, E.:* Die tetanischen Erkrankungen des Erwachsenen. Leipzig 1943 — *10. Parade, G. W.:* Dtsch. Med. Wschr. *1949*, 495; N. med. Welt *1950*, 39 — *11. Essen, K. W.:* Med. Klin. *1948*, 317, Dtsch. Med. J. *1958*, 410 — *12. Laubenthal, F.:* Dtsch. med. Wschr. *1948*, 187 — *13. Hadorn, W.:* Helvet. med. Acta *13*, 251 (1946) — *14. Jesserer, H.:* Zit. nach M. Wernly, Die Osteomalazie. Stuttgart 1952; Ärztl. Wschr. *1951*, 748 — *15. Jenny, F.:* Ärztl. Wschr. *1952*, 742 — *16. Spira, L.:* Dtsch. med. Wschr. *1951*, 1558 — *17. Schorre, A.:* Med. Zschr. *1944*, 3, 100 — *18. Zondek, H.:* Die Krankheiten der endokrinen Drüsen. Basel 1953 — *19. Jores, A.:* Klin. Endokrinologie. Berlin-Göttingen-Heidelberg 1949 — *20. Fünfgeld* E.: in: Hdb. d. ärztl. Begutachtung Hrsg. Linger-Weichbrodt-Fischer. Leipzig *1931*, 2 — *21. Wanke, R.:* Dtsch. med. J. *1953*, 12 — *22. Mellgren:* zit. nach Zondek, s. 19 — *23. Waife, S. O.:* Amer. J. Med. Sc. *1949*, 218, 624 — *24. Copes:* zit. nach Zondek, s. 19 — *25. Keating, F. R. and E. N. Cook:* J. Amer. Med. Ass. 129, 994.

NEBENNIEREN

Diese paarig angelegten Organe, deren Funktion gelegentlich durch versprengte Nebennierenrindenkeime und durch vom Sympathikus ausgehende Paragangliome ergänzt, auch pathologisch gesteigert sein kann, bestehen eigentlich aus zwei innersekretorischen Drüsen, von denen die eine, das *Mark*, aus dem Ektoderm, die andere, die *Rinde*, aus dem Mesoderm, hervorgeht. Der bei den höheren Wesen vorhandenen morphologischen Einheit entspricht im Funktionellen eine enge Zusammenarbeit, etwa bei der Regulation des Blutdrucks oder des Betriebsstoffwechsels. Hier ist nicht der Ort, um auf diese Einzelheiten näher einzugehen. Die Bedeutung dieses Drüsensystems ergibt sich vielleicht am besten aus der Tatsache, daß sein Ausfall im Gegensatz zu dem aller anderen Inkretdrüsen in kurzer Zeit, oft in wenigen Stunden, zum allgemeinen Zusammenbruch und zum Tode führt. Erst durch eine sofort einsetzende, mit den neuen Wirkstoffen erfolgende, laufend streng zu überwachende Hormontherapie wurde es möglich, solche Individuen am Leben zu erhalten. Dabei kommt es auf die Zufuhr der Rindenhormone an. Das ist deswegen erwähnenswert, weil bei richtiger Erkennung eines traumatisch bedingten Verlustes oder hochgradiger Schädigung der Nebennieren die Erhaltung des Menschen möglich ist. Wenn die genannte Therapie das akute Stadium überbrückt, kann damit gerechnet werden, daß bei der Regenerationsfähigkeit der Rindensubstanz in vielen Fällen eine Wiederherstellung gelingt, mit oder ohne Unterwertigkeit gegenüber besonderen Belastungen.

Verletzungen der Nebennieren, jedenfalls beider gleichzeitig, die ja erst zur endokrinen Störung führen, sind wegen der günstigen, geschützten Lage außerordentlich selten, so daß bei ihrer Insuffizienz in der Regel noch zusätzliche Ursachen gefunden werden müssen. Bei Einseitigkeit des Traumas wäre theoretisch noch an die zwar seltene Möglichkeit zu denken, daß die andere Drüse nicht angelegt sein könnte. Eine höhergradige *pathologische Überfunktion* kommt als Folge exogener Einflüsse kaum vor. Anders liegen die Verhältnisse jedoch bei leichteren, auch schon als krankhaft zu bezeichnenden Funktionssteigerungen *der Nebennierenrinde,* die zu einer forme fruste des Morbus Cushing führen können, von mir als Cushing-Typ bezeichnet, wobei in verschiedenartiger Weise Teilstörungen in den Vordergrund treten, zuweilen allein, meist in Kombination. Bei der ätiologischen Analyse mancher Fettsuchtformen, manches Diabetes oder nicht renalen Hochdrucks muß man an diese Möglichkeit denken, wenn im Habitus charakteristische klinisch-endokrinologische Zeichen zu finden sind. Schon dieses Beispiel zeigt, daß es ganz bevorzugt auf das Verhalten der Nebennierenrinde ankommt, deren Plusstörungen je nachdem, welche Hormongruppe überwiegt, zum Morbus Cushing oder zum Adrenogenitalsyndrom führen, deren Minusentgleisung den Morbus Addison hervorruft. Dabei sind leichte und Übergangsformen als Cushing-Typ bzw. interrenal bedingter Virilismus gegenüber dem Addison-Typ, meist als Addisonismus bezeichnet, zu unterscheiden. Bei ihrer Entstehung ist die *genetisch konstitutionell bedingte Bereitschaft* zur endokrinen Störung Voraussetzung. Das ist in der Begutachtung zu beachten und möglichst durch Angaben über den früheren Habitus des Untersuchten oder den seiner Blutsverwandten zu belegen.

Die überragende Bedeutung der Nebenniere überhaupt im Krankheitsgeschehen (BARTELHEIMER [1]), ihre Abhängigkeit von Belastungen im „stress" und die dadurch gegebenen Auswirkungen sind durch die allerdings vielfach noch im Hypothetischen liegende Theorie SELYES und durch die Versuche TONUTTIS allgemein bekannt geworden. Den eindrucksvollsten experimentellen Ergebnissen und ihren geistreichen Deutungen entsprechen immer noch nicht die allgemeinen Erfahrungen der Klinik. Sie zeigen gleichzeitig die besonders enge Beziehung gerade der Nebennierenrinde zum Hypophysenvorderlappen, so daß manchmal sehr schwer zu entscheiden ist, ob Veränderungen in der Nebennierenrinde oder am übergeordneten Hypophysenzwischenhirnsystem Ausgangspunkt waren. In der gutachterlichen Bewertung ursächlicher Zusammenhänge entsteht hierdurch die große Gefahr, alle möglichen Reize oder Belastungen als solchen „stress" anzusehen und sie als Ursache derartiger endokriner Abweichungen zu überwerten. Einstweilen ist die Berechtigung eines solchen Vorgehens beim Menschen infolge Mangels an allein beweiskräftigen klinischen Beobachtungen noch nicht gesichert, es ist daher in der praktischen Handhabung nicht statthaft. Erst dann, wenn die Lehre von den Adaptationskrankheiten in den klinischen Disziplinen eine allgemeine Bestätigung erfahren hat, kann sie die Grundlage von gutachterlichen Urteilen werden, in denen in besonderem Maße Kritik in der Bewertung von Zusammenhangsfragen geboten ist.

Demgegenüber spielen *Störungen des Nebennierenmarkes* eine untergeordnete Rolle. Sie lassen sich durch vom Neurovegetativum, vom Sympathikus kommende Impulse auslösen. Häufiger, als man bisher annahm, kommt die Plusentgleisung des Nebennierenmarks vor, wenn die Entwicklung einer Markgeschwulst, eines Phäochromocytoms, erfolgt war. Seiner Symptomatologie entspricht, verständlich nach den eben genannten Beziehungen, diejenige humoral wirksamer, vom Sympathikus ausgehender Tumoren, die der Paragangliome.

Aus diesem Überblick geht hervor, daß man bei Abweichungen der Nebennierenfunktion einerseits entscheiden muß, wieweit sie von der Rinde oder vom Mark ausgehen; zum anderen ist darauf zu achten, ob der pathologische Impuls schon vom übergeordneten System kommt. Gerade das Letztere wird in der Begutachtung hypophysär-interrenaler Syndrome wichtig sein. Daher sind die Krankheiten der Nebennierenrinde und des -marks getrennt zu besprechen. Eine Erörterung der Rindenstörungen ist fernerhin nicht möglich, ohne immer wieder auf die Beziehungen zum Hypophysenvorderlappen, vor allem zu seinem basophil färbbaren Anteil, zurückzukommen. So ergänzen sich die Kapitel über die Krankheiten der Nebennierenrinde und über die des Hypophysenvorderlappens in besonderem Maße.

Nebennierenrinde

1. Unterfunktion (Waterhouse-Friderichsen-Syndrom, Morbus Addison, Addisonismus)

Dieser Hormonausfall führt bei plötzlichem und vollständigem Auftreten das schnell zum Tode führende Versagen des peripheren Kreislaufs bei Zusammenbruch lebenswichtiger Stoffwechselfunktionen herbei, bei chronischem Verlauf das klassische endokrine Syndrom des Morbus Addison. Ist eine solche Unterfunktion in geringerem Grade vorhanden, so kommt es zum Addisonismus. Der gleichzeitig wohl meist damit verbundene Verlust des Nebennierenmarks spielt offenbar keine oder nur eine untergeordnete Rolle.

Das *Addison-Syndrom* hat schon immer in Stellungnahmen zur Begutachtung besondere Beachtung gefunden. So berichtete Stern (2) an Hand der bis 1930 bekannten Kasuistik sehr ausführlich über die traumatische Entstehung. Es dürfte sich erübrigen, diese zu wiederholen. In ähnlicher Weise haben dann Fünfgeld (3) und Reinwein (4) in den vorangegangenen Auflagen des Handbuches „Das ärztliche Gutachten im Versicherungswesen“ derartige, zum Teil auch selbst beobachtete Fälle wiedergegeben. In diesen Darstellungen wurde das Für und Wider der Anerkennung eines ursächlichen Zusammenhanges individuell erörtert. Sicher dürfte nicht selten das angeschuldigte Trauma bereits zu wenig arbeitende Nebennieren getroffen haben, so daß es allenfalls nur als verschlimmernder oder als Zusatzfaktor anerkannt werden kann. Die Art der Schädigung, ihr Ausmaß, die strikte Wahrung des zeitlichen Zusammenhanges sollen die Wahrscheinlichkeit einer ursächlichen Bedeutung so verdichten, daß man sich in Anbetracht der relativen Seltenheit dieser Krankheit in anerkennendem Sinne entscheiden kann.

Für die Beurteilung ist es zweckmäßig, die *absolute Nebenniereninsuffizienz einer relativen gegenüberzustellen.* Tritt schlagartig der Ausfall beider Nebennieren ein, so kommt es, wie schon gesagt, unter den Zeichen einer *akuten Krankheit* sehr bald zum Exitus letalis. Leicht wird bei einem solchen plötzlichen Zusammenbruch verkannt, daß das Versagen der Nebennieren ausschlaggebend war. Die Pädiater sprechen dann von einem *Waterhouse-Friderichsen-Syndrom.* Beim Erwachsenen steht der nur unter Mithilfe großer Hormonmengen zu behebende Kollaps im Vordergrund. Wenn nicht eine unverkennbare traumatische Zerstörung vorliegt, durch Schußverletzung oder durch massive Oberbauchquetschung etwa, pflegen Thrombosen und Infarzierungen der Nebennierengefäße die Ursache zu bilden, manchmal auch Blutungen bei besonders bösartig verlaufenden Infektionskrankheiten, etwa bei der Meningokokkensepsis, bei Typhus, bei Diphtherie oder Scharlach. Die dazu führende Grundkrankheit wäre im Einzelfall zu suchen.

Dieser akuten steht wegen ihres viel eindeutigeren Verlaufs die chronische Form gegenüber, der eigentliche *Morbus Addison,* meist hervorgerufen durch eine beiderseits lokalisierte Tuberkulose, Lues oder auch carcinomatöse Durchsetzung. Fernerhin muß an die relativ häufig vorkommende Atrophie, an eine Amyloidose oder auch an unspezifische Entzündungen verschiedenster Art gedacht werden.

Am besten wird die Verteilung durch eine Statistik von GUTTMAN (5) wiedergegeben. Unter 560 Fällen zeigen 68,3% eine Nebennierentuberkulose, 19,4% eine primäre Atrophie, 1,7% eine Amyloidose und 1,2% eine Zerstörung durch Tumor. Die letzteren ursächlichen Erkrankungen stellen also die Ausnahme dar. Mit Recht betont HOFF (6), daß eigentlich bei den 20%, in denen eine primäre Atrophie vorliegen soll, noch zu entscheiden wäre, ob tatsächlich eine solche oder vielleicht doch eine sekundäre, vom Hypophysenvorderlappen ausgehende, besteht. Da in den letzteren Fällen die Pigmentierung fehlen soll — man führt deren Auftreten auf eine vermehrte Bildung corticotroper Wirkstoffe zurück, die beim primären Nebennierenausfall reaktiv auftritt —, hat man dann von einem weißen Addison gesprochen. Dieser kann die Intermediärstörungen, also Adynamie, Hypoglykämie, Erniedrigung des Kochsalzspiegels, Erhöhung des Kaliumgehaltes des Blutes und auch den Blutdruckabfall in ausgeprägtem Maße zeigen. Übergänge zur Simmondsschen Kachexie sind fließend. Der Angriffspunkt der Schädigung wäre dann also im Hypophysenbereich zu suchen.

Eine bestimmte Konstitution, die dem asthenischen Habitus nahesteht, bildet oft die Voraussetzung. Beziehungen zu larvierten Formen mit relativer Nebenniereninsuffizienz (WEISSBECKER) sind unverkennbar. Unter solchen *Addisonismen* lassen sich, wie KAPPERT (7) übersichtlich zeigte, durch toxisch-infektiöse, enterogene, durch physikalische Einwirkungen (Verbrennungen, Erfrierungen, Röntgen-Radium-Bestrahlung) ausgelöste Verläufe, sowie durch Nahrungsmangel, durch Hypo- und Avitaminosen, durch Gravidität und im Bilde pluriglandulärer Insuffizienz zustande kommende unterscheiden. Gerade diese gelangen oft zur Begutachtung; es ist also wichtig, hierher gehörige Faktoren aufzudecken, um sie als *exogene Schäden* richtig zu bewerten. Man kann nicht allein das *endogene Moment*, die Bereitschaft zum Versagen des interrenalen oder des hypophysär-interrenalen Systems, in den Vordergrund stellen, wenn sie meist auch notwendige Bedingung war. Männer erkranken häufiger als Frauen, besonders zwischen dem 3. und 5. Lebensjahrzehnt.

Wird einmal das akute Versagen der Nebennieren überwunden, so ist eine völlige Wiederherstellung der Funktion möglich. Allerdings sind diese Organe dann später zuweilen weniger belastungsfähig; nach einem unter Umständen Jahre dauernden Intervall kann die chronische Insuffizienz, der Morbus Addison, entstehen. Einen solchen Zusammenhang wird man aber nur anerkennen können, wenn die Erstschädigung eindeutig war.

Viel leichter wird dem Gutachter die Entscheidung, wenn sich ein *akutes Stadium unmittelbar der Entwicklung der chronischen Insuffizienz der Nebennierenrinde anschließt*, wie es beispielhaft eine Beobachtung zeigt, die vor einiger Zeit von DE GRAILLY, LEGER, LABORIE und VINET (8) beschrieben worden ist.

Bei einem 48jährigen Rangierer, der zwischen zwei Waggons durch ruckartige Bewegung des Wagens einen heftigen Stoß in den Rücken erhielt, traten unmittelbar danach ein heftiger Schmerz sowie ein Schockzustand auf, der zur Arbeitsaufgabe zwang. In den darauffolgenden Tagen Nachlassen der Schmerzen, aber zunehmende Verschlechterung des Allgemeinbefindens. Es entwickelten sich Appetitlosigkeit, zunehmende Abmagerung und eine extreme Asthenie. In einem Zeitraum von 2 Monaten stellte sich eine Gewichtsabnahme von 25 kg ein. Dabei bildete sich eine allgemeine Pigmentierung der Haut und auch der Mundschleimhaut. Die Adynamie kam in einer Beeinträchtigung der Muskelbewegung besonders an den unteren Extremitäten zum Ausdruck. Die Einleitung einer Behandlung mit Nebennierenrindensteroiden führte zu einer eklatanten Besserung und zum Rückgang aller Erscheinungen, vor allen Dingen auch der „Melanose“. — Wohl niemand wird zweifeln, daß die Entstehung des Morbus Addison in diesem Fall mit dem schweren stumpfen Trauma der Rücken- und Lendengegend in Zusammenhang gebracht werden muß. Da aber gleichzeitig noch eine aktive Lungentuberkulose vorliegt, wird man auch bei Fehlen einer bei der Nebennierentuberkulose charakteristischen Kalkeinlagerung im Bereich dieser Organe doch die Frage aufwerfen müssen, ob nicht schon vorgeschädigte Organe vorlagen, eine relative Nebenniereninsuffizienz bestand, so daß das stumpfe Trauma besonders geeignet war, zum Zusammenbruch der Funktion dieser Drüsen zu führen.

Ähnlich hat CHARVÁT (9) kürzlich gezeigt, daß bei einem Exitus durch Nebennierenversagen, etwa durch Sonnenbrand, durch einen anstrengenden Marsch, durch eine belastende Röntgenuntersuchung des Magen-Darmkanals oder durch eine Aspirationsbronchopneumonie, schon vorher Veränderungen der Nebennieren vorhanden waren, in zwei Fällen eine Zerstörung durch Krebsmetastasen bestand, bei einem anderen eine Tuberkulose und bei dem letzten eine Nebennierenatrophie. Die Frage nach einem vorgeschädigten Organ ist also gerade bei der Bewertung eines Traumas als Ursache einer Nebenniereninsuffizienz fraglos von besonderer Bedeutung, sei es, daß diese die akute oder die chronische Verlaufsform aufweist. Besonders bemerkenswert und für den Gutachter sehr erschwerend ist die Feststellung, daß die Vorschädigung häufig kaum erkennbar ist. Es fehlt oft das klinische Syndrom der chronischen Nebennierenrindeninsuffizienz oder aber es ist so gering ausgeprägt, daß es in Anbetracht der langsamen Entwicklung dem Untersucher ebenso wie der Umgebung des Betroffenen entgangen ist. Man sollte daher in der Beurteilung nicht so leicht eine derartige Möglichkeit ablehnen. Es genügt eben ein sehr geringer Rest intakten Nebennierengewebes, um unter Alltagsbedingungen die Entgleisung der verschiedenen Funktionen zu verhindern. Erst die akute Belastung zeigt die verminderte Funktions- und Belastungsbreite des Organs.

Die *Nebennierentuberkulose*, die wichtigste eine Insuffizienz verursachende Krankheit, führt, da sie infolge hämatogener Entstehung meist doppelseitig auftritt, oft erst nach käsigem Zerfall zu einer so weitgehenden Schädigung, daß sich der Hormonmangel auswirkt. In der Regel handelt es sich um die Teilerscheinung einer generalisierten Tuberkulose, die gelegentlich allein extrapulmonal verläuft. Nur selten findet sich die ausschließliche klinische Manifestation in den Nebennieren. Kommt es zur Ausheilung, so entstehen häufig Kalkschatten, die sich mit der modernen Röntgentechnik (10) gut nachweisen lassen und die noch nach Jahren den Rückschluß auf eine durchgemachte Tuberkulose gestatten können. Auch hier ist es so, daß erst eine spätere Belastung die mangelnde Reservebreite dieser Organe zeigt, wenn ein Addison-Syndrom ausgelöst wird. In solchen Fällen wird man infolgedessen einen gewichtigen Teil der Leistungsminderung mit der früheren Tuberkulose in Beziehung bringen müssen. Ferner kann auch eine Amyloidose der Nebennieren Tuberkulosefolge sein, wie etwa in der Beobachtung HELLERS (11).

Ebenso können andere, *mehr oder weniger akut verlaufende Infektionskrankheiten* zur bleibenden Nebennierenrindenschädigung führen, so einige Sepsisformen, bestimmte Pneumonien, Staphylokokkeninfektionen, aber auch der Typhus und der Tetanus (CHAKRABARTI und BANERJEE [12]). Eine besondere Gefährdung bedeutet in dieser Hinsicht die Meningokokkensepsis (BETZ [13]), die zudem auch leicht übersehen wird. So ist die Erhebung der Vorgeschichte, insbesondere unter Berücksichtigung mehr oder weniger den ganzen Organismus umfassender Infektionen, für die Frage nach der Vorschädigung der Nebennierenrinde außerordentlich wichtig.

Nicht allein die genannten, *akut oder subakut wirkenden Infektionen, auch ausgesprochen chronische*, wie die Malaria, können einen Morbus Addison zur Folge haben (DEMIRAG [14]).

Unter den schädigenden Substanzen, die besonders die Nebennierenrinde treffen, ist das *Germanin* am wichtigsten. Eine ganze Reihe von Addisonfällen wurde schon nach therapeutischer Anwendung beschrieben (Wells [15], Bergstermann [16], De Gennes, Brigaire und Buge [17]). Frada und Mentesana (18) weisen besonders darauf hin, daß die chronische Bleivergiftung eine Nebennierenrindenfunktionsschwäche bewirken kann. Daß sowohl *Cortison*- wie auch *ACTH-Therapie,* letztere auf dem Wege einer Erschöpfung geschädigter Nebennieren, zum Addison führen kann, zeigen neuere, heute besonders wichtige Beobachtungen (Marschal [19], McIntyre und Lovell-Smith [20], Stolte und Nugens [21]). Eine indirekte Wirkung ebenfalls auf das hypophysär-interrenale System muß man wohl annehmen, wenn Östromongaben aus einem latenten einen manifesten Addison machten (Stange [22]).

Die *Röntgenbestrahlung* als Ursache ist jetzt mit verbesserter Technik fast verschwunden. Will man bei *Erfrierungen und Verbrühungen* eine Nebennierenschädigung anerkennen, so muß ein beträchtlicher Grad von Gewebszerfall gegeben sein. Bekanntermaßen kann es bei diesen Schädigungen selbst zum Zusammenbruch vorher völlig leistungsfähiger Nebennieren kommen, trotzdem wird man immer besonders zu prüfen haben, ob von vornherein wenig belastungsfähige Organe vorlagen. Ebenso kann ein sich nur langsam entwickelnder Addisonismus entstehen.

Das gleiche gilt nach *Mangelernährung,* sei sie allgemein oder partiell, durch quantitativ oder qualitativ ungenügende Nahrungszufuhr oder bei *Resorptionsstörungen* infolge chronischer *gastroenteraler Entzündungen.* Addisonismen kommen vor allen Dingen bei der *Sprue* und der *Pellagra* vor, wie wir (23) auch selbst in der Nachkriegszeit feststellen konnten. Rosenthal und Lees (24) führten eine Addison-Krise auf eine Pellagra zurück. Die Zusammenhangsfrage ist in solchen Fällen naturgemäß leicht zu beurteilen.

Das Vorliegen einer latenten Nebennierenrindeninsuffizienz macht verständlich, daß besonders große körperliche Anstrengungen, also eigentliche Überlastungen, ebenso konsumierende Infektionskrankheiten, zu den Erscheinungen des Nebennierenversagens führen können. Ein Wundschock kann durch dieselben ganz beherrscht sein. Bemerkenswert ist weiterhin noch das Zusammentreffen von *Morbus Addison und Schwangerschaft.* Brent (25) hat aus der Zeit von 1859—1946 in 19 derartigen Fällen die Addison-Krankheit schon vor der Gravidität gefunden, in 16 weiteren sei sie während derselben entstanden. Die Seltenheit dieses Zusammentreffens bestätigt O'Sullivan (26), der 1954 55 derartige Fälle aus der Literatur gesammelt hat. Das interessiert besonders deswegen, weil, wie Elert (27) annimmt, im Beginn der Gravidität eine Nebennierenunterfunktion besteht. Im späteren Verlauf kommt es physiologischerweise offenbar zu einer Funktionssteigerung des hypophysär- interrenalen Systems. Dieses wird ganz besonders belastet.

Für die Beurteilung der Widerstandsfähigkeit der Nebennierenrinde ist eine Angabe von Boyd (28) interessant; ebenso wie beim Inselorgan im Pankreas genügt es, daß 10% des Gewebes funktionsfähig sind, um Störungen zu verhindern. Dadurch wird verständlich, daß autoptisch gelegentlich erhebliche pathologische Veränderungen gefunden werden, ohne daß der Kliniker eine Nebennierenrindeninsuffizienz beobachtete. Diese Verhältnisse erklären andererseits, daß relativ geringe Belastungen zu einem plötzlichen Versagen solcher Drüsen führen können, wie eben schon betont wurde.

Während bei den schweren Graden der Nebennierenrindeninsuffizienz fast immer das *exogene Moment* entscheidend ist, pflegen bei den leichteren *endogene Einflüsse* wichtiger zu sein. Die konstitutionelle Bereitschaft wird durch eine Beobachtung von Hans CURSCHMANN (29) besonders anschaulich, bei der das Vorkommen einer Nebennierenschwäche vom letal verlaufenden Morbus Addison bis zu Addisonismen in einer Familie nachzuweisen war.

In der Gutachterpraxis stößt man besonders häufig auf die Angabe, daß eine Nebennierenrindeninsuffizienz vorliegt, ohne daß sich dann aber bei diesen meist Leptosomen mit vegetativer Dystonie charakteristische Zeichen einer solchen objektivieren lassen. Das ist aber unbedingt zu fordern. Es gilt also, den Nachweis zu erbringen, daß wenigstens einige hierhergehörige wesentliche Zeichen vorliegen, etwa die charakteristische Pigmentierung auch mit Lokalisation auf den Schleimhäuten, Adynamie, möglichst gemessen mit Ergometer, Hypochlorämie, Hyperkaliämie, Hypoglykämie z. B. Allein die Hypotonieneigung genügt nicht! Eventuell lassen sich die intermediären Störungen erst durch Belastungen verifizieren. Besondere Beweiskraft kommt den heute schon vielerorts möglichen Hormonbestimmungen im Harn und Blut zu, die auch für Verlaufsbewertungen sehr nützlich sind.

Wie hoch der Grad der Erwerbsminderung zu bemessen ist, hängt von dem Ausmaß der Blutdruck- und der Stoffwechselstörungen ab. Sie kann sich zwischen 100 %und etwa 30% bewegen. Meist wird sie sich jedoch durch eine geeignete Behandlung wesentlich verringern lassen. Die Prognose für die Zukunft ist von der Ätiologie abhängig. Z. B. nahm MEYERINGH (30) in einem solchen Fall an, daß die nach Dystrophie aufgetretene Nebennierenrindeninsuffizienz wahrscheinlich reversibel sein würde.

2. Überfunktion (Morbus Cushing, Cushing-Typ, adrenogenitales Syndrom, Connsches Syndrom)

Die Tatsache, daß in der Rinde etwa 30 verschiedene Wirkstoffe zu finden sind, läßt allein schon verstehen, warum die Klinik so variabel ist. Die elegante Konzeption ALBRIGHTS, der drei Hormongruppen unterschied, hat sehr zur Klärung beigetragen. Tabelle 2 zeigt sie und die Auswirkung ihrer abnormen Zunahme.

Die im Vordergrund stehende Vermehrung der Glucocorticoide führt also zum Morbus Cushing, die der androgenen Corticoide zum adrenogenitalen Syndrom, die der Mineralocorticoide zu einem Bild, das endokrinologisch nicht so auffällig ist, das sich durch Hypertonie, Symptome der Hypokaliämie, wie Muskelschwäche bis zu Lähmungen, Tetanie und Polyurie auszeichnet (Connsches Syndrom). In Wirklichkeit lassen sich naturgemäß nicht selten Mischformen finden. Wesentlich ist dabei, daß manche Hormone der Nebennierenrinde in Wechselwirkung zueinander stehen. So wird die mesenchymale Reaktion, die die Arthritis, wie überhaupt Entzündungen, begünstigt, von den Mineralocorticoiden gefördert und von den Glucocorticoiden gehemmt. Letztere wirken diabetogen, erstere eher in entgegengesetztem Sinne. Einer allgemeinen assimilatorischen oder Aufbauwirkung der androgenen Corticoide steht die dissimilatorische der Glucocorticoide gegenüber. Zusam-

Glucocorticoide	Androgene Corticoide	Mineralo-Corticoide
Verminderung des Eiweißansatzes	Vermehrung des Eiweißansatzes	Hypertonie
Muskelschwäche	Hirsutismus	Vermehrtes Blutvolumen
Verzögertes Wachstum	Verminderte Ovarialfunktion	Arthritische Beschwerden
Erhöhte Zerreißbarkeit der Kapillaren und der Haut (Striae cutaneae distensae)	Akne	Serumnatrium erhöht
	Vermehrte Ausscheidung von 17-Ketosteroiden	Serumkalium vermindert
		Alkalose
Osteoporose		
Diabetische Blutzuckerkurve		
Insulinresistenz		
Neigung zu Stammfettsucht		
Verringerte Infektresistenz		
Hemmung mesenchymaler Reaktionen		
Polycythämie		
Vermehrte Ausscheidung von 11-Oxysteroiden		

Tab. 2. Folgen vermehrter Corticoidbildung

menhänge, die beispielsweise für die Vorgänge des Alterns, wie ich (31) vor einiger Zeit einmal ausgeführt habe, Bedeutung besitzen. Somit kann eine richtige Beurteilung dieser Beziehungen sehr dazu beitragen, das biologische Alter des Individuums richtig zu schätzen. Bei Individuen mit Zeichen des Cushing--Syndroms wird man es u. a. nach dem Vitalitätsgrad, nach der Beschaffenheit des Gefäßsystems, des Skeletts, der Haut oft höher bewerten müssen, als den Jahren entspricht.

Obgleich die Symptomatologie des *Cushing-Syndroms* so ausschlaggebend durch die vermehrte Bildung der Nebennierenrindenhormone bestimmt wird, so ist die primäre Erkrankung offenbar nur selten in dieser Drüse zu suchen, etwa bei einem von dort ausgehenden Carcinom. HEINBECKER und Mitarbeiter (32) fanden dieses dann sogar doppelseitig entwickelt. Bei Adenomen als Ursache ist die Frage, ob sie autochthon entstanden sind oder nur statt einer Hypertrophie eine Neigung zur Adenombildung der Rinde unter der glandotropen Stimulation angenommen werden muß, meist nicht zu entscheiden. In der letzten Auflage des Gutachtenbuches schrieb REINWEIN (33), daß er keine Angabe über die Entstehung einer solchen Geschwulst nach einem Trauma gefunden habe. Dasselbe läßt sich auch heute sagen, wenn man das an den Nebennieren angreifende Trauma meint. Die vom Hypophysenzwischenhirnsystem bestimmte Ätiologie unter exogenen Einflüssen ist dagegen mehrfach überzeugend niedergelegt worden, wie später noch zu zeigen sein wird.

Für das *adrenogenitale Syndrom* gilt dasselbe. In den zahlreichen beschriebenen Fällen lassen sich keine überzeugenden Hinweise auf eine ausschließlich exogene Entstehungsweise finden. Vor allem in den während der Kindheit entstehenden derartigen Krankheitsbildern, die besonders eindrucksvoll sind, ist das konstitutionelle, oft mehr noch das in einem malignen Tumor liegende ursächliche Moment augenscheinlich. Im späteren Leben läßt sich die Auswirkung der endokrin beherrschten Lebensphasen, Pubertät, Gravidität, Klimakterium, häufig als manifestationsfördernd erkennen.

Nach einem klinischen Syndrom, das durch die vermehrte Wirksamkeit von Mineralocorticoiden zustandekommt, hat man lange Zeit gesucht. Erst in den letzten Jahren mit Entdeckung des Aldosterons (WETTSTEIN) ist hier eine gewisse Klärung erzielt worden. Man erkannte, daß es einen klinischen Symptomenkomplex gibt mit Muskelschwäche bis zu lähmungsartigen Zuständen, mit Hypertonie, Alkalose und tetanischen Phasen, die man auf einen Nebennierenrindentumor zurückführen konnte. Man hat dieses Bild nach dem Erstbeschreiber als CONN'*sches Syndrom* (34) bezeichnet. Neben einem solchen primären Aldosteronismus gibt es einen sekundären, bei dem ein erhöhter Wasseransatz besteht, entweder als allgemeine Ödembildung oder in Form von Ascites oder Anasarka. Bei beiden Störungen läßt sich die vermehrte Ausscheidung von Aldosteron im Harn nachweisen. Bemerkenswerterweise erfolgt die Absonderung dieses Wirkstoffes nicht durch eine hypophysäre Stimulation, etwa durch das ACTH, dessen Überschuß beim Morbus Cushing und beim adrenogenitalen Syndrom nachzuweisen ist, sondern hier findet man lediglich eine Abhängigkeit von dem extrazellulären Flüssigkeitsvolumen, von der Relation von Natrium und Kalium im Plasma. So groß die Bedeutung dieser Entdeckungen für die Analyse der Faktoren, die im Wasserhaushalt eine Rolle spielen, ist, so wenig dürften diese Zusammenhänge einstweilen Interesse in der Begutachtung finden.

Offenbar bestehen auch zwischen Nebennierenrinde und Schilddrüse antagonistische Wirkungen, da eine Thyreotoxikose die Auswirkung einer NNR-Überfunktion oder einer übermäßigen Cortisonzufuhr hemmen kann. So beschreiben BEVAN und THORNTON einen Fall, bei dem nach Strumaresektion ein Cushing-adrenogenitales-Syndrom auftrat, erst nach der Schilddrüsenoperation wurden die Symptome der bisher nicht manifesten NNR-Überfunktion deutlich.

Die Bedeutung dieser Nebennierenrindensyndrome liegt, was das Gutachterwesen betrifft, in ihren *Komplikationen*. Die Fraktur bei der Osteoporose, die Resistenzlosigkeit bei Infektionskrankheiten, bei der Tuberkulose, bei der Sepsis, in der Begünstigung diabetischer Stoffwechselstörungen, der Fettsucht, von Hochdruckkrankheiten mit all ihren Folgen. Falls nicht die bei der Besprechung der Hypophysenkrankheiten wiedergegebenen auslösenden Noxen vorliegen, kommt die Anerkennung des Zusammenhangs mit einem exogenen Schaden nicht in Frage, im Gegenteil, das Konstitutionelle dieser Störungen ist besonders zu betonen und gelegentlich als wesentliche Teilursache, etwa bei der Bewertung von Frakturen, zu berücksichtigen. So beschrieben beispielsweise OPPENHEIMER und Mitarbeiter (35), daß bei einem Morbus Cushing auf Grund eines Nebennierenrindenadenoms bei einer 26jährigen Frau vor der Operation zahlreiche Frakturen durch eine Osteoporose zustande kamen.

Für die *Beurteilung der Leistungsfähigkeit* sind aber nicht allein die *somatischen Veränderungen*, sondern *auch die psychischen* wesentlich. Letztere können ausgesprochen schizoiden Charakter haben, auch treten schwere Depressionen auf, nicht selten mit Selbstmordgedanken. Manische Phasen sind weniger zu beobachten. ZONDEK (36) hebt auch eine Neigung zur Epilepsie hervor. Bei ihm findet sich übrigens eine eingehende Darstellung über die Vielgestaltigkeit dieser Syndrome.

Abschließend wäre noch zu erwähnen, daß das Vorhandensein von Nebennierenrindenadenomen keineswegs den Rückschluß auf eine Überfunktion dieser Drüsen gestattet (DIETRICH und SIEGMUND). Sie finden sich nicht selten bei völlig normalem klinischen Befund, sie können sich auch dann maligne entwickeln.

Nebennierenmark
(Phäochromocytom, Paragangliom)

Seitdem ROGOFF und STEWART (37) im Tierversuch zeigen konnten, daß die Zerstörung der Nebennierenrinde schnell zum Tode führt, die des Markes aber gut überstanden wird, ist entschieden, daß letzteres für die bei Verlust dieser paarig vorhandenen Drüsen auftretenden Störungen nicht von entscheidender Bedeutung ist. Klinische Erfahrungen am Menschen sprechen im gleichen Sinne. Auch wenn man den hier gebildeten Wirkstoffen Adrenalin und Noradrenalin eine Beteiligung an der Regulation des Blutdruckes und des Kh-Stoffwechsels nicht absprechen kann, so handelt es sich hier offenbar nur um *zusätzliche Funktionen.* Immer noch charakterisiert die von CANNON dem Nebennierenmark zugesprochene „Notfallsfunktion" am besten ihre Stellung unter natürlichen Bedingungen. Das Zusammenspiel mit dem Sympathikus ist dabei besonders eng. Emotionen, besonders Schreckerlebnisse, aber auch körperliche Anstrengungen, Abkühlungen oder verschiedenartige blutdrucksenkende Einwirkungen, können den Tonus beider beträchtlich steigern.

Einen isolierten *Verlust des Nebennierenmarks* beim Menschen kennt die Klinik nicht. Damit geht die Besprechung der Frage, welche Folgen eine zu ihrer Unterfunktion führende Schädigung haben könnte, in der von Morbus Addison und Addisonismus auf.

Ganz anders liegen die Verhältnisse bei dem *Überfunktionssyndrom des Nebennierenmarks.* Die Häufigkeit seines Vorkommens hat man erst in den letzten Jahren erkannt. Die Tatsache, daß die anfangs genannten Wirkstoffe nicht allein im Nebennierenmark, besser ausgedrückt, in von hier ausgehenden Phäochromocytomen im Übermaß gebildet werden, sondern ebenso, wenn auch in anderer gegenseitiger Verteilung, in den dem Sympathikus angelagerten Paragangliomen, unterstreicht noch einmal die funktionelle Einheit des Nebennierenmarks mit dem neurovegetativen System, nämlich mit dem Sympathikus.

Diese meist gutartigen Tumoren können in *drei,* auch gutachterlich ganz verschieden zu bewertenden *Erscheinungsformen* (PEIPER und Mitarbeiter [38]) auftreten:

1. asymptomatisch (Zufallsbefund bei Bauchoperationen, Rö-Untersuchungen und Autopsien).
2. als sogenanntes adreno-sympathisches Syndrom, das klinisch mit Blutdruckkrisen einhergeht, bei normalem oder erhöhtem Ausgangsdruck im arteriellen System,
3. als von hier ausgelöstes Hochdrucksyndrom, das naturgemäß besonders leicht in seiner Ätiologie verkannt wird (SPÜHLER, WALTHER und BRUNNER (39), PEIPER (38), SOWRY [40]).

SMITHWICK und Mitarbeiter (41) fanden bei 1700 Sympathektomien wegen Hypertension in 0,5% der Fälle Nebennierenmarktumoren. Geschwülste des chromaffinen Gewebes besitzen also in der Pathogenese der nicht renalen Hypertonie eine nicht zu vernachlässigende Bedeutung. Vor allen Dingen aber kann das Auftreten von Blutdruckkrisen nicht allein zur Leistungsminderung, sondern zu einer Bedrohung führen. In der *vegetativen Trias der Blutdruckkrise* (SACK [42]) finden sich:

1. plötzlich einsetzender Anfall von Hypertonus mit Tachy- oder Bradykardie, Halsvenenstauung, Kollaps, Blaßwerden, Zittern, Frieren, Schweißausbruch bis zu zerebralen Störungen und Krampfzuständen,
2. Hyperglykämie und transitorische Glucosurie,
3. eine Leukozytose.

Eine wirkliche Beeinträchtigung stellen nur die Auswirkungen auf den Kreislauf dar. Der Störfaktor im Kh-Stoffwechsel führt allerdings nicht selten zu auch in den Zwischenzeiten nachweisbaren diabetischen Stoffwechselsituationen leichteren Grades (ZINTEL und BOTTLIE [43]), wie etwa in dem von BROGLIE (44) beschriebenen Fall. Sie verringern nicht die Erwerbsfähigkeit, da sie von alimentären Einflüssen meist unabhängig sind und die Kh-Bilanz nicht gefährdet wird.

In der Zwischenzeit lassen sich sonst im allgemeinen keinerlei Erscheinungen nachweisen, wenn nicht das Blutdruckniveau erhöht ist. Erst die Provokation von Krisen durch tiefe Massage der Nierengegend (KALK [45]), durch Hyperventilation oder den Karotisdruckversuch, durch Applikation von Kälteeinflüssen, von Histamin oder Mecholyl (HORTON und ROTH [46]) kann dazu führen. Diese Methoden sind nicht ungefährlich. Unbeabsichtigte gleichartige Belastungen, Stoß oder Druck auf die Tumorgegend wie auch physikalische, zur Histaminausschüttung führende Reize könnten natürlich ebensogut einen Anfall auslösen; theoretisch wären also auch im Alltag mögliche Geschehnisse geeignet, derartige Krisen mit all ihren Folgen zu erzeugen. Damit entsteht die Möglichkeit, daß sich, wenigstens in diesem Sinne, auch eine Begutachtung mit der Zusammenhangsfrage auseinanderzusetzen hat. Bei Durchsicht des Schrifttums habe ich aber keine derartige Beobachtung finden können. Auch Alkohol, Kälte, Hunger (BLACKLOCK [47]), psychische Alterationen (WALTON [48]), körperliche Anstrengungen (PEIPER und Mitarbeiter), Menses und Partus (PEIPER), vor allem aber die hormonelle Stimulation im letzten Drittel der Schwangerschaft (WALLACE und MCCRARY [49], MALONEY [50], BROWEN und GRANDLIN [51], PEIPER, FRASER, TURNER und BAND [52]) können anfallsauslösend wirken und wären dementsprechend zu berücksichtigen.

Phäochromocytome und Paragangliome sind ausgesprochen anlagemäßig bedingte Tumoren, so daß das *endogene Moment für den Krankheitszustand entscheidend* ist. Von einem solchen wird man besonders dann sprechen können, wenn die Anfälle sehr schwer sind oder wenn sie sich besonders häufen. Das gleichzeitige Vorkommen einer Neurofibromatose (BERKHEISER und RAPPOPORT [53], BOQUIN, DAUPHIN und AUVIGNE [54], MINNO und Mitarbeiter [55]) sowie der v. HIPPEL-LINDAUschen Angiomatose (KÄGI und LANGMANN [56]) bestätigt ihre genbedingte Entstehung ebenso wie familiäres Auftreten (CALKINS und HOWARD [57], LOHMANN [58] u. a.).

Weiterhin ist ein innersekretorisch-vegetativer Zusammenhang zwischen Phäochromocytom und Ulcuskrankheit behauptet worden (MANDL [59], BOQUIN u. Mitarbeiter [54]), wie überhaupt bei diesem vegetativ und endokrin beeinflußten, sehr labilen Organ (MANDL) exogene, irgendwo das Vegetativum stimulierende Reize manifestationsfördernde Wirkungen haben können, die gutachterlich entsprechend als Teilursache abzugrenzen wären. Die damit verknüpfte Erwerbsminderung läßt sich durch operative Entfernung des Tumors, die möglichst früh erfolgen sollte, beseitigen. Demgemäß wäre es wünschenswert, daß die von SACK aufgestellte Forderung, jeden Hypertoniker auf das Vorhandensein eines Phäochromocytoms zu testen, mehr Beachtung finden würde. Unklare Beschwerden wie mehr oder weniger ausgeprägte abdominelle Krisen mit Druckgefühl in der Nierengegend oder im Oberbauch und gleichzeitiger Hemmung der Diurese, wie sie bei symptomarmen Phäochromocytomen vorkommen können (MANDL), sollten die Diagnostik auch in diese Richtung lenken. Ferner ist bei einem durch das Phäochromocytom verursachten Dauerhochdruck (ROTHAUGE [60]) oder im Anfall (MANDL) der Blutkaliumspiegel erhöht bei normalem Calciumgehalt, wodurch es zu tetanischen Anfällen kommen kann. Gelegentlich wird sich so eine sogenannte normocalcämische Tetanie in ihrer Ätiologie klären lassen. FREYSCHMIDT (61) aus meiner Klinik hat vor kurzem die diagnostischen Verfahren für die Erkennung eines Phäochromocytoms bezüglich ihrer Zuverlässigkeit und Gefahrlosigkeit einer kritischen Sichtung unterzogen. Es sollte nicht mehr vorkommen, daß nur aus äußeren Gründen nicht alle Maßnahmen angewandt werden, diese Diagnose zu sichern.

Die Adrenalinausschüttung nach Nikotin und Kohlenoxyd ist flüchtig, sie verläuft nicht über die physiologische Breite hinaus. Sie geht gegebenenfalls im Bilde dieser Intoxikationen auf.

Überdosierung von NNR-Hormonen und ihre Folgen

Jede endokrine Therapie, sei es, daß es sich um den Ausgleich eines endogen verursachten Defizits an Wirkstoffen handelt, sei es, daß die Überfunktion einer Drüse oder die eines Adenoms oder Carcinoms gehemmt werden soll, stellt für den Organismus eine überaus eingreifende Maßnahme dar. Während man sich bei operativen Maßnahmen zum Ausgleich einer gestörten Regulation immer der Größe des Eingriffes bewußt sein wird, ist das bei der Hormontherapie oft nicht der Fall. Die Bewertung von Fehlern wird daher häufig auch unterschiedlich erfolgen, ungerechterweise wird man sie dem Chirurgen leichter nachsagen als dem Internisten. Beide haben die Aufgabe, den Stand der hormonalen Regulation richtig zu begrenzen. Auch mit der Hormontherapie können langanhaltende Schäden erzeugt werden, die manchmal weder dem Patienten noch seiner Umgebung, nicht einmal dem Arzt bewußt werden. Nicht allein, daß während der Zeit der Applikation dieser Substanzen eine Schädigung des Organismus möglich ist, es kann zu einer weitgehenden Umstellung des gesamten Endokriniums kommen, also zu einer Auswirkung, die derjenige, der sein Augenmerk mehr oder weniger auf die Behandlung eines erkrankten Organs gerichtet hatte, gar nicht erwartete. Daß solche Folgen bisher relativ wenig Beachtung gefunden haben, liegt vor allen Dingen daran, daß sie sich langsam einstellen und meist in ihrem Ausmaß nicht so beträchtlich zu sein pflegen. Ganz anders als die Auswirkungen einer Anwendung der meisten Hormone können die von Substanzen der Nebennierenrinde sein, vor allem wenn sie der Reihe der Glucocorticoide angehören.

Die Indikation für diese überaus differenten Stoffe beschränkt sich ja nicht allein auf den Ausgleich eines Hormonmangels oder die Dämpfung einer etwa beim adrenogenitalen Syndrom vorhandenen NNR-Überfunktion, sie erstreckt sich in viel höherem Maße in der allgemeinen Praxis auf die Beeinflussung mesenchymaler Reaktionen, in der Therapie von Arthritiden, von allergischen Krankheiten, von bestimmten hyperergischen Entzündungsformen und von bestimmten hämatologischen Krankheiten. Man könnte noch manche andere Indikationen ähnlicher Art nennen.

Die Gefahr der Überdosierung wird schon dadurch deutlich, daß bei einer Dosierung, wie sie vielfach angewendet wird, in einigen Wochen schon die klinische Symptomatologie eines Glucocorticoidismus künstlich ausgelöst werden kann, d. h. also die Erzeugung von Symptomen des Morbus Cushing. Nach dem, was über diesen vorhin geschrieben wurde, wird einem bewußt, welch ungeheuerer Eingriff auf diese Weise im Organismus durchgeführt wird. Dessen sollte man sich immer bei einer derartigen Behandlung bewußt sein. Eine Schwierigkeit, die die Überdosierung besonders begünstigt, liegt noch darin, daß die Ansprechbarkeit des Individuums auf diese Wirkstoffe außerordentlich unterschiedlich ist. Eine Menge, die bei manchen Menschen ohne einen endokrinologisch faßbaren Effekt verabreicht werden kann, ruft bei anderen schon die genannte Umgestaltung hervor.

Das Auftreten von Symptomen des Cushing-Typs läßt darauf schließen, daß für dieses Individuum zu hohe Dosen gegeben wurden. Für die Bewertung des Grades der Beeinträchtigung ist es dabei wichtig, ob bereits eine diabetische Stoffwechselsituation nachweisbar wird, wie beträchtlich der Fettansatz ist, wie weit Auswirkungen auf die Funktion anderer endokriner Drüsen eingetreten sind, etwa auf den menstruellen Zyklus oder das Auftreten eines kosmetisch zu bewertenden Hirsutismus. Unmittelbare Gefahren können dadurch zustandekommen, daß eine Änderung der Abwehrsituation des Organismus erzeugt wurde, daß eine Resistenzlosigkeit entstanden ist. Sie besteht dann eigentlich gegenüber allen Infektionen. Die größte praktische Bedeutung hat sie allerdings für die schleichend verlaufenden chronischen Infektionskrankheiten. Hier ist in erster Linie die Tuberkulose zu nennen. Unter dem Einfluß dieser Wirkstoffe kann man erleben, wie eine durchaus inaktiv erscheinende Lungenaffektion wieder aktiv wird. Sowohl lymphogen wie auch hämatogen können Streuungen zustandekommen, die Resistenzlosigkeit des Individuums kann Ursache einer generalisierten Ausbreitung bis zur Tuberkulo-Sepsis werden. Für einen solchen Verlauf ist eigentlich nicht das Vorhandensein von Tuberkelbazillen im Organismus entscheidend, sondern die durch die künstliche Verabreichung von Cortison, von Cortisol oder von anderen hier einzuordnenden Derivaten dieser Stoffe bewirkte Resistenzminderung, die das Gleichgewicht zwischen Erreger und Organismus aufgehoben hat. Einer derartigen Therapie muß also immer die Suche einer aktiven oder latenten Tbc-Krankheit vorausgehen. Ein florider Prozeß wird sie bis auf besondere, vor allem granulomatöse Formen, verbieten. Bei Bekanntsein einer früher durchgemachten Tuberkulose ist die Unterlassung einer gleichzeitigen tuberkulostatischen Behandlung ebenso fehlerhaft wie die Auslassung einer antibiotischen Behandlung, wenn Infektionsprozesse anderer Art bestehen, erscheinen sie auch noch so wenig aktiv, beispielsweise an den Nebenhöhlen, an der Gallenblase oder an den Unterleibsorganen.

In ähnlich ernste Situationen kann diese Therapie einen Patienten bringen, der konstitutionell zur Ulcuskrankheit neigt. Man kann erleben, daß sich in wenigen Stunden oder Tagen Ulcera entwickeln. In meiner Klinik wurde eine Patientin aufgenommen, bei der Prednison wegen diffuser Sklerodermie gegeben war und bei der das Auftreten von 7 Ulcera zu einer nicht zu beherrschenden Blutung und zum sehr schnellen Exitus führte (PICKERT [62]). Diese Wirkstoffe begünstigen nicht allein das Auftreten von Geschwüren, ihre schnelle Entstehung läßt die schwer beherrschbaren Blutungen verstehen, ebenso die Neigung zu reaktionsarmen Perforationen. In ähnlicher Weise können sich auch Ulcerationen und Perforationen im unteren Bereich des Intestinaltraktes entwickeln.

Weiterhin ist für Fragen der gutachterlichen Bewertung noch die Beeinflussung der Knochengrundsubstanz, wie sie durch die Glucocorticoide erfolgt, von besonderem Interesse. Vom Morbus Cushing ist ja allgemein bekannt, daß bei diesem fast immer eine Osteoporose besteht. Eine solche läßt sich auch durch die künstliche Anwendung dieser Wirkstoffe erzeugen. Schon in jener Dosierung, die etwa bei der chronischen Arthritis oder beim Asthma bronchiale gebräuchlich ist, kann es zur Entstehung von osteoporotischen Skelettumformungen kommen. Das zeigt besonders eindrucksvoll die Arbeit von DE SÈZE, HUBAULT und RENIER (63), nach der Frakturen mit den verschiedensten Lokalisationen aufgetreten waren. Hierbei, wie überhaupt in der Beurteilung der später noch zusammenfassend zu besprechenden Osteopathien, ist es wesentlich, zu beachten, daß diesen meist mehrere ursächliche Faktoren zugrunde liegen. Es kommt darauf an, die wesentlichsten herauszufinden, wie sie hier fraglos in der genannten Therapie gegeben sind. Was ihre Bewertung anlangt, so sei auf die spätere Darstellung und die der „Osteoporose als Krankheitsgeschehen" in meiner mit SCHMITT-ROHDE (64) gemeinsamen Abhandlung in den Ergebnissen der inneren Medizin hingewiesen.

Daß erst bestimmte Voraussetzungen Vorbedingung zur Krankheit sind, gilt vor allem auch für die Bewertung eines auf diese Weise ausgelösten Diabetes, einer Fettsucht oder einer Hypertonie. Immerhin zeigen diese wenigen Hinweise schon, wie wesentlich es ist, in der Beurteilung von Zusammenhangsfragen nach Durchführung einer solchen Behandlung immer dazu Stellung zu nehmen, ob die Krankheitsentstehung auf irgendwelche, schon vorher vorhandene, aber erst später nachgewiesene Veränderungen bezogen werden kann oder muß. Eine Therapie, die bei falscher Durchführung solche Folgen haben kann, verlangt Vorkenntnisse und Erfahrungen. Sie ist in ihrer ganzen Tragweite etwa der eines chirurgischen Eingriffes gleichzusetzen, bei dem ja niemand darüber im Zweifel sein wird, daß derartige Forderungen gestellt werden müssen.

Im allgemeinen nicht so schwerwiegend, aber auch nicht zu vernachlässigen sind die Folgen einer Überdosierung von Substanzen, die der Reihe der Mineralocorticoide zuzurechnen sind. Auch hier gilt, daß die Ansprechbarkeit des Einzelnen außerordentlich verschieden ist. Dosen, die von dem einen beschwerdefrei vertragen werden, können beim anderen zum pathologischen, universellen, in gewissem Maße auch von statischen Einflüssen abhängigen Wasseransatz führen, zu Hypertonie und erheblicher allgemeiner Beeinträchtigung. Symptome, die im übrigen auch einigen wohl ähnlich wirkenden Pharmaka anhaften, wie dem Irgapyrin oder dem Butazolidin. Immer ist es dann notwendig, den Patienten auf die Entwicklung derartiger Nebenwirkungen aufmerksam zu machen und ihn aufzufordern, die Behandlung schon von sich aus zu unterbrechen. Solche iatrogen erzeugten Schäden lassen sich vermeiden, sie rechtfertigen nicht bei entsprechender Indikation die Auslassung so wirkungsvoller Maßnahmen. Aber die Möglichkeit ihres Vorkommens verlangt die besondere Aufmerksamkeit von Arzt und Patient. Bei rechtzeitiger Absetzung ist nicht mit Dauerschäden zu rechnen.

Schrifttum

1. Bartelheimer, H.: Dtsch. med. J. *1953,* 5 — *2. Stern, R.:* Traumatische Entstehung innerer Krankheiten. Jena 1930 — *3. Fünfgeld, E.:* in: Hdb. d. ärztl. Begutachtung. Hrsg. Fischer-Weichbrodt-Molineus. Leipzig *1931,* 2 — *4. Reinwein, H.:* in: Fischer-Molineus, Das ärztl. Gutachten im Versicherungswesen. Leipzig 1939 — *5. Guttman, P. A.:* Arch. Path. (Amer.) 1930, 10, 742 — *6. Hoff, F.:* Klin. Physiol. u. Path. Stuttgart 1950 — *7. Kappert, A.:* Klin. Wschr. *1947,* 769 — *8. Grailly, de R., H. Leger, Laborie et Vinet:* Bull et Mém. Soc. méd. Hôp. Paris, Ser. 4, 69, 933 (1953) — *9. Charvát, J.:* Rev. Czechoslov. Med. 2, 216 (1956) — *10. Bartelheimer, H.:* Röntgen-Laborat. praxis *1953,* 197 — *11. Heller, E. L.:* Arch. Path. (Amer.) *49,* 601 (1950) — *12. Chakrabarti, B. and S. Banerjee:* Indian J. Med. Res. *44,* 211 (1956) — *13. Betz, H.:* Rev. méd. Liège *7,* 665 (1952) — *14. Demirag, B.:* Ann. paediatr. 1947, 169, 65 — *15. Wells, H. G.:* J. Amer. Med. Ass. 1937, 109, 490 — *16. Bergstermann, H.:* Slg. Vergiftungsf. 1952, 14, 72 — *17. Gennes, L. De, Brigaire, H. et Buge, A.:* Presse méd. 1952, 1355 — *18. Frada, G. und G. Mentesana:* Medicina (Parma) *4,* 549 (1954) — *19. Marschal:* zit. nach Justin-Besançon, H. D. Klotz et H. Sikorow, Bull. Soc. méd. hôp. Paris 67, 578 (1951) — *20. McIntyre, J. H. and J. B. Lovell-Smith:* N. Zealand Med. J. 1952, 51, 234 — *21. Stolte, L. A. M. und A. J. J. G. Nugens:* Acta endocr. (K'hven) *1951,* 289 — *22. Stange, H. H.:* Berliner med. Zschr. *1950,* 665 — *23. Bartelheimer, H.:* Zschr. Klin. Med. 146, 480 (1950) — *24. Rosenthal, F. D. and F. Lees:* Lancet *1957* I, 665 — *25. Brent, F.:* Amer. J. Surg. 1950, 79, 645 — *26. O'Sullivan, D.:* J. Irish Med. Assoc. *35,* 315 (1954) — *27. Elert, R.:* Klin. Wschr. *1940,* 49 — *28. Boyd, W.:* J. Laborat. Clin. Med. 1918, 4, 133 — *29. Curschmann, H.:* Med. Klin. *1941,* 409 — *30. Meyeringh, H.:* Sammlg. versorgungs- u. gerichtsärztl. Gutachten. Stuttgart 1952 — *31. Bartelheimer, H.:* Med. Klinik *1954,* 245 — *32. Heinbecker, P. and M. Pfeiffenberger jr.:* Amer. J. Med. 1950, 9, 3 — *33. Reinwein, H.:* in: Fischer-Molineus, Das ärztl. Gutachten im Versicherungswesen. Leipzig 1939, 2, 665 — *34. Conn, J. W.:* J. Labor. a. Clin. Med. *45,* 661 (1955) — *35. Oppenheimer, G. D., I. L. Gabrilove, M. Voltera and H. A. Lear:* J. Urol. 1952, 68, 547 — *36. Zondek, H.:* Die Krankheiten der inneren Drüsen. Basel 1953 — *37. Rogoff, I. M. and G. N. Stewart:* Amer. J. Physiol. 1926, 78, 683, 711 — *38. Peiper, H., H. J. Peiper und H. Spitzbarth:* Dtsch. med. Wschr. *1953,* 78, 253, 296 — *39. Spühler, O., H. Walther und W. Brunner:* Schweiz. med. Wschr. *1949,* 357 — *40. Sowry, G. S. C.:* Proc. Roy. Soc. Med. *49,* 117 (1956) — *41. Smithwick, R. H., W. E. R. Greer, C. W. Robertson and R. N. Wilkins:* New England J. Med. 1950, 242, 252 — *42. Sack, H.:* Das Phaeochromocytom. Stuttgart 1951 — 43. Zintel, H. A. *and R. Bottlie:* Surgery (St. Louis) *39,* 270 (1956) — *44. Broglie, M.:* Ärztl. Wschr. *1953,* 523 — *45. Kalk, H.:* Klin. Wschr. *1934,* 1, 613 — *46. Horton, B. T. und J. M. Roth:* Arch. exper. Path. Pharmak. *204,* 228 (1947) — *47. Blacklock, J. W. S.:* J. Path. Bact. 1934, 39, 27 — *48. Walton, J. W.:* Lancet 1950, 1, 438 — *49. Wallace, L. and J. D. McCrary:* J. Amer. Med. Ass. *157,* 1004 (1955) — *50. Maloney, J. M.:* New England J. Med. *253,* 242 (1955) — *51. Browen, W. C. and E. F. Grandlin: Amer.* J. Obstetr. *59,* 378 (1950) — *52. Fraser, H. R. L., R. W. Turner and D. Band:* Brit. J. Urol. 27, 272 (1955) — *53. Berkheiser, S. W. and A. E. Rappoport:* Amer. J. Clin. Path. 1951, 21, 657 — *54. Boquin, Dauphin et Auvigne:* Bull. et Mem. Soc. méd. Hôp. Paris, Ser. 4, *71,* 1100 (1955) — *55. Minno, A. M., W. A. Bennet and W. F. Kvate:* New England J. Med. *251,* 959 (1954) — *56. Kägi J. und H. Langmann:* Schweiz. Med. Wschr. *1955,* 402 — *57. Calkins, E. and J. E. Howard:* J. Clin. Endocr. 1947, 7, 475 — *58. Lohmann, V.:* Dtsch. med. Wschr. *1950,* 138 — *59. Mandl, W.:* Wien. med. Wschr. *1955,* 516 — *60. Rothauge, C. F.:* Ärztl. Wschr. *1955,* 1159 — *61. Freyschmidt, P.:* Medizinische *1956,* 1753 — *62. Pickert, H.:* Ärztl. Wschr. *1956,* 328 — *63. Sèze, de S., A. Hubault und J. Cl. Renier:* Rev. Rheumat. *20,* 193 (1953) — *64. Bartelheimer, H. und J. M. Schmitt-Rohde:* Erg. inn. Med., N.F. 7, 454 (1956)

SEXUALDRÜSEN

Das Geschlecht wird schon bei der Befruchtung festgelegt. Die Entfaltung dieser *zygotischen Geschlechtlichkeit* aber erfolgt während des ganzen Lebens durch hormonale und durch mannigfache exogene Einflüsse. Später einsetzende Störungen können die Prägung des Individuums wesentlich verändern. Sie können bereits intrauterin vorkommen, zu allen Zeiten vermögen sie mehr oder weniger den Typ in weiblicher oder männlicher Hinsicht umzugestalten, sowohl in somatischer wie in psychischer Hinsicht. Dadurch gewinnen sie für die Beurteilung der Leistung und oft der Arbeitsfähigkeit des Einzelnen Bedeutung. Diese ändert sich ebenso, wenn es zu einer *Feminisierung des Mannes,* wie wenn es bei der *Frau zur Maskulinisierung* kommt, die im allgemeinen als Virilisierung bezeichnet wird. Dabei entsteht also eine Umwandlung der sekundären Geschlechtsmerkmale im weitesten Sinne. So kann es notwendig werden, das Geschlecht eines Individuums nicht nur nach dem Erscheinungsbild zu beurteilen, sondern die chromosomal entschiedene Zugehörigkeit zu bestimmen. Unsere Kenntnisse über diese hier nur kurz zu streifenden Probleme haben im Laufe der letzten Jahre eine wesentliche Vertiefung erfahren. Wir verweisen in diesem Zusammenhang auf die Darstellungen von Labhart (1) und Overzier (2) im deutschsprachigen Schrifttum, denen Einzelheiten entnommen werden müssen. Die chromosomale Geschlechtsbestimmung aus Zellkernen, die Hodenbiopsie und Hormonuntersuchungen sind mehr und mehr vervollkommnete Methoden geworden, die in Sonderfällen auch in Fragen der Begutachtung Anwendung finden sollten, wenn in somatischer und psychischer Hinsicht der Verdacht auf Störungen in diesem Bereich auftaucht. Heute wissen wir, daß die Sexualhormone für die Reifung zahlreicher Organsysteme entscheidende Bedeutung besitzen. Die männlichen Wirkstoffe fördern beispielsweise mehr den Aufbau und die Festigung des Skeletts oder der Muskulatur als die weiblichen. Entsprechend wird sich ihre Verringerung für den körperlich arbeitenden Mann unmittelbar ungünstig auswirken. Die Relation von Androgenen und Östrogenen verschiebt sich. Beide Geschlechter sind ja Träger beider Sexualhormone. Normalerweise findet sich im Urin der Frau $^{2}/_{3}$ der Androgenmenge, die in diesem beim Manne vorkommt. Bei ihm ist darin ungefähr die Hälfte der Menge an weiblichen Sexualhormonen enthalten wie bei der Frau (H. Zondek [3]). Dieses Verhältnis kann sich etwa bei der Feminisierung des Mannes mit Leberzirrhose oder mit lipophiler Dystrophie ändern, also infolge eines Eiweißmangels, der zu einer partiellen Leberfunktionsstörung führt.

Wright (4) hat behauptet, daß auch Homosexuelle Östrogene in größerer Menge ausscheiden. Sicher ist das nicht immer der Fall, aber manche von ihnen zeigen schon einen weiblichen Habitus oder das einer Frau mehr entsprechende Gehabe. Ein *Hermaphroditismus,* bei dem in verschiedenem, manchmal sogar wechselndem Ausmaß Merkmale beider Geschlechter zu finden sind, kann zu einer Entscheidung für das eine, gelegentlich später aber für das andere Geschlecht führen. Oft ist dann nicht allein der körperliche Befund leistungsmindernd, sondern ebenso die durch den Zustand des Zwitters gegebene psychische Belastung. Zu diesen Fragen haben sich kürzlich Philipp (5) und von Mikulicz-Radecki und Hammerstein (6) geäußert.

Erwähnung verdient in diesem Zusammenhang, um die Wirkung auch nur zeitweiliger großer Sexualhormondosen auf die Prägung zu veranschaulichen, der von Hoffmann, Overzier und Uhde (7) beobachtete Fall einer Patientin, die während der Schwangerschaft wegen Hautjuckens mit überaus hohen Hormondosen (65 mg Testosteron als Önanth-Säureester und 4 mg Östradiolvalerianat als „Primodian") behandelt worden war und später ein mit äußeren männlichen Merkmalen behaftetes Mädchen zur Welt gebracht hatte. Offenbar ist es hier auf hormonalem Wege zu einer foetalen Zwitterbildung gekommen.

Ein auf die verschiedenste Weise entstehender *Schaden* (Trauma, Entzündung, operative Entfernung) *an den Sexualdrüsen* kann zur Verminderung der Hormonbildung führen. Mehr oder weniger ausgeprägt kommt es dann zu einer Funktionsänderung im übrigen Endokrinium. Die Insuffizienz der Testes oder der Ovarien führt fast zwangsläufig zur vermehrten Produktion von Gonadotropinen. Dabei beschränkt sich die *Steigerung der Tätigkeit des Hypophysenvorderlappens* oft nicht allein auf die Mehrerzeugung dieser Wirkstoffe. Es entsteht eine Symptomatologie, die sich an die bekannten hypophysären Überfunktionssyndrome anlehnt, an die Akromegalie, an den zentral ausgelösten Morbus Cushing oder an das eine Mittelstellung einnehmende Morgagni-Syndrom. Die hierhergehörigen Veränderungen stellen einen wesentlichen Teil der krankhaften Abweichungen dar, die das Bild des Sexualdrüsenausfalls kennzeichnen. Besonders beim Mann läßt der *Frühkastrat an einen eosinophilen Pituitarismus, der Spätkastrat mehr an einen basophilen Pituitarismus denken,* ohne daß in der Regel das Vollsyndrom erreicht wird. Die gleichen Grundformen können bei der Frau in der *Menopause* in auffälligen Symptomen erkennbar werden. Hinzu kommt dann meist noch die Irritation des Neurovegetativums. *Diese sekundären endokrinen Umstellungen werden meist wichtiger als die direkte Auswirkung des Fehlens der Sexualhormone.*

Eine neuerdings viel beachtete Sonderform des hypergonadotropen Hypogonadismus ist das Klinefelter-Syndrom, dem pathologisch-anatomisch eine sklerosierende Tubulusdegeneration zugrunde liegt. Es ist durch mäßig eunuchoide Körperproportionen, nur wenig entwickelte männliche Geschlechtsmerkmale, kleine Testes, feminine Pubesbehaarung und in ausgeprägten Fällen durch eine Gynaekomastie gekennzeichnet.

Funktionsänderungen der Keimdrüsen können aber auch sekundär von übergeordneter Stelle aus, vom *Hypophysenzwischenhirnsystem,* erzeugt werden.

Wenn zu wenig Gonadotropine gebildet werden, bleibt bereits der Descensus der Testes unvollkommen, die Menarche tritt gar nicht oder verspätet ein. Die fehlende Reifung läßt einen Infantilismus entstehen. Man spricht dann gelegenlich im Gegensatz zu dem erstgenannten *hypergonadotropen Hypogonadismus* von einem *hypogonadotropen Hypogonadismus.* Durch die Bestimmung der Gonadotropine läßt sich also der Sitz der Störung erkennen. Die Störungsquelle kann auch schon höher, im Zwischenhirn, liegen. Die Klärung der ätiologischen Gesichtspunkte hat entsprechend diesen Erkenntnissen der eigentlichen Begutachtung vorauszugehen.

Eine Virilisierung oder eine Pubertas praecox findet zuweilen auch ihre Ursache in anderen Teilen des Zentralnervensystems, im *Ausfall der Zirbeldrüse,* in einem Prozeß am *Tuber cinereum* (Spatz und Driggs [8]), in einem *Hydrocephalus internus,* wobei ich (9) zeigen konnte, daß es zu einer symptomatologischen Anlehnung an den basophilen Pituitarismus kommen kann. Sie kann fernerhin Zeichen eines *Degenerationssyndroms*, etwa bei der polyostotischen Dysplasie (JAFFE-LICHTENSTEIN), sein. Besonders wichtig für die Virilisierung wird fernerhin eine vermehrte Ausscheidung in der Nebennierenrinde gebildeter androgener Corticoide. Sie ist so wesentlich, daß BOTELLA LLUSIA (10) diese als dritte Geschlechtsdrüse bezeichnet hat. Entsprechend lassen sich bei *Kastraten* noch Androgene im Urin nachweisen. Die hier erzeugten virilisierenden Wirkstoffe können beim adrenogenitalen Syndrom der Frau die weibliche Prägung völlig überdecken. Daß *Arrhenoblastome* und gelegentlich *Teratome* zum gleichen Effekt führen können, ist altbekannt. Sie dürften kaum einmal von äußeren Faktoren beeinflußt werden, so daß ein Hinweis auf diese differentialdiagnostische Möglichkeit genügt.

Wegen der beim *Adrenogenitalen Syndrom* oft erheblichen Beeinträchtigung der Leistungsfähigkeit und der fast unvermeidbaren psychischen Belastungen sowie der Erschwerung im Kontakt mit den Mitmenschen ist die Abgrenzung und differentialdiagnostische Klärung der verschiedenen Formen anzustreben. Insbesondere durch die Entwicklung der Bestimmungsmethoden von Corticosteroid-Gruppen im Harn ist heute die Möglichkeit gegeben, hereditäre Formen von den durch eine erworbene Hyperplasie der NNR sowie von den durch ein Adenom oder ein Carcinom verursachten Formen abzugrenzen (siehe HUSSLEIN und SCHÜLLER [11]). Ihre Unterscheidung vom Cushing-Syndrom ist meist schon klinisch leicht möglich, schwieriger kann die Abgrenzung von virilisierenden Ovarialtumoren, von dem Stein-Leventhal-Syndrom, das durch das große derbe Ovar mit Zyklusstörungen, Virilismus und Adipositas gekennzeichnet ist, sowie vom idiopathischen Hirsutismus sein.

Die Virilisierung der Frau und die Feminisierung des Mannes muß man als chronische Krankheitszustände bewerten, auch wenn sie in leichteren Graden den Trägern nicht immer als solche bewußt werden.

Ein Überblick über primäre und sekundäre Krankheiten der Sexualdrüsen kann sich hier auf einige für die Begutachtung wichtige Zustandsbilder beschränken. Oft bestimmen diese nur die Ausgangslage, eine andere Krankheit steht im Vordergrund. Auch dann ist sorgfältig zu prüfen, ob diese nicht doch ihre Begründung in der endokrinen Störung findet, bei einer Fettsucht, einer Hochdruckkrankheit, einer vorzeitigen Arteriosklerose oder Osteoporose zum Beispiel.

Männliches Geschlecht

1. Unterfunktion (Eunuchismus, Eunuchoidismus, Dystrophia adiposo-genitalis)

Beim *Kastraten oder Eunuchen* fehlt die Funktion der Keimdrüsen vollständig. Die Ursachen können in einem *angeborenen Defekt*, in entsprechenden *Verletzungen oder Verwundungen*, in *operativen Eingriffen bei der Tuberkulose* oder dem *Carcinom* liegen, ebenso aber auch in entzündlichen Erkrankungen, wie *Typhus*, *Bang*, *Lues*, *Malaria oder*

Orchitis bei Mumps (s. auch NIKOLOWSKI [12]). Letztere vermögen im allgemeinen nur zu einem *Hypogonadismus oder Eunuchoidismus* zu führen. Die je nach dem Zeitpunkt des Eintritts der Störungen zu beachtenden Unterschiede im Prävalieren der Wachstumstendenz oder der Neigung zum Fettansatz wurden bereits erwähnt. Libido und Potentia coeundi können besonders bei spät erfolgtem Beginn erhalten sein (JORES [13]). Was die Symptomatologie im einzelnen anlangt, sei auf die Darstellungen von REINWEIN (14) und LABHART [1] hingewiesen. Für die gutachterliche Bewertung (s. auch FÜNFGELD) sind die Adynamie, das Nachlassen der Spannkraft, vasomotorische Störungen, gelegentlich mit Schwindelanfällen, vor allen Dingen die Neigung zu Frakturen und zu rheumatoiden Beschwerden, auf Grund einer calcipriven Osteopathie, die so oft übersehen wird (BARTELHEIMER [15]), sowie die Begünstigung von Arthrosis und Arthritis, besonders wesentlich.

Noch kürzlich konnte ich bei einem solchen Manne mit ausgeprägtem Eunuchoidismus, der zudem noch eine Lagerzeit mit monatelangem Hungern durchgemacht hatte, eine in allen Vorgutachten übersehene erhebliche Entkalkung des Skeletts als Erklärung des „Rheumatismus" finden. Die röntgenologisch zu erweisende Osteoporose hatte zum Zusammenbruch mehrerer Wirbelkörper geführt. Es fand sich die typische Verkürzung des Stammes mit Bildung einer Querfalte im Oberbauch und Wurzelneuralgien. Der dumpfe Schmerz in den klopfempfindlichen Knochen war durchaus glaubhaft.

Nicht allein, daß man diesen Menschen oft unrecht tut, man versäumt die erfolgversprechende Behandlung, die begreiflicherweise um so erfolgreicher ist, je früher sie eingeleitet wird. Die Manifestation wird, wie hier durch Nahrungskarenz und ungewohnte körperliche Belastungen, oft auch durch chronische Enteritiden, Achylie und Pankreatitis sehr begünstigt. Die *Wertigkeit dieser Teilursachen* ist möglichst gegeneinander abzugrenzen. Der Grad der Erwerbsminderung liegt oft sehr hoch, besonders, da es sich nicht selten um ältere Menschen handelt, die ohnehin zur Involutionsosteoporose neigen.

REINWEIN schreibt, daß die *Lebensdauer der Kastraten* nicht verkürzt ist. Doch sind oft vorzeitige Alterungsvorgänge nachweisbar. Für die Arbeit in der Gemeinschaft sind die kaum fehlenden psychischen Änderungen besonders erschwerend, fehlende Initiative, Trägheit, vor allen Dingen aber Mißtrauen und querulatorisches Verhalten.

Bei Hypogonadismus infolge hypophysärer Insuffizienz, durch Atrophie oder durch Traumen des HVL verursacht, sind bei frühem Beginn auch noch Wachstumsstörungen vorhanden; hinzu kommen die Folgen der fehlenden Stimulation der übrigen peripheren Drüsen, Schilddrüse und Nebennierenrinde vor allem. Bei zeitweiligem oder dauerndem, manchmal schon von zentralen Einflüssen abhängigem Hypogonadismus resultieren Pubertas tarda oder Infantilismus. Die Grenze vom Normalen zum Pathologischen ist dann oft schwer festzulegen.

Bei der Dystrophia adiposo-genitalis etwa liegt die Ursache bereits im Zwischenhirn. Daß außer den chromophoben, von der Hypophyse ausgehenden Adenomen die verschiedenartigsten hier ansetzenden Schäden zu diesem Syndrom führen können, insbesondere auch Verwundungen und Kopftraumen, hat FÜNFGELD (16) schon in der vorletzten Auflage des Handbuches der Versicherungsmedizin an einer Reihe von Beobachtungen gezeigt. Von dieser Form muß die gutartige und sich meist im Verlauf der Reifung rückbildende Pubertätsform streng getrennt werden. Sie ist nicht selten familär nachweisbar und von exogenen Einwirkungen unabhängig (CURTIUS und SIEBECK, H. CURSCHMANN

[17]). Daß nach schweren Kopftraumen Libido und Potenz schwinden und es dadurch sogar zur Hodenatrophie kommen kann, haben REINWEIN und BRESGEN (18) hervorgehoben. Die Anerkennung des Zusammenhanges wird dann wesentlich durch den Nachweis der zeitlichen Aufeinanderfolge und die Schwere des Traumas mitbestimmt.

Mit welchen Entstehungsursachen eines Hypogonadismus man zu rechnen hat, auch wie ihre Häufigkeitsverteilung ist, zeigt am besten die folgende, aus der II. Med. Univ. Klinik Hamburg (Prof. Jores) stammende Tabelle, die NOWAKOWSKI, der solche Krankheitsbilder gesammelt hat, 1958 in seinem Berliner Vortrag zeigte. Daraus geht deutlich hervor, wie selten exogene Einflüsse dafür in Frage kommen.

Primärer Hypogonadismus	Zahl der Fälle	**Sekundärer Hypogonadismus**	Zahl der Fälle
Kastraten	4	Partielle gonadotrope HVL-Insuffizienz (idiopathisch)	27
Funktionelle präpuberale Kastration	10	Adrenogenitales u. adrenocorticales (= Cushing) Syndrom	5
Kryptorche (doppelseitig)	38	Hämochromatose	3
Klinefelter Syndrom	3	Hypophysentumoren	15
Aspermie und doppelseitige Hodenatrophie:		Hypophysennekrosen	2
Trauma	1	Hypothalamustumoren	3
Infektion	1	Querschnittsläsion	1
Dystrophische Myotonie	8		
Unbekannte Ätiologie	22		
	87		56

Tab. 3. Einordnung der in der II. Medizinischen Universitätsklinik Hamburg beobachteten Fälle von Hypogonadismus (NOWAKOWSKI)

Mit eindeutigen morphologischen Befunden hat STIEVE belegt, in welchem Ausmaß sich *psychische Reaktionen* auch im histologischen Bild des Hodens und in der Samenbildung auswirken. Die Änderung des Habitus ist allerdings meist nicht so eindrucksvoll. Sie ist dagegen bei jenen Menschen besonders ausgebildet, die lange Hungerzeiten durchmachen mußten. Kriegs- und Nachkriegsjahre haben uns das gesondert zu besprechende Bild der *lipophilen Dystrophie* vor Augen geführt, zu dem auch die Keimdrüsenunterwertigkeit gehört. Hierbei entstehen Potenzstörungen, femininer Fettansatz, weiblicher Behaarungstyp und entsprechende seelische Änderungen. Dabei wirkt sich der durch eine Leberfunktionsstörung verursachte mangelhafte Abbau des Follikelhormons abnorm in der Prägung aus. Die Östrogenausscheidung im Urin ist erhöht. Aber gleichzeitig besteht eine Atrophie der Testes, wodurch das Mißverhältnis zwischen weiblichen und männlichen Prägungsstoffen noch verstärkt wird. Auch eine Unterbrechung des Pubertätsverlaufes kann zustande kommen. BALDERMANN (19) berichtet, wie dieser bei einem Jungen nach 7-jährigem Kriegseinsatz verspätet mit Pubertätsakne usf. wieder in Gang gekommen sei.

In diesen Überblick gehört auch ein Wort zum *männlichen Klimakterium*, ein Begriff, der immer wieder einmal auftaucht. Ein derartiges sich regelmäßig einstellendes Klimakterium, in dem Sinne wie beim weiblichen Geschlecht, gibt es nicht. Die Keimdrüsen behalten ihre Funktion bis zum 70. Lebensjahr und bilden sich erst dann gleichzeitig mit der Nebennierenrinde zurück. Im allgemeinen kommt es also auch nicht zu einer so frühzeitigen Enthemmung der Hypophyse, wie sie für die weiblichen menopausischen Störungen bestimmend ist. Bei vorzeitigem Ausfall der gonadalen Hormonproduktion kann die Stimulation der Hypophyse mit vermehrter Gonadotropinausschüttung ein dem Klimakterium ähnliches Beschwerdebild erzeugen. Allerdings ist in diesen Fällen die

Sicherung der Diagnose durch den Nachweis des auch für eine solche endokrine Umstellung beim weiblichen Geschlecht typischen Anstiegs der FSH-Ausscheidung zu erbringen. Allzu leicht kann das Syndrom durch einen rein neurasthenisch bedingten Symptomenkomplex vorgetäuscht werden.

Störungen der Erektion und der *Potentia coeundi* sind ungemein häufig, oft psychisch, aber auch durch langdauernde, meist konsumierende Krankheiten verursacht. Bei organischen Nerven-, besonders Rückenmarkskrankheiten, dann vor allem beim Diabetes werden sie oft als quälend empfunden, ohne daß allerdings speziell darauf eine Erwerbsminderung bezogen werden kann. Dasselbe gilt für das Vorhandensein einer *Sterilität.*

Für Schädigungen der Keimdrüsen durch Röntgenstrahlen gilt generell das im Kapitel über die Unterfunktion der weiblichen Sexualdrüsen Gesagte. Die ersten als Bestrahlungsfolge auftretenden Veränderungen an den männlichen Geschlechtsorganen zeigen sich — jedoch erst unter höherer Dosierung — an den Spermien, während ihre Vorstufen, die Spermatogonien, überaus widerstandsfähig sind.

Der Verlust eines Hodens verursacht übrigens bei Intaktheit des zweiten keine innersekretorischen Störungen.

2. Überfunktion

Sie hat hier keinerlei praktisches Interesse. Die Tätigkeit der Leydigschen Zellen, auf die es für die Beurteilung der inkretorischen Leistung ankommt, ist nur bei extrem seltenen, von ihnen ausgehenden, ausschließlich im Kindesalter nachgewiesenen Tumoren gesteigert. Diese können benigne, in seltenen Fällen auch maligne sein, zuweilen mit abnormer Absonderung auch von Östrogenen (H. ZONDEK). Die zentrale Auslösung eines Hypergonadismus, etwa vom Tuber cinereum aus, ist ebenfalls eine ausgesprochene Rarität.

Hypersexualität unter endokrinen Einflüssen wurde gelegentlich im Beginn der Akromegalie beobachtet (OBERDISSE und TÖNNIS [20]).

3. Geschwulstbildung ohne Funktionsänderungen

Immer wieder wird die Entstehung von *Seminomen* oder *Chorionepitheliomen* mit einem Trauma, mit einer Hodenquetschung beispielsweise, in Zusammenhang gebracht (ROTH [21]). Oft macht erst das Trauma auf den Beginn aufmerksam. Einen solchen Zusammenhang muß man ablehnen, höchstens könnte sich ein derartiger Reiz im Sinne der Förderung der örtlichen oder metastatischen Progredienz auswirken.

Von besonderer Bedeutung ist jedoch der Zusammenhang zwischen Geschwulstentstehung und Kryptorchismus. Letzterer begünstigt offenbar die Neigung zur Tumorbildung, wie zahlreiche Hinweise aus dem Schrifttum erkennen lassen. Einer Zusammenstellung von ROBINSON und ENGLE über 7000 Fälle zufolge betrug der Anteil maligner Tumoren bei abdominalen Hoden 11%. Von anderen Autoren wurden Geschwulstbildungen bei retinierten Hoden 10- bis 50mal häufiger als bei normal gelegenen gesehen, so daß bereits vielfach die obligate Entfernung der nach der Pubertät nicht deszendierten Testes gefordert wird. Auch bei den erst operativ in das Skrotum verlagerten Hoden sollen Tumorbildungen häufiger sein.

Weibliches Geschlecht

1. Unterfunktion (Turner-Albright-Syndrom, Gonaden-Dysgenesie, Status nach Ovariektomie, Klimakterium, Amenorrhoe)

Im Gegensatz zu der charakteristischen Umformung des Habitus beim Ausfall der Keimdrüsen des Mannes kommt eine solche bei Fehlen der Ovarien nicht zustande. Eine Ausnahme macht lediglich die *angeborene Eierstocksaplasie*, die nicht so selten ist, wie man bisher annahm, besser gesagt, die Gonadenaplasie, die mit weiblicher Prägung einhergeht.

An der Kieler Universität habe ich eine Reihe solcher Frauen internistisch untersuchen können, bei denen der gynäkologische Befund von der Philippschen Klinik erhoben worden war. Nach amerikanischen Autoren, die sich um die Präzisierung dieses Krankheitszustandes besonders verdient gemacht haben, wird es meist Turner-Albright-Syndrom genannt. Erst durch Operation oder Endoskopie des Bauchraumes läßt sich die Agenesie von Ovarien mit Sicherheit darstellen. Da sich jetzt nachweisen ließ, daß häufig ein chromosomal männliches Geschlecht vorliegt, müßte man richtiger von einer Gonadenagenesie sprechen. Die weibliche Prägung erfolgt im intrafoetalen Leben, wohl durch die mütterlichen Wirkstoffe. Neben Amenorrhoe und infantilem Habitus bei mangelnder Ausbildung der sekundären Geschlechtszeichen ist ein Zwergwuchs solcher Individuen besonders kennzeichnend. Es fehlt natürlich der Zyklus. Gynäkologisch fällt die Hypoplasie des Genitales auf, im gesamten Status die von der Sexualfunktion abhängige ungenügende Reifung. Der Zwergwuchs ist allerdings nicht obligat. Das Vorkommen einer Osteoporose ist für die Auswirkung etwaiger Traumen bedeutungsvoll. Die Tatsache, daß überhaupt eine sekundäre Geschlechtsbehaarung besteht, bestätigt deren Abhängigkeit von der Nebennierenrindentätigkeit. Nicht selten finden sich *gleichzeitig Fehlbildungen*, kongenitale Herzfehler, Zahnanomalien usf. Im Gegensatz zum hypophysären Zwergwuchs ist eine sogar vermehrte Gonadotropinabsonderung im Urin vorhanden. Man könnte hier also von einem hypergonadotropen Hypogonadismus oder richtiger *Agonadismus* sprechen. Die mangelhafte Sexualfunktion beim hypophysären Zwerg oder bei der hypophysären Magersucht wäre demgegenüber ein *hypogonadotroper Hypogonadismus*. Bei der Ähnlichkeit solcher, die Leistungsfähigkeit für körperliche Arbeit sehr beeinträchtigenden Zwergwuchsformen erscheint eine solche Differenzierung nicht allein aus pathogenetischen, hier beachtenswerten, sondern vor allem aus therapeutischen Gründen wichtig. — Die Bestimmung der Gonadotropine erlaubt die Trennung der primären und der sekundären Amenorrhoe (Husslein [22]). Die heute immer mehr angestrebte Abgrenzung und Deutung der angeborenen und erworbenen Störungen der Gonadenentwicklung mit ihren verschiedenartigen klinischen Ausprägungsformen gewinnt immer mehr an Bedeutung. Es ist wichtig, in gutachterlichen Stellungnahmen bei diesen Krankheitssituationen zu einer möglichst klaren Differentialdiagnose zu kommen, überhaupt das Vorliegen einer solchen Störung zu erkennen. Durch den Ausfall der normalen Sexualhormonproduktion sind derartige Menschen meist erheblich in ihrer Leistungsfähigkeit gemindert, sehr häufig findet man eine stark ausgeprägte Osteoporose, eine weiche, wenig leistungsfähige Muskulatur und Klagen über allgemeine körperliche Schwäche. Auch die psychische Belastung solcher Individuen durch die vorliegende Störung muß berücksichtigt werden. Overzier (23) fordert eine funktionelle Betrachtungsweise dieser Gonadenstörungen, der er seine „Theorie der Initial- und Dauerinduktionswirkung der Gonaden“ zugrunde legt.

Von dem klinischen Bild des Turner-Albright-Syndroms ist ein Krankheitsbild abzugrenzen, bei dem der Sexualdrüsenausfall erst später, aber noch vor der Pubertät einsetzt, und das eine Symptomatologie aufweisen kann, wie man sie sonst beim Eunuchoidismus des männlichen Geschlechts trifft. Über eine eigene Beobachtung dieses seltenen Krankheitsbildes, bei dem eine schwere ausgeprägte Osteoporose im Vordergrund stand, haben wir kürzlich berichtet (BARTELHEIMER und SCHMITT-ROHDE [24]).

Eine besondere Schwierigkeit bilden Begutachtungsfragen, die mit radioaktiver und Röntgen-Strahlung zusammenhängen. Die Gonaden sind außerordentlich strahlensensibel. Die im Laufe der Zeit an die Keimdrüsen gebrachten Einzeldosen summieren sich und führen nach Beobachtungen im Tierexperiment zu einer Erhöhung der spontanen Mutationsrate. Gegenüber den nicht abgrenzbaren Schädigungen durch kleinere Strahlenmengen, etwa im Verlaufe einer unüberlegt ausgedehnten Röntgendiagnostik, kommen faßbare Veränderungen an den Keimdrüsen praktisch nur bei der Röntgen-Radiumtherapie der Unterleibsorgane zustande. In der Gravidität sind Schädigungen der Frucht nur während einer Bestrahlung innerhalb der ersten 3—4 Monate zu erwarten, wohingegen die Applikation auch höherer Strahlendosen in den folgenden Monaten anscheinend keinerlei schädigende Wirkung erkennen läßt.

Schließlich muß in diesem Zusammenhang noch auf die Möglichkeit der Entstehung von Fruchtschäden und damit verbundenen Mißbildungen vornehmlich durch Infektionskrankheiten — vorzugsweise Viruserkrankungen wie Röteln und Masern — während der ersten Schwangerschaftsmonate hingewiesen werden. Über diese Embryopathien hat besonders BAMATTER (25) berichtet.

Die künstliche *Entfernung der Ovarien* auf operativem Wege kann auch einmal Schadensfolge sein. Sie wirkt sich sehr unterschiedlich aus. In der Zeit des Klimakteriums entspricht das Gesamtbild im allgemeinen dem physiologischen Verhalten. Das würde bedeuten, daß der Verlust nicht zu entgelten wäre. Dasselbe ist in höherem Alter der Fall, wenn nicht örtliche Beschwerden eine andere Beurteilung rechtfertigen. Wird eine Kastration früher notwendig, also in der Zeit der Geschlechtsreife, so können beträchtliche Störungen auftreten. Teils sind diese endokriner Art, beherrscht durch die Enthemmung des Hypophysenzwischenhirnsystems mit entsprechender Entwicklung einer klinischen Symptomatologie, teils sind sie aber auch neurovegetativer Natur, dann oft außerordentlich quälend, mit Wallungen und aufsteigender Hitze, Schwindelzuständen, Kollapsneigung usf. Hier ist die Abhängigkeit vom Zwischenhirn wohl bestimmend. Die Schnelligkeit des Drüsenausfalls ist ebenso von Bedeutung wie ihr Ausmaß. Man wird ja immer versuchen, den Patientinnen einen Teil der Ovarien zu belassen. Aber selbst nach einseitiger Ovariektomie können, oft erst nach längerer Zeit, Amenorrhoe und andere Störungen auftreten (BECLERE [26]). Derartige Begutachtungen erfordern natürlich die Mitarbeit des Gynäkologen.

Das *Klimakterium* ist, wie schon gesagt wurde, ein physiologischer Zustand. Von einer Krankheit kann man erst sprechen, wenn es in seinem Gefolge zur Entwicklung eines Akromegaloidismus, eines basophilen Pituitarismus mit entsprechender Fettsucht oder Osteoporose, eines Morbus Basedow, eines Myxödems, einer Zuckerkrankheit, vor allem der recht häufigen, nicht renalen Hypertonie oder anderer tiefgreifender Störungen kommt, die sich besonders bei schon vorhandenen Krankheitszuständen auswirken (siehe HAUPTSTEIN [27]). Dann liegt eben ein *pathologisches Klimakterium* vor, *mit menopausischen oder postmenopausischen* Störungen, die sich oft erst lange, bis zu 10 Jahren nach Ausbleiben der Regel, ausprägen.

Das ist beachtenswert, da man auch dann noch die Zusammenhangsfrage mit dem Verlust der Sexualdrüsenfunktion bejahen muß. Die Umformung des Individuums kann sehr beträchtlich sein. Oft ist ein ausgeprägter Virilismus vorhanden, sehr häufig ein *Morgagni-Syndrom* (Hyperostosis frontalis interna, Obesitas und Virilismus), das HENSCHEN (28) vom Pathologisch-anatomischen aus näher analysiert hat. Auch vom klinisch-endokrinologischen Standpunkt aus konnte ich (29) zeigen, daß es ein vom Zwischenhirn sehr abhängiges Hypophysensyndrom darstellt, das zwischen Akromegalie und zentralem Morbus Cushing einzuordnen wäre. Die nicht selten Kopfschmerzen verursachende Hyperostosis frontalis interna ist so häufig, daß HENSCHEN sie als sekundäres weibliches Geschlechtsmerkmal bezeichnet hat. Manifestationsfördernd ist ohne Zweifel der Ausfall der Sexualdrüsen, auch wenn die am familären Vorkommen erkennbare konstitutionelle Bereitschaft Voraussetzung zu sein scheint und gelegentlich ein früheres Auftreten bei noch erhaltener Ovarialtätigkeit zustande kam. Eine traumatische Auslösung habe ich nie feststellen oder in der Literatur finden können.

Zu einem mehr oder weniger schnellen Rückgang der Ovarialfunktionen können die verschiedenartigsten Einflüsse führen (GUGGISBERG [30]), *Ernährungsstörungen, schwere Infektionen,* wie Diphtherie, Typhus, Tuberkulose, Maul- und Klauenseuche. *Vergiftungen* mit Metallen und Metalloiden sollen allein bei hoher Dosierung die Sexualorgane schädigen. Nikotin und Kokain haben nur eine geringe Wirkung. Schon der Morphiummißbrauch ist imstande, eine Amenorrhoe zu erzeugen. Bei *Encephalitis, multipler Sklerose* und *Atherosklerose* kann es über eine Zwischenhirnschädigung zu einer endgültigen Auslöschung des Ovarialzyklus kommen. Auch nach Abheilung der Encephalitis kann diese als Restsymptom bestehen bleiben.

Praktisch von außerordentlicher Bedeutung ist die Bewertung von *psychischen Belastungen* auf die Eierstockstätigkeit. Hierüber verdanken wir STIEVE (31) grundlegende Kenntnisse. STIEVE zeigte schon vor 30 Jahren, daß bei zum Tode Verurteilten, durch die Angst bedingt, eine völlige Atrophie von Ovarien oder Hoden eintreten kann. Später konnte er nachweisen, daß solche Veränderungen nur bei Patienten mit besonderer seelischer Robustheit ausbleiben. Sie waren schon nach kurzer Zeit, frühestens nach 39 Tagen, zu erkennen. Die Samenkanälchen von Männern ähnelten dann durch ihre Atrophie denen von 12- bis 13jährigen, also einem Stadium um die Pubertät. Obgleich die Nebennieren nicht wesentlich verändert waren, war die Scham- und Achselbehaarung fast ganz verschwunden. Die Ernährungsverhältnisse waren bei den von ihm Untersuchten die gleichen geblieben. Mit morphologischen Methoden ließ sich so ein tiefgreifender Einfluß seelischer Belastungen auf das Endokrinium zeigen.

Ein Beispiel für die *Auswirkung der Psyche* ist fernerhin die *eingebildete Schwangerschaft,* bei der nicht nur die Menses ausbleiben, sondern auch noch eine durch Tonusänderung im Bauchraum entstehende Vermehrung des Leibesumfanges zustande kommt. Besonders interessant sind Angaben von MARTIUS (32), der die Amenorrhoe weniger in Zeiten fand, in denen die Frauen Kriegseinwirkungen (Bombenangst) ausgesetzt waren, als etwa infolge einer Flucht, bei der eine im Unterbewußtsein bleibende Abwehrhaltung gegen die Vorgänge der Menstruation infolge Lagerunterbringung, Zusammenwohnens mit männlichen Personen, ausschlaggebend wurden, *Fluchtamenorrhoe.* Analog hat man auch die Amenorrhoe während des weiblichen Arbeitsdienstes erklärt. Besonders intensiv sollen sich übrigens Erdbebenkatastrophen auf den Zyklus auswirken (BRUSSILOWSKI, von HENTIG (33). PANSE meint, daß die mechanischen Erschütterungen dabei eine besondere, dem Luftangriff nicht im gleichen Maße eigentümliche Noxe darstellen. Auch Aborte seien bei letzteren nicht vermehrt aufgetreten, allerdings habe HEYNEMANN sie dann gelegentlich bei vegetativ besonders empfindlichen Frauen beobachtet. Wenn man bedenkt, daß wiederholte Angsterlebnisse zum Schwund der Ovarien mit Atrophie der Follikel führen, so erscheint es möglich, daß dadurch auch eine bleibende Sterilität entstehen kann. Man fand übrigens eine Zunahme der Ausscheidung von gonadotropem Hormon im Urin. Es ist eine altbekannte Tatsache, daß schon der Regelverlauf ein empfindlicher Indikator für Störungen des seelischen Gleichgewichtes ist. Dem Gynäkologen muß es überlassen bleiben, zu den einzelnen Fragen der Menstruation, der Dysmenorrhoe, der Gravidität, des Abortes und der Laktation Stellung zu nehmen.

2. Überfunktion

Ebenso wie beim männlichen Geschlecht sind Funktionssteigerungen der Keimdrüsen auch hier ohne praktische Bedeutung. In seltenen Fällen können *Granulosazelltumoren oder Thekazelltumoren* zu übermäßig feminisierenden Effekten führen, *Arrhenoblastome* zu maskulinisierenden Wirkungen. *Luteinzelltumoren* wirken sich teils in der einen, teils in der anderen Richtung aus. Eine Abhängigkeit von traumatischen Einflüssen dürfte grundsätzlich abzulehnen sein.

Während die medikamentöse Applikation männlicher Keimdrüsenhormone nicht zur Tumorbildung führen soll, ist eine derartige Wirkung für weibliche Keimdrüsenhormone mehrfach beschrieben worden. Insbesondere wird den Oestrogenen eine cancerogene Wirkung am Endometrium nachgesagt, der jedoch wahrscheinlich weniger eine spezifische tumorerzeugende Potenz als vielmehr der stimulierende Einfluß auf die Mitogenese zugrunde liegt.

Schrifttum

1. Labhart, A.: Klinik der inneren Sekretion. Berlin-Göttingen-Heidelberg 1957 — *2. Overzier, C.:* Acta endocrin. (Copenh.) *21,* 97 (1956) — *3. Zondek, H.:* Die Krankheiten der endokrinen Drüsen. Basel 1953 — *4. Wright. C. A.:* Med. Rec. *147,* 449 (1938) — *5. Philipp, E.:* Dtsch. Med. Wschr. *1953,* 1530; *1958,* 129 — *6. Mikulicz-Radecki, F. v.* und *J. Hammerstein:* Münch. Med. Wschr. *1958,* 464 u. 506 — *7. Hoffmann, E., C. Overzier und G. Uhde:* Geburtsh. u. Frauenheilk. *15,* 1061 (1955) — *8. Spatz, H. und M. Driggs:* Virchows Arch. path. Anat. *305,* 567 (1939) — *9. Bartelheimer, H.:* Wien. Arch. inn. Med. *38,* 17 u. 97 (1944) — *10. Botella Llusia:* Dtsch. med. J. *1953,* 10 — *11. Husslein, H. und E. Schüller:* Acta Endocrinologica *28,* 11 (1958) — *12. Nikolowski, W.:* Dtsch. med. Rdsch. *1950,* 85 — *13. Jores, A.:* Dtsch. med. J. *1953,* 294 — *14. Reinwein, H.:* Lehrb. d. inn. Med. Stuttgart *1952;* 1 — *Bartelheimer, H.:* Ärztl. Wschr. *1953,* 1137 — *16. Fünfgeld, E.:* in: Hdb. der ärztl. Begutachtg. Hrsg. H. Liniger, R. Weichbrodt u. A. W. Fischer, Leipzig 1931 — *17. Curschmann, H.:* Med. Klin. *1941,* 16 — *18. Bresgen, C.:* Zschr. klin. Med. *146,* 710 (1950) — *19. Baldermann, M.:* Münch. med. Wschr. 1951, 62 u. 2186 — *20. Oberdisse, K. und W. Tönnis:* Erg. inn. Med. *4,* 975 (1953) —*21. Roth, F.:* Zschr. Krebsforsch. *57,* 21 (1950) — *22. Husslein, H.:* Wien. med. Wschr. *1953,* 609 — *23. Overzier, C.:* Schweiz. Med. Wschr. *1957, 285;* Dtsch. Med. Wschr. *1958,* 648 — *24. Bartelheimer, H. und J. M. Schmitt-*

Rohde: „Osteoporose als Krankheitsgeschehen" in Erg. inn. Med. u. Kinderhlk., S. 454. Berlin-Göttingen-Heidelberg 1956 — *25. Bamatter, F. und M. Monnier:* Schweiz. Arch. Neurol. u. Psych. *77,* 250 (1956) — *26. Béclère, Ch.:* Praxis 1953, 42, 527 — *27. Hauptstein, P.:* Med. Klin. *1944,* 11/12 — *28. Henschen, F.:* Veröffentlichungen aus der Konst.- und Wehrpathol. Jena 1937 — *29. Bartelheimer, H.:* Dtsch. med. Wschr. *1939,* 1129 — *30. Guggisberg, H.:* Bull. Schweiz. Akad. med. Wiss. *5,* 170 — (1949) — *31. Stieve, H.:* Zschr. Sex. wiss. 2, 151 (1950) — *32. Martius, H.:* Dtsch. med. Wschr. *1946,* 81; *1947,* 470 — *33. Brussilowski:* zit. nach F. Panse, Angst und Schreck. Stuttgart 1952 — *Hentig:* zit. nach F. Panse, s. 33.

HYPOPHYSE

Ähnlich wie es bei den Nebennieren der Fall ist, sind auch hier eigentlich zwei endokrine Drüsen in einem Organ zusammengeschlossen, das dadurch noch eine besondere Stellung einnimmt, daß es mit dem Nervensystem, d. h. mit dem Zwischenhirn in unmittelbarem Kontakt steht. Eine nicht nur morphologisch, sondern auch funktionell enge Bindung vereinigt beide zum *Hypophysenzwischenhirnsystem.* Will man die Pathogenese hier ablaufender Krankheiten verstehen, so ist es unerläßlich, sich immer wieder diesen Zusammenhang zu vergegenwärtigen. Ihre Erkennung wird dadurch noch erschwert, daß sich Funktionsänderungen oft erst indirekt irgendwo im Organismus auswirken, sei es durch die mangelnde oder gesteigerte glandotrope Stimulation einer peripher gelegenen Inkretdrüse, sei es, daß etwa im Stoffwechsel oder im Blutdruckverhalten eine Änderung erzeugt wurde. Die hypophysären Syndrome sind daher besonders vielgestaltig, je nachdem, welche Teilstörungen miteinander verknüpft werden. Jedes dieser Krankheitsbilder erfordert eine ins einzelne gehende Analyse des gesamten Vegetativums. Häufig läßt sich erst dann erkennen, wo der Ausgangspunkt der Krankheit gesucht werden muß, welche schädigenden Einflüsse überhaupt in Frage kommen.

Nicht selten liegt der *Ausgang des endokrinen Syndroms in einer übergeordneten diencephalen Fehlsteuerung,* die sich begreiflicherweise besonders intensiv auf die Hypophyse und das periphere neurovegetative System überträgt.

Hier kann nicht ausführlich auf die Symptomatologie solcher Stammhirnsyndrome eingegangen werden. Die bekannte Monographie von VEIL und STURM (1) hat eine große hierhergehörige Kasuistik gesammelt. Trotzdem dürfte manche dieser Deutungen Widerspruch herausfordern, so, wenn z. B. auf die Bedeutung fokaltoxischer Einflüsse und auf nervöse Fernwirkungen, etwa bei Amputierten, zu großes Gewicht gelegt wurde. Stammhirnschäden durch Encephalitis verschiedenster Genese oder durch CO-Intoxikationen, auch durch elektrische Stromdurchgänge, findet man aber nicht selten bei sorgfältiger Prüfung in der Vorgeschichte von Menschen, bei denen später eine endokrine Krankheit, eine Fettsucht, ein Diabetes oder etwa ein Hypertonus leistungsmindernd wurde. Natürlich kommen auch geeignete Hirntraumen in Frage. Immer sollte jedoch der Nachweis erbracht werden, daß auch nach dem Ausfall von Funktionsproben tatsächlich ein Stammhirnschaden vorliegt. STURM (2) hat zur Sicherung eines solchen eine Reihe von Forderungen aufgestellt:

1. Nachweis neurologischer Nachbarsymptome am Optikus, Pupillen- und Riechstörungen, zum M. Parkinson gehörende Zeichen, epileptiforme Anfälle u. a.,
2. Nachweis eines hier nicht im einzelnen auszuführenden psychischen Stammhirnsyndroms,
3. Nachweis vegetativer Störungen, besonders im Bereich der Vasomotoren,
4. Wasserhaushaltsstörungen wie Diabetes oder Antidiabetes insipidus,
5. Störungen der Geschlechtsfunktion,
6. Fehlen der spezifisch-dynamischen Eiweißwirkung oder paradoxe Grundumsatzsenkung nach Eiweißkost, die allerdings in ihrem diagnostischen Wert unsicher sind,
7. Fehlen der Adrenalinleukozytose oder Hyperleukozytose nach Adrenalin,
8. pathologische Blutzuckerkurve nach Adrenalin.

Legt man einen solchen Maßstab an, so schwindet die Gefahr, daß in allzu großer Verallgemeinerung, die zeitweilig drohte, die *Diencephalose* zu einem zuviel gebrauchten und verwaschenen Begriff wird. Ohne Zweifel würde es den Tatsachen widersprechen, wenn man eine solche Möglichkeit der zentralen Krankheitsentstehung gänzlich ablehnte. Von L. R. MÜLLER, GAGEL u. a. ist ebenfalls überzeugend auf die Bedeutung derartiger Zusammenhänge hingewiesen worden. Wie soll man sich die Übertragung psychischer Einflüsse auf die Organfunktionen auch anders vorstellen als über das vegetative System, wobei man nicht umhin kann, dem Zwischenhirn eine maßgebliche Stellung zuzuerkennen! Hinzu kommt, daß die Neurokrinie GAUPPS durch die Untersuchungen BARGMANNS (3) und seiner Schüler eine überzeugende Stütze gefunden hat, indem sie zeigten, daß die im Hypophysenhinterlappen vorhandenen Wirkstoffe aus dem Zwischenhirn nach dorthin gewandert waren.

Versucht man, die Hypophysensyndrome aufzugliedern, so genügt es nicht, sie nach ihrer Auslösung von HVL oder vom HHL zu unterscheiden. Im HVL sind von den *drei morphologisch faßbaren Zellsystemen offenbar nur zwei endokrin aktiv,* die eosinophil und die basophil färbbaren Zellen. In jeder dieser Zellgruppen werden bestimmte Inkrete, die vorwiegend glandotrop wirksam sind, gebildet. Es würde den Rahmen dieser Bearbeitung überschreiten, sie im einzelnen, gesicherte und noch zweifelhafte, hier aufzuführen. Wenn man heute also annehmen muß, daß die chromophoben Zellen nicht direkt inkretorisch wirken, so läßt sich das klinische Syndrom der *Dystrophia adiposo-genetalis* immer eindeutiger auf jenes System beziehen, das vom Stammhirn ausgeht und das vom Tuber cinereum bis zu den ungenügend arbeitenden basophilen HVL-Zellen reicht.

Zum Verständnis der *Koppelung jener HVL-Störungen,* die man häufig beobachtet, möchte ich ein Diagramm einfügen, das die wichtigsten von hier ausgehenden Wirkungen skizziert.

Im einzelnen ließe sich dazu noch manches sagen, etwa daß nach neueren Anschauungen das thyreotrope Hormon in den basophilen Zellen gebildet und in den eosinophilen Zellen gespeichert werden soll. Das parathyreotrope und das kontrainsuläre Hormon existieren wahrscheinlich nicht. Für die klinische Analyse hypophysärer Syndrome ist ein solches oder ähnliches Schema unentbehrlich. Bei einer Plusentgleisung des eosinophilen Systems wäre also ein *eosinophiler Pituitarismus,* man könnte auch sagen Hyperpituitarismus, vorhanden, der besonders durch die gesteigerte Wachstumstendenz gekennzeichnet ist, bei Beginn vor der Pubertät als hypophysärer Hochwuchs und danach als Akromegalie. Ein *eosinophiler Hypopituitarismus* würde entgegengesetzt zum hypophysären Zwergwuchs bzw. zur Akromikrie führen. Funktionsänderungen der Schilddrüse sind häufige Begleiterscheinungen. Der *basophile Pituitarismus* erzeugt wegen der im Vordergrund stehenden Stimulation der NNR einen Morbus Cushing oder ein adreno-genitales Syndrom, der *basophile Hypopituitarismus* hätte einen Morbus Simmonds, ein Sheehan-Syndrom oder auch einen weißen Addison im Gefolge. Hier finden sich besonders gehäuft Änderungen im Sexual- und Genitalbereich. Entsprechend läßt sich die Symptomatologie eines, allerdings nur auf den Vorderlappen bezogenen, Panhyper- oder -hypopituitarismus ableiten. Besonders leichtere Grade derartiger naturgemäß pluriglandulär wirkender Bilder finden sich häufig; beispielsweise ist beim Morgagni-Syndrom wohl gleichzeitig eine vermehrte Tätigkeit der eosinophilen und der basophilen Zellen vorhanden, die Beziehung zum Zwischenhirn ist besonders deutlich. Die Psychiater sprechen deswegen bei dem Vorkommen von hier ausgelöster Symptome vom *Stewart-Morel-Syndrom.* Beide sind entscheidend anlagebedingt, manifestationsfördernd wirkt sich jedoch deutlich der Ausfall der Sexualdrüsen, vor allem im Klimakterium, aus. Erst die damit einsetzende Enthem-

Funktion des Hypophysenvorderlappens
Wachstumshormon
Schilddrüse
Prolaktin
Parathyreoidea
Eosinophile Zellen
Basophile Zellen
Gonadotropes H.
Kontrainsuläres H. (Vegetat. N.S.)
Corp. luteum
Follikel
(N.N.M.) Nebennierenmark
Na/K und Plasma-Volumen
Mineralo-Corticoide
Aldo-steron
Cortico-sterone
Gluco-corticoide
Androgene
2/3
1/3
URIN
11-oxy-Steroide
17-keto-Steroide
RACH

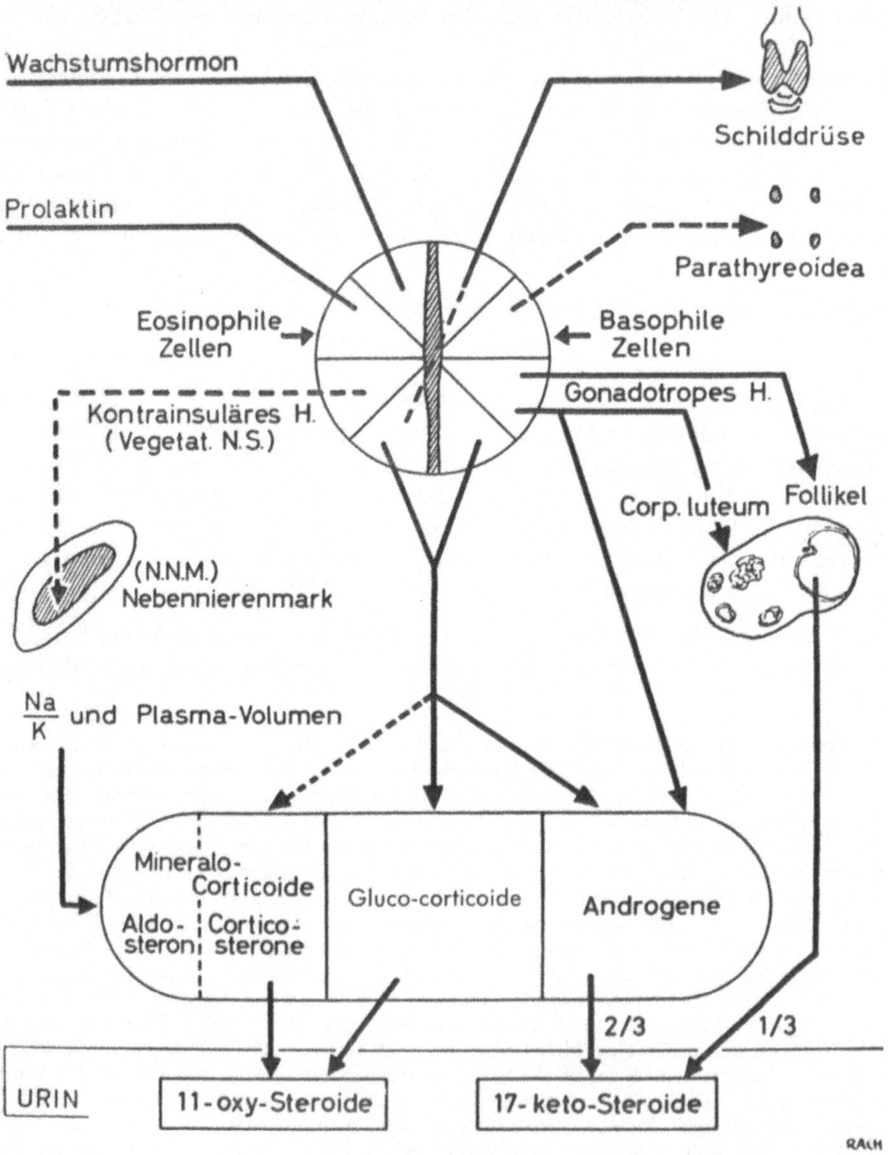

Abbildung 1

mung des HVL läßt dieses Überfunktionssyndrom entstehen (4). Gutachterlich wesentliche Gesichtspunkte sind mir sonst nicht begegnet.

Soll der Gutachter zu der Frage Stellung nehmen, ob im Bereich des Hypophysenzwischenhirnsystems eine Schädigung vorliegt, so kommt er nicht umhin, den betroffenen Teil genau festzulegen und sich darüber zu äußern, ob eine Funktionssteigerung oder -minderung vorliegt oder auch beides nebeneinander, eine *Dissoziation der Hormonbildner.* Dagegen wird oft verstoßen. Hier ist es nämlich so, daß nicht allein die Minusentgleisung Traumafolge sein kann, wie bei Schädigungen peripherer Inkretdrüsen. Besonders dann, wenn mehr oder weniger das Zwischenhirn getroffen war, ist es möglich, daß auch Plusentgleisungen entstehen, vor allem ein *von hier ausgelöster Morbus Cushing* und, wenn auch sicher viel seltener, eine inkretorische Störung im Sinne der *Akromegalie.*

Abweichungen der Hypophysentätigkeit können konstitutionell bedingt sein, ja es spricht vieles dafür, daß die Bereitschaft zur endokrinen Krankheit schon gegeben sein mußte. Äußere, also manifestierende Einflüsse vom endogenen ätiologischen Faktor zu trennen und ihre Wertigkeit abzuschätzen, ist naturgemäß schwierig, aber sicher besonders wichtig. Die endogenen Momente lassen sich gelegentlich an Hand früherer Untersuchungsbefunde, auch durch Photos oder durch Sippenstudien erfassen.

Bevor auf die einzelnen Syndrome eingegangen wird, wäre noch in Erinnerung zu bringen, daß die vermehrte Tätigkeit beider Teile des Hypophysenvorderlappens einen *diabetogenen Effekt* entfaltet, die Entstehung eines *Hypertonus begünstigt* und die *vorzeitige Alterung fördert.* Die Hypophysenunterfunktionssyndrome zeigen ebenfalls manche Parallelen, die *Neigung zur Hypoglykämie* und *zur Hypotonie* beispielsweise. Änderungen der Hypophysenfunktion haben, besonders in ihrer Auswirkung auf die Nebennierenrinde, weit über die klassischen endokrinen Krankheiten hinaus im Krankheitsgeschehen Bedeutung. Vor allem bei der Besprechung der Regulationskrankheiten des Stoffwechsels im engeren Sinne, des Diabetes, der Fettsucht und der Magersucht, ist darauf noch zurückzukommen.

Hypophysenvorderlappen

1. Eosinophiler Hypopituitarismus (hypophysärer Zwergwuchs, Akromikrie)

Zum *hypophysären Zwergwuchs* können natürlich nur im Wachstumsalter eintretende Schäden führen. In jenen Fällen, in denen dieses Bild idiopathisch entsteht, kommt es gelegentlich bald nach der Geburt, meist aber erst nach einem mehr oder weniger großen Intervall, zu einer Verzögerung des Wachstums, und zwar in allen Richtungen; die Folge ist ein proportionierter Kleinwuchs. Dabei wirkt sich die Hypoplasie der Sexualdrüsen besonders reifungsmindernd aus. Wegen der runzeligen und oft pigmentierten Haut (Geroderma) erscheinen diese Individuen vorzeitig gealtert. Hinzu kommt, nach der letzten Abbildung verständlich, nicht selten eine Unterwertigkeit der Schilddrüse, so daß der

Grundumsatz gesenkt ist, die spezifisch dynamische Eiweißwirkung fehlt. Erfolgt die Wachstumshemmung erst kurz nach der Pubertät, so spricht man auch vom LORAIN-LEVI-Syndrom. Bei noch späterem Hormonausfall würde allmählich eine *Akromikrie* (BRUGSCH) zur Ausbildung gelangen. Nicht selten finden sich Anklänge an die Dystrophia adiposogenitalis. Ein gelegentlich hervortretender Diabetes insipidus kann auf die Funktionsminderung auch des Hinterlappensystems oder die Beteiligung des Zwischenhirns schließen lassen.

Zur Frage der Ätiologie weist REINWEIN (4) auf autoptische Beobachtungen hin, die *frühere Infektionen* annehmen ließen. ZONDEK (5) beschreibt einen 11jährigen Jungen, der 5 Jahre vorher infolge einer Bombenexplosion an sympathischer Panophthalmie erkrankte und bei dem es zu einem Wachstumsstillstand kam, wohl infolge eines sich nach hinten bis in die diencephal-hypophysäre Region erstreckenden entzündlichen Prozesses. Sonst kommen vor allen Dingen Tumoren (Kraniopharyngeome) und Nekrosen in Frage. APITZ (6) konnte zeigen, wie ein Kraniopharyngeom die völlige Abtrennung der Hypophyse verursacht hatte und schloß daraus, daß auch bei vollwertigem Vorderlappen das Fehlen der zentralen Impulse zum Kleinwuchs führen könne. Man müsse also einen derartigen Mechanismus dem einer Atrophie des Vorderlappens gegenüberstellen. GÜNTHER (7) spricht daher auch von einem hypophysär-diencephalen Zwergwuchs. Verschiedentlich wurde als Ausdruck endogener Entstehungsweise familiäres Vorkommen beschrieben (ZONDEK, MARX [8] u. a.). Andererseits kam bei einem eineiigen Zwillingspaar in einer Beobachtung von KOMAI und FUKUOKA (9), sowie von LÜTH (10), die Wachstumshemmung nur bei einem Partner zustande, ohne daß dafür verantwortliche Umwelteinflüsse zu finden waren. Solche Fälle sprechen dafür, daß letztere leicht unerkannt bleiben, schon wegen der langen Latenzzeit bis zur Ausprägung der Entwicklungsstörung. Hier muß man ja annehmen, daß die genetischen Bedingungen die gleichen waren.

Einen absolut gesicherten *traumatischen Entstehungsweg* habe ich übrigens in dem mir zugänglichen Schrifttum nicht gefunden. OSWALD (11) führt den Zwergwuchs bei einem 17jährigen, der Größe und Habitus eines 6jährigen aufwies, auf einen Fall auf den Kopf im 3. Lebensjahr zurück. Auch in einer neueren Darstellung des hypophysären Zwergwuchses von ALBEAUX-FERNET und Mitarbeitern vermißt man in der Kasuistik eine schlüssige Beweisführung. Zwei Jahre nach einem Schädeltrauma im 11. Lebensjahr, dem ein achttägiger Verwirrungszustand gefolgt sein soll, trat ein Wachstumsstillstand ein. Der Kranke wurde in seinem 30. Lebensjahr untersucht, sein Knochenstatus entsprach dem eines 15jährigen. KRING (12) bezog einen solchen mit Magersucht und genitaler Hypoplasie auf jahrelang *unzureichende Ernährung*. Sicher ist, daß besonders ein Eiweiß- und Fettmangel während der Entwicklungsjahre zur Wachstumsverzögerung führen kann, aber doch wohl kaum in solchem Maße, daß Zwergwüchsigkeit resultiert. Bei Manifestation einer *Lues oder einer Tuberkulose* im HVL-Bereich ist die Auswirkung auf das Endokrinium schon einleuchtender.

2. Eosinophiler Hyperpituitarismus (Akromegalie, hypophysärer Hochwuchs, Gigantismus)

Wachstumsimpulse, soweit sie hormonal erfolgen, stammen ganz überwiegend aus den eosinophilen Zellen des Hypophysenvorderlappens; demgegenüber besitzen Nebennierenrinde, Schilddrüse und Sexualdrüsen nur zusätzlich fördernde und reifende Wirkungen. Hierfür liefern Experiment und Klinik eine Fülle von Beweisen. Für die Begutachtung ist, insbesondere in unfallrechtlicher Hinsicht, die Frage entscheidend, ob ein äußeres Ereignis imstande ist, einen derartigen Überfunktionszustand herbeizuführen. Diese Möglichkeit wird sehr verschieden beurteilt. In der älteren Literatur hat man sie zum Teil sehr weitherzig zugestanden, in der neueren wurde man immer skeptischer (Ploog [13]). Reinwein (14) hat schon unter Zitierung der früheren Urteilsfindung einen sehr zurückhaltenden Standpunkt vertreten.

Es bedarf keiner besonderen Begründung, daß bei Nachweis eines von hier ausgehenden inkretorisch tätigen *Carcinoms* und wohl auch beim Vorhandensein eines größeren *Adenoms* exogene Ursachen denkbar unwahrscheinlich sind. Sehr viel schwieriger wird die Beurteilung, wenn *nur ein eosinophiler Pituitarismus* zur klinischen Ausprägung gelangt, bei dem derartige autochthon entstehende Drüsentumoren fehlen. Bei allein erkennbarer Überfunktion ohne anatomisch sonderlich eindrucksvolles Substrat, selbst wenn schon die Neigung zur Adenombildung erkennbar wird, erhebt sich die Frage, ob vom Stammhirn kommende oder aber etwa stoffwechselbedingte Reize eine solche Stimulation erzeugt haben. Im ersten Fall würden sich die Voraussetzungen für die Angriffsfläche eines *Hirntraumas* oder einer *Encephalitis* ergeben.

Nach der überzeugenden, schon zitierten Kasuistik von Apitz, bei der die Unterbrechung von Stammhirn und HVL durch einen Tumor zum hypophysären Zwergwuchs führte, kann man wohl nicht zweifeln, daß zentrale Impulse für die Funktion der eosinophilen Zellen Bedeutung besitzen. Ebenso haben die Untersuchungen meines früheren Mitarbeiters W. Lenz (15) über das Akzelerationsproblem nahegelegt, daß äußere, besonders alimentäre Einflüsse, durchaus zu Wachstumsreizen führen können, deren Angriffspunkte wohl doch nur hier, im HVL, zu suchen sind. Natürlich kommt es auf diese Weise nicht zur Akromegalie; allenfalls ist eine nicht als krankhaft zu bewertende Tendenz in dieser Richtung erkennbar, die beim jugendlichen Organismus, der wachstumsfähiger ist, ausgesprochener sein muß.

Ein weiterer Gesichtspunkt ist noch in diesem Zusammenhang hervorzuheben, die *Abhängigkeit der Funktion* des eosinophilen Zellsystems *von der der übrigen Drüsen.* Wenn man davon ausgeht, daß die Balance zwischen HVL und peripherem Inkretorium sich bei Ausfällen der peripher gelegenen Drüsen so ändert, daß es zu einer Aktivitätssteigerung des übergeordneten HVL kommt, wird verständlich, daß z. B. das Fehlen der Sexualdrüsen auf diese Weise häufig zu einer vermehrten Tätigkeit einzelner oder aller Teile des Vorderlappens führt. Der *postklimakterische Akromegaloidismus,* die dann einsetzende allgemeine Vergröberung oder auch die Entstehung eines Cushing-Typs oder eines Morgagni-Syndroms zeigen das in anschaulicher Weise. Nur bewegt sich im allgemeinen die Inkretionsänderung fast noch in der physiologischen Breite oder es imponiert bei oberflächlicher Betrachtung allein ein Hypertonus, seltener auch ein Diabetes. Erst wenn die anlagemäßig begründete Neigung zur endokrinen Dekompensation besonders ausgesprochen ist, tritt das eine oder andere hypophysäre Symptom typisch in Erscheinung. Sehr viel eindrucksvoller, bis zum Charakter eines Experimentes, können diese Wechselwirkungen werden, wenn der traumatische oder operative Verlust der Sexualdrüsen zum Habitus des *hochwüchsigen Frühkastraten* führt. Zondek (16) hat einen Fall beschrieben, bei dem es 2 Monate nach Ovarialexstirpation zur Ausbildung einer Akromegalie kam. Ähnlich führte Sack (17) Fälle an, bei denen eine solche 1-8 Jahre nach therapeutischer Funktionseinschränkung der Schilddrüse entstand. Alle Folgen derartiger Eingriffe kann man nur richtig bewerten, wenn man das Steuerungssystem als Ganzes sieht und nicht allein die Auswirkung des Wegfalls nur eines Hormons erwartet. Da jede inkretorische Störung in die verschiedensten vegetativen Funktionen eingreift, können die zu Beschwerden führenden *Krankheitserscheinungen außerordentlich vielgestaltig* sein. Ebenso wie sie das Wachstum verändern, beeinflussen sie die Gefäßinnervation, den Fettansatz, den Betriebsstoffwechsel, meist besonders deutlich den der Kohlenhydrate, aber auch den Mineralhaushalt. Davon hängen wieder Adynamie, Resistenzlage und die Neigung des Bindegewebes zu Erkrankungen ab. Die Auswirkungen können weit *über die Symptomatologie der klassischen Endokrinologie hinausgehen.* Das muß natürlich beobachtet werden.

Auch hier bei der Besprechung der *Akromegalie* sind grundsätzlich das *Vollsyndrom und formes frustes* zu unterscheiden, wobei ähnlich wie bei den übrigen Endokrinopathien Übergänge wohl möglich, aber doch recht selten sind. Ersteren liegen eben mehr selbständig entstandene Adenome oder Carcinome zugrunde, während letztere oft Ausdruck von Funktionssteigerungen im Sinne der Korrelationspathologie von Büngeler und Siegmund sind oder sie zu genbedingten Degenerationssyndromen gehören. Bleuler (18) meint, daß das *Akromegaloid* ein ererbter Konstitutionstyp sei und nichts mit der Akromegalie zu tun habe. Eine so apodiktische Einstellung, wie sie analog auch auf anderen Gebieten der Endokrinologie vertreten wurde, läßt sich in dieser unbedingten Form wohl kaum aufrechterhalten. Beispielsweise haben Curschmann und Schipke (19) in derselben Familie beide Ausprägungen gesehen. Familiäres Vorkommen der Akromegalie ist wiederholt beschrieben worden (Marx [20]). In jedem Fall wäre also danach zu fahnden, schon um den endogenen Bildungsfaktor richtig einzuschätzen. Die Hauptmanifestationsphase, etwa von 60% aller Fälle, liegt zwischen dem 20. und 35. Lebensjahr. Vorher entsteht meist infolge noch offener Epiphysen der *hypophysäre Hochwuchs* und nur sehr selten die Ausprägung einer Akromegalie. Zu einem *Gigantismus* kommt es dann, wenn gleichzeitig eine Funktionssteigerung der Nebennierenrinde ausgelöst wurde. In der Pubertät auftretende akromegaloide Züge bilden sich ebenso wie in der Menopause oder in der Gravidität entstehende häufig zurück.

Hier interessiert vor allem, wieweit *Traumen des Schädels eine Akromegalie* zur Folge hatten bzw. ob sie eine vorhandene beeinflußten, und zum anderen, wieweit und wodurch bei solchen Hypophysenstörungen die Leistungsfähigkeit gemindert wird.

Ploog hat kürzlich die viel zitierten Fälle von Unverricht, Mendel, Eulenburg, Thiem, Schlüter, C. Kaufmann, Rolandi und Schur besprochen. Man kann seiner Schlußfolgerung, daß in den meisten Fällen das als Ursache angegebene *Trauma nicht überzeugend* erwiesen sei, nur beipflichten. Lediglich einzelne Verläufe, wie der von Rolandi, wo bei einem Soldaten 4 Tage nach einem Sturz mit mehrstündiger Bewußtlosigkeit Polyurie und Polydipsie auftraten und bei dem sich 2 Monate später deutlich eine Akromegalie entwickelte, sprechen mit Wahrscheinlichkeit für einen wirklichen Zusammenhang. Andere Beobachtungen lassen viel eher die Möglichkeit zu, daß eine schon vorhandene Akromegalie durch eine geeignete Kopfverletzung schneller progredient wurde. Wenn sich nach der Beschreibung von Lewis (21) bei einem eineiigen Zwilling nach Schädeltrauma eine Akromegalie entwickelte, kann man nicht umhin zuzugestehen, daß wohl die äußere Einwirkung Hauptursache war. Somit läßt sich die traumatische Auslösung einer Akromegalie nicht völlig leugnen, sicher erfolgt sie sehr selten. Bei einem analogen Fall von

STÖRRING und LEMSER (22) war dagegen kein exogener Faktor zu finden. In dieser für die Existenz eines hypophysären Diabetes beim Menschen so wichtigen Kasuistik entwickelte sich bei einem weiblichen eineiigen Zwilling eine Akromegalie und dann ein vermindert insulinansprechbarer Diabetes. Für die Manifestation einer familiär bekannten Neigung zum Hochwuchs durch Kopfunfall spricht dann noch eine Beobachtung von SORGO (23).

Steht die Ausprägung der Akromegalie *im zeitlichen Zusammenhang* mit dem Trauma, ist dieses *adäquat* und haben sich danach Zwischenhirnsymptome eingestellt, so wird man die Wahrscheinlichkeit eines Zusammenhanges annehmen dürfen. Allerdings war offenbar in den meisten Fällen schon eine geringer ausgebildete Akromegalie oder die Neigung zum Akromegaloidismus vorhanden, so daß das Trauma nur eine die Prägung begünstigende Teilursache darstellt. Der Unfall übt einen Wachstumsreiz aus (HABERMANN [24]). PLOOG konnte durch einen glücklichen Zufall zeigen, daß bei dem von ihm beschriebenen Patienten schon vorher eine Vergrößerung der Sella bestanden hatte. Das wird nur in den seltensten Fällen möglich sein. Immerhin sollte man in jeder Begutachtung versuchen, den früheren Befund in dieser Hinsicht möglichst genau zu klären.

Nach sich hier abspielenden *entzündlichen Prozessen* ist ebenfalls mehrfach die Akromegalieentstehung anerkannt worden, so von RIESE (25), der sah, wie eine Nebenhöhlenentzündung auf die Hypophyse übergriff. Relativ häufig wurde eine Lues angeschuldigt (FISCHER [26], CAMPAILLA [27] u. a.) Behauptungen, daß ein *Schreck* oder eine *periphere Verletzung* dazu geführt habe, lassen sich wohl ohne weiteres ablehnen. Hier fehlt der Nachweis einer wirklichen Zwischenhirnläsion, den man fordern muß. Auch PETTE (28) sagt, daß ein *vom Zwischenhirn ausgehender Reiz* primär und direkt den HVL stimulieren könnte, so daß die basophilen und eosinophilen Zellelemente zu vermehrter Tätigkeit angeregt werden, erstere häufiger als letztere. Dieser Autor verlangt aber auch die anlagebedingte Schwäche des Systems als Vorbedingung. Ebenso nimmt KRETSCHMER (29) an, daß das konstitutionell begründete Syndrom durch das Kopftrauma bei Schädelbasisfrakturen so dekompensieren könne, daß eine Akromegalie entsteht. Entsprechend beobachteten WINKLER und BAUSS (30), daß es bei einem Athletiker nach einer durch die Chiasmagegend verlaufenden Basisfraktur zu einer echten Akromegalie kam, ohne daß aber eine Sellavergrößerung entstand. Auch hier war gleich nach dem Unfall ein Diabetes insipidus vorhanden, so daß die endokrine Störung als diencephal bedingt zu erklären war. Einen solchen Zusammenhang kann man also anerkennen, wenn sich das Vorliegen eines Adenoms ausschließen läßt. Ist dagegen ein solches vorhanden, so käme nur eine Verschlimmerung in Frage, die dann aber auch tatsächlich belegt sein muß, wobei der Unfall zur richtunggebenden Teilursache würde.

Als nächstes wäre die Frage zu beantworten, wieweit *ein eosinophiler Pituitarismus die Leistungsfähigkeit verringert.* Ist dieser gering ausgeprägt, fehlen vor allen Dingen Stoffwechselabweichungen, so vermißt man oft eine nennenswerte Erwerbsminderung. Das gilt im allgemeinen für den *Akromegaloidismus* und für den Akromegalie-Typ. Wenn dagegen ein Vollsyndrom vorliegt, so ist die Herabsetzung der Arbeitsfähigkeit meist größer, als man bei oberflächlicher Bewertung des Habitus, der Entwicklung des Skeletts und der der Muskulatur annehmen möchte. Im Vordergrund steht neben rheumatischen Beschwerden die Adynamie, die gelegentlich mit einer Kreatinurie verbunden ist. In $^1/_3$ der Fälle (ATKINSON [31]) ist ein Diabetes vorhanden, der in der Beurteilung besonders berücksichtigt werden muß und der von der fast unwesentlichen *hypophysären Glucosurie bis zur schweren insulinresistenten Zuckerkrankheit* alle Grade annehmen kann. Das Herz ist vergrößert und zeigt auch sehr oft elektrokardiographisch faßbare Myokardveränderungen, deren häufiges Vorkommen ich (32) an der KATSCHschen Klinik nachweisen konnte, was jetzt auch von OBERDISSE und TÖNNIS (33) bestätigt worden ist. Dabei fand sich weiter, daß ein Hypertonus nicht zur Akromegalie gehört, wohl aber die Neigung zur vorzeitigen Arteriosklerose. Oft zeigt die orthostatische Kreislaufbelastung nach SCHELLONG die mangelhafte Anpassung der Kreislaufregulation.

Besonders bemerkenswert ist die leicht zu übersehende Tatsache, daß die Akromegalie, also ein *HVL-Überfunktionszustand, in das Gegenteil, in einen Unterfunktionszustand, umschlagen kann.* Akromegalieerscheinungen können dann als Narbensymptome bestehen bleiben, ebenso wie auch eine Splanchnomegalie. 1940 habe ich (34) einen solchen Fall beschrieben, bei dem sich erwartungsgemäß eine Insulinüberempfindlichkeit des Diabetes entwickelt hatte. Einen ähnlichen Verlauf, bei dem es zur Magersucht kam, haben jetzt OBERDISSE und TÖNNIS veröffentlicht. Hier führt also der Habitus leicht zu Täuschungen über den derzeitigen Charakter der endokrinen Störung.

Eine Erhöhung des Grundumsatzes liegt nach OBERDISSE und TÖNNIS in etwa $^2/_3$ aller Fälle vor. Nach dem Ausfall des Radiojod-Testes ist daran nicht allein eine *Hyperthyreose* schuld, sondern auch noch extrathyreoidale, vor allem zentrale Faktoren. Trotzdem kommt es doch relativ häufig zur Hyperthyreose, entsprechend der engen Abhängigkeit der Schilddrüse vom eosinophilen HVL THADDEA (35) hat beispielsweise einen besonders ausgeprägten Fall mit Morbus Basedow beschrieben. Der *Übergang in das Myxödem* kann einerseits Folge der Erschöpfung der Schilddrüse sein, er kann aber ebenso dafür sprechen, daß ein Hypopituitarismus entstanden ist. *Sexualstörungen* sind bei der Akromegalie nicht obligat. Sie entstehen durch Alteration des basophilen HVL, in positiver und negativer Hinsicht. Wasserhaushaltsstörungen beeinträchtigen die Leistungsfähigkeit nicht, wohl aber *Lokalerscheinungen an der Hypophyse,* die zur Ausweitung der Sella und zu einem charakteristischen Tumorsyndrom führen können, das bekanntermaßen vor allen Dingen den Optikus schädigt. In selteneren Fällen führt die Größe des Tumors auch zur Zwischenhirnbeteiligung. In der Begutachtung hat man also individuell zu prüfen, welche Folgen dieser endokrinen Störung aufgetreten sind. Dabei pflegt die *Skelettumbildung mit gleichzeitiger Osteoporose* und die Auswirkung der erhöhten Wachstumstendenz für die Beurteilung der Erwerbsminderung nur eine zweitrangige Bedeutung zu besitzen. Bedeutungsvoll ist außer den schon genannten Befunden die bei diesen Patienten feststellbare Neigung zur *vorzeitigen Alterung,* ihre *verringerte Infektresistenz* und auch die oft feststellbare *Verlangsamung im psychischen Verhalten.*

3. Basophiler Hypopituitarismus (Morbus Simmonds, Sheehan-Syndrom, weißer Addison)

Die hierhergehörigen Syndrome stellen mehr oder weniger ein Pendant zum hypophysär verursachten Morbus Cushing dar. Entsprechend läßt sich die Symptomatologie ableiten. Sie ist am bekanntesten in der Form der Simmondsschen Kachexie, oft ist aber nicht ein

Schwund oder eine Funktionsminderung des gesamten HVL erfolgt. Leichtere Grade kommen weit häufiger als das Vollsyndrom vor, ähnlich wie etwa die leichteren Hyperthyreosen bis zum B-Typ dem Morbus Basedow oder wie geringere Addisonismen dem Morbus Addison gegenüberstehen.

Voraussetzung, um eine solche Insuffizienz dieses Hypophysenteils anzuerkennen, ist der *Nachweis typischer Symptome*, etwa die Neigung zu Spontanhypoglykämien mit Insulinüberempfindlichkeit, erniedrigter Grundumsatz bei einer Tendenz zum Gewichtsschwund. Auftreten lanugoartiger Behaarung an den Extremitäten, meist mit teilweisem Ausfall der physiologischen Behaarung, Amenorrhoe, Untertemperatur, Isosthenurie, Oligurie, Adynamie, Hypotonie und Hinweise auf eine verringerte Nebennierentätigkeit können die Symptomatologie abrunden. Sicher ist es fehlerhaft, bei wenig leistungsfähigen Leptosomen mit einzelnen dieser Symptome, wie es oft geschieht, von einer Hypophysen- ebenso wie von einer Nebennierenrindeninsuffizienz zu sprechen und daraus gutachterlich ausgewertete ursächliche Zusammenhänge abzuleiten.

Neuerdings hat SHEEHAN darauf aufmerksam gemacht, daß die Magersucht diesen Syndromen nicht obligat ist, auf Grund von Beobachtungen bei *postpartualer Hypophyseninsuffizienz*. Diese einleuchtenden Angaben haben in der klinischen Auffassung des zu wenig arbeitenden Hypophysenvorderlappens einen neuen Gesichtspunkt geliefert. Ich möchte später noch darauf eingehen, da es sich hier um ein keineswegs seltenes, oft verkanntes und falsch beurteiltes Bild handelt. Der chronische, sich lang hinziehende Verlauf führt dazu, daß der Grad der Erwerbsminderung nicht selten entschieden werden muß.

Grundsätzlich ist bei dem erst skizzierten, mit Magersucht verbundenen Syndrom die Frage zu entscheiden, ob eine organische oder eine psychogene Ätiologie vorliegt. Nur im ersten Fall ist man berechtigt, von einer hypophysären Kachexie (Simmonds) zu sprechen, auch wenn bei der psychogenen Auslösung dieser Symptomatologie wohl tatsächlich am Schluß auch eine Verringerung der Drüsentätigkeit entstehen kann, bei zunächst regelrechten pathologisch-anatomischen Verhältnissen. Es liegt also nur eine funktionelle Störung vor, bei der die unzureichende Nahrungsaufnahme die entscheidende Bedeutung besitzt. Man spricht dann von einer *Anorexia nervosa*. Sie erfordert nicht nur eine andere Therapie, sie hat auch eine andere Prognose. Ihre Beurteilung dürfte in erster Linie dem Psychiater vorbehalten sein. Die Forderung REINWEIN's, in allen Fällen, in denen eine solche Differentialdiagnose auftaucht, eine gemeinsame Begutachtung durch Internist und Psychiater vornehmen zu lassen, kann nur auf das nachdrücklichste unterstützt werden. Die Unterscheidung dieser beiden in ihrem Aussehen so gleichartigen Krankheiten ist oft sehr schwierig. Zumindest im Anfang ist es möglich, durch Bestimmung der 17-Ketosteroide im Urin eine objektive Unterlage zu bekommen. Sie sind bei dem primär organischen Leiden verringert. Besonders wesentlich ist aber die Auswertung der Vorgeschichte. Eine vorangegangene Schwangerschaft, auch wenn sie einige Jahre zurückliegt, muß dann, wenn sich der allmähliche Beginn der Beschwerden im Anschluß an diese zurückverfolgen läßt, an eine organische Ursache denken lassen, ebenso wie das Auftreten nach einer Infektionskrankheit oder nach einem Schädeltrauma. Kranke mit einer so entstandenen Kachexie wirken apathisch und träge, während die mit Anorexia nervosa psychoneurotische Züge, ein gesperrtes Verhalten, seelische Schwankungen und eine allgemeine Unruhe aufzuweisen pflegen. Trotz ihres Beginns während einer vorwiegend endokrin bestimmten Phase, in und nach der Menarche, gehört die *Postpubertätsmagersucht* meist ebenfalls hierher. Die Tatsache, daß das gleiche klinische Syndrom sowohl durch organisch verursachten pathologisch-anatomisch erweisbaren Ausfall des HVL wie durch psychogen erzeugte Funk, tionshemmung erfolgt sein kann, unterstreicht mit besonderer Deutlichkeit, wie eng Hirnrinde, Stammhirnzentren und Hypophyse zusammenarbeiten. Dieses Krankheitsbild liefert damit ein Beispiel, wie tief sich psychische Wirkungen in somatische Vorgänge projizieren können, ein besonders umstrittenes Problem in der Begutachtung.

Hier, vom Standpunkt des Internisten, interessiert vor allem, *welche Krankheiten zur direkten Schädigung des HVL führen.*

In Frage kommen Lues, Tuberkulose, Abszesse, Embolien oder Blutungen, dann benigne und maligne Tumoren, Zysten, Atrophien und am seltensten wohl ein Trauma. In der gesamten Literatur dieses Gebietes wird eine Beschreibung von REINHARDT (36) zitiert, der beobachtete, wie es 3½ Monate nach einem Schädelbasisbruch mit Hypophysenzerreißung zum Exitus an Simmondsscher Kachexie kam. Aus letzter Zeit stammt eine Angabe von ROBERTSON und KIRPKA-TRICK (37) von einem 46-jährigen Mann, der von einem Tennisball an den Kopf getroffen wurde. Anschließend entwickelte sich das Bild einer hypophysären Kachexie. Als Ursache wird eine Blutung in die Hypophyse angenommen. Eine derartige Deutung ist naturgemäß der Kritik ausgesetzt. GROSS (38) fand im Jahre 1940 7 ähnliche Fälle in der Literatur beschrieben. Tatsächlich gibt es demnach nur einzelne überzeugende Verläufe, bei einem Teil war wohl die Zwischenhirnschädigung auslösend. Von 2 Fällen WEDLER's (39) (1947/48) hatte einer einen Prellschuß der Sellagegend, der andere einen solchen durch die Hypophyse. Dabei kam es innerhalb von 4 Jahren zu einer völligen Rückbildung der Erscheinungen. WEDLER, der auch früher veröffentlichte Fälle anführt, betont ebenso wie vorher STERN, daß gerade stumpfe Traumen des Schädels, zuweilen mit Basisfrakturen verbunden, zu solchen Hypophysenstörungen führen können. Oft wurden dann von den Pathologen Blutungen gefunden. Meist dürfte bei der gleichzeitigen Schädigung des Zwischenhirns sofort der Tod erfolgen, so daß es nicht zur Ausbildung endokriner Symptome kommen kann.

Daß mit Blutungen einhergehende traumatische Schädigungen des Zwischenhirns nicht unbedingt zum Tode führen müssen und daß dabei die Abgrenzung gegenüber einer direkten Schädigung des Endokriniums auf besondere Schwierigkeiten stößt, zeigt ein Fall von LÜCHTRATH und FITTING (40) aus dem Bonner Pathologischen Institut:

Bei einem 46-jährigen Mann führte ein schweres Vorderkopftrauma sofort zu einer mehrstündigen Bewußtlosigkeit mit wiederholtem Erbrechen. Man stellte eine linksseitige frontobasale Impressionsfraktur mit Duraverletzung, Eröffnung der Stirnhöhlen und blutigem Liquor fest. Eine eitrige Meningitis heilte unter Penicillintherapie ab. In den ersten Wochen nach dem Unfall befand sich der Patient in einem Dämmerzustand mit Bewußtseinsstörungen, ferner bestanden vegetative Regulationsstörungen, wie Schwindel bei Lagewechsel, Schweißneigung, Schlafstörung und ein allgemeiner Schwächezustand. Nach einigen Monaten machte sich eine erhebliche Appetitlosigkeit bemerkbar, im Verlauf eines weiteren halben Jahres trat ein Gewichtsverlust von 15 kg mit Schwund des Unterhautfettgewebes und Atrophie der Muskulatur ein. Bartwuchs, Libido und Potenz ließen nach. Intelligenzminderungen waren nicht vorhanden, jedoch Antriebsarmut und Verlangsamung des Denkvermögens. Bei einer stationär-klinischen Durchuntersuchung ein Jahr nach dem Unfallereignis wurden neurologisch eine Anosmie und eine allgemeine Reflexsteigerung nachgewiesen. Der Liquor war normal, das EEG unauffällig. Es bestand eine Hypotonie von 110/80 mm Hg. Ferner fanden sich subfebrile Temperaturen und Pupillenstörungen. Der Schlaf war sehr unruhig, eine erhöhte Schweißneigung trat vor allem an den Handflächen in Erscheinung. Wasser- und Zuckerhaushalt wiesen keine gröberen Veränderungen auf. Der Grundumsatz betrug

+ 15%. Im Magensaft zeigte sich eine nicht histaminrefraktäre Anacidität, die Hämatopoese war ungestört. Für eine endokrine Störung ergab sich klinisch kein Hinweis: Der Radiojodtest war normal, nach ACTH kam es zum Eosinophilensturz und zum Anstieg der 17-Ketosteroide. Innerorganisch dagegen zeigte sich eine Osteoporose ohne Störung des intermediären Mineralhaushaltes. Wegen der auffallenden Besserung unter Medikation von ACTH, Hypophysenvorderlappenextrakten und Cortison, die eine Gewichtszunahme von 14 kg herbeiführte, wurde auf eine Blutung in den Hypophysenvorderlappen geschlossen. Ein Jahr später fand sich wieder das Bild schwerster Abmagerung trotz ständiger Cortisongaben in der Zwischenzeit. Erneute stationäre Behandlung mit Hypophysenvorderlappenexrakten führte zu einer Gewichtszunahme von 4 kg. Trotzdem blieb der Patient schwach, antriebsarm und gedrückt. Im weiteren Verlauf wurde er zunehmend appetitlos und magerte bis zum Skelett ab. 3½ Jahre nach dem Unfallereignis kam er an einer Lungenentzündung ad exitum. Die Sektion zeigte bei dem extrem abgemagerten Mann, bei dem eine Osteoporose besonders auffallend war, Rindenprellungsherde an der Unterfläche des linken Stirnlappens und an der Außenfläche des rechten Hinterhauptlappens. Die Hypophyse erwies sich makroskopisch als völlig normal, sie wog 625 mg. Besonders bemerkenswert ist, daß die histologische Untersuchung sowohl am Hypophysenvorderlappen wie auch den anderen endokrinen Organen keine krankhafte Veränderung zeigte. Am Gehirn ergaben sich nennenswerte Substanzverluste nur im Bereich der Prellungsherde an der Hirnrinde. Für den klinischen Verlauf aufschlußreich ist erst das Vorhandensein von vorwiegend perivasculär angeordneten flächenförmigen Hämosiderinablagerungen im Pallidum und in der Nachbarschaft des Nucleus paraventricularis in Höhe des Infundibulums als Zeichen früherer Blutungen (G. PETERS).

In diesem auch gutachterlich ausgewerteten Fall ist der Krankheitsablauf wohl mit Recht auf die nachgewiesene Stammhirnschädigung zurückgeführt worden und nicht auf eine solche des Endokriniums. Störungen im Bereich des letzteren dürften Ausdruck seiner funktionellen Abhängigkeit vom Stammhirn sein. — Ähnlich sind wohl die Zusammenhänge in einer von TEICHMANN-THORMANN (41) veröffentlichten Beobachtung einer extremen Kachexie zu deuten, bei der eine ausgedehnte Zerstörung im Bereich der paraventriculären Kerne infolge Pinealoms gefunden wurde. Auch hier war der Hypophysenvorderlappen erhalten.

Hierher gehören auch Beobachtungen nach Encephalitis, bei denen es zu einem solchen Syndrom kam. Man spricht dann besser von *hypophysär-diencephaler Kachexie oder Magersucht*, wobei der Schwerpunkt der Störung wohl mehr im Stammhirn als im Hypophysenvorderlappen gesucht werden muß, wie das auch eine von uns kürzlich gemachte Beobachtung zeigt:

1944 erkrankte eine damals 35-jährige Frau an epidemischer Encephalitis mit Kopfschmerzen, Erbrechen, Schläfrigkeit, Gleichgewichtsstörungen und Doppeltsehen. 2 Monate nach Abklingen der Erscheinungen kam es zu einem vierwöchigem Rezidiv mit diesmal schwächerer Symptomatik. Das Gewicht betrug damals 45 kg, jedoch hatte schon nach mehrjähriger KZ-Haft eine Gewichtsreduzierung gegenüber dem Normalgewicht von 50 kg bestanden. Bei unserer Untersuchung wog die Patientin 35 kg bei 1,55 m Größe. Sie klagte neben hartnäckiger, medikamentös kaum beeinflußbarer Schlaflosigkeit vor allem über starke körperliche Schwäche. Wir fanden eine hochgradige Kachexie mit fehlendem Unterhautfettgewebe und atrophischer Muskulatur. Neben einer Kreislauflabilität war eine Hypoglykämieneigung sowie als Ausdruck der Zwischenhirnschädigung eine fehlende Adrenalinleukocytose mit gleichzeitigem Ausbleiben des Blutzuckeranstiegs bemerkenswert. Im Wasserversuch zeigte sich eine Störung der Ausscheidungs- und Verdünnungsfähigkeit des Harns. Weiterhin bestand eine Grundumsatzerhöhung auf +26% ohne Hyperthyreose-Symptome, eine Hyperthermie sowie eine Pseudotetanie ohne Störungen im Calcium- oder Phosphorgehalt des Blutes. Die Objektivierung der Beeinträchtigung des Zwischenhirns wurde, abgesehen vom Verlauf der Symptomatik, durch die encephalographische Untersuchung erbracht. Es zeigte sich nämlich eine pathologische Erweiterung der seitlichen basalen Hirnkammern und des dritten Ventrikels, wodurch ein Substanzverlust auch im Zwischenhirn nahegelegt wird.

Von tuberkulösen oder luischen Herden wurden in seltenen Fällen sowohl Hypophyse wie auch Hypothalamus durchsetzt (Schwereschewski [42]). Literatur hierzu bringt Zondek (43).

In neuerer Zeit haben Blutungen in die Hypophyse als Besonderheit des hämorrhagischen Fiebers, einer Virusinfektion, die bei den UNO-Truppen in Korea beobachtet wurde, größeres Interesse beansprucht. Man hat die dadurch entstandene Hypophysenvorderlappeninsuffizienz im wesentlichen für den in 5-10% letal verlaufenden Ausgang verantwortlich gemacht. Wichtig erscheint auch, daß zugleich Blutungen in das Nebennierenmark und tubuläre Insuffizienzen zustandekamen (Germer [44], Zoeckler und Orbison [45]). Wenn diese Infektionskrankheit auch in unseren Breiten nicht beobachtet wurde, so zeigt eine solche Endemie doch, daß unter bestimmten Voraussetzungen einmal an eine derartige Möglichkeit gedacht werden muß.

Zwei besondere Formen dieses HVL-Syndroms müssen noch herausgehoben werden, einmal jene, bei der die Magersucht zu fehlen pflegt und häufig eine Hypothyreose, wohl durch mangelnde Stimulation der Schilddrüse, das klinische, als Sheehan-Syndrom bezeichnete Bild beherrscht, und eine zweite, bei der die verringerte Stimulation der Nebennierenrinde in den Vordergrund tritt und zum „weißen Addison“ führt. Die partielle HVL-Insuffizienz war gerade unter diesen Gesichtspunkten Hauptthema des Berliner Endokrinologischen Symposions 1956 (46).

Schon Reye stellte in seinen ersten Beobachtungen von Simmondsscher Krankheit fest, daß dieser gelegentlich *postpartual aufgetretene Thrombosierungen und Nekrosen im HVL* zugrunde lagen. In den letzten 15 Jahren hat Sheehan (47) dieser Genese besondere Aufmerksamkeit gewidmet. Er vermißt meist die Abmagerung. Deutlich war das Fehlen der Körperbehaarung, oft auch die Verringerung der Genital- und der Schilddrüsenfunktion. Ferner kamen Hypoglykämieneigung und Adynamie vor. Von ihm wird besonders hervorgehoben, daß die völlige Entfaltung des klinischen Bildes häufig erst nach vielen Jahren stattfindet. Auch hier ist es so, daß wahrscheinlich $^1/_4$-$^1/_3$ erhaltenen Drüsengewebes genügen, um die Funktion aufrechtzuerhalten; erst bei späteren Belastungen kann die Insuffizienz plötzlich deutlich werden. Schüpbach (48) schreibt bei Wiedergabe zweier Fälle: „Das Fehlen der Gesamthypophyse hat weder Fett- noch Magersucht zur notwendigen Folge.“ Es bedarf keiner besonderen Betonung, daß gerade dann der so zustande kommende Beschwerdekomplex leicht mißdeutet und unterwertet wird. Man übersieht bei der geringen Ausprägung klinisch-endokrinologischer Züge, daß bei diesen Frauen eine beträchtliche Leistungsminderung besteht. In Zweifelsfällen wären also Funktionsprüfungen des diencephal-hypophysären Systems nötig, etwa wie sie Heinsen (49) zusammengestellt hat. Nach den Darstellungen Sheehans (47) gibt es auch einen akuten Verlauf. Bei einem Viertel der Frauen, die im Puerperium zugrunde gegangen waren, fand sich eine ischämische Nekrose der Hypophyse infolge Thrombosierung der kleinen, diese versorgenden Gefäße. Diese entsteht bei einer zu schnellen Rückbildung der hyperplastischen Hypophyse nach der Geburt. — Bei der Begutachtung von Frauen im mittleren Alter, die über Kraftlosigkeit und vegetative Störungen klagen, sollte man sich daher immer, wenn die Beschwerden nicht durch einen Organbefund zu objektivieren sind, mit dieser Frage befassen. Das Intervall kann kurz sein, meist erstreckt es sich aber über eine Reihe von Jahren.

Manches hier Gesagte gilt auch für den *weißen Addison*, da die Abmagerung gelegentlich nicht zustande kommt. Dieser beruht also auf einer Unterfunktion der Hypophyse. Die Pigmentierung fehlt, da die Bildung von corticotropen Wirkstoffen verringert ist, die beim echten Addison reaktiv vermehrt abgesondert werden und die für die Pigmentbildung verantwortlich sein sollen. Auch dieses Syndrom verläuft kachiert und kann doch Erwerbsminderungen bis zu 100% verursachen.

Solche Zusammenhänge sind ganz eindeutig, wenn bekannt ist, daß die Hypophyse, etwa wegen eines Adenoms, entfernt wurde. Daß aber auch dann die Erscheinungen häufig fehlgedeutet und die Ausgleichsmöglichkeiten nicht erschöpft werden, zeigt die folgende Kasuistik:

Bei einer 45-jährigen Sekretärin war die Entfernung eines großen Adenoms vor 2 Jahren durchgeführt worden, das zur Sellaausweitung geführt hatte und das nicht nur intra-, sondern wie oft in solchen Fällen, auch suprasellär gelegen war. Während sich nach dem Eingriff Sehstörungen und Kopfschmerzen zurückgebildet hatten, stellte sich eine zunehmende Leistungsminderung ein, die, wie von der Patientin selbst betont wurde, vor allem als Antriebsschwäche auffiel. Sie litt dauernd unter Müdigkeit nud Mattigkeit, außerdem beobachtete sie, daß sie mehr Durst hatte als früher. Weiterhin hatten sich Hitzeempfindungen eingestellt, Rückgang der Behaarung, vor allen Dingen in den Achselhöhlen und in der Schambeingegend. Die Menses waren gleich nach der Operation ausgeblieben. Die Untersuchung zeigte den Status des weißen Addison. Wie meist in solchen Fällen war der Allgemeinzustand, was den Fettansatz anlangt, nicht wesentlich beeinträchtigt, aber die Prüfung der Muskulatur zeigte deren Hypotonie und Adynamie. Im Mittelpunkt des endokrinen Ausfalls steht zweifellos der der corticotropen und gonadotropen Wirkstoffe. Die 17-Ketosteroide waren auf Tagesmengen von 1—2 mg reduziert. Ein Befund, auf dessen Bedeutung in solchen Fällen TÖNNIS (50) vor einiger Zeit noch hingewiesen hat. Es kommt immer zu einer relativen Nebenniereninsuffizienz (WEISSBECKER [51]). Die Verminderung der gonadotropen Hormone wirkt sich unter anderem in der Behaarungsänderung aus, die daneben von der Funktion der Nebennierenrinde, von dem Fehlen der androgenen Corticoide, abhängt. Die Erkennung dieser Situation stößt anscheinend auf besondere Schwierigkeiten, da auch hier die notwendigen Ausgleichsmaßnahmen versäumt waren. Die 45-jährige Frau war arbeitsunfähig. Sehr schnell führte eine Behandlung mit ACTH und späterhin Hyphibion zu einer allgemeinen Leistungssteigerung und zum erheblichen Rückgang der Beschwerden, so daß die Berufsfähigkeit wieder erreicht werden konnte. Daß in solchen Fällen oft eine ständige Substitution notwendig ist, leuchtet ein, wenn man sich den Ausfall der Hypophyse vergegenwärtigt. Nicht immer kommt es zum vikariierenden Eintreten der Funktion der Rachendachhypophyse, auf die TÖNNIS (50) ebenfalls kürzlich besonders aufmerksam machte. Die Beurteilung der Leistungsfähigkeit wird man entsprechend der zu fordernden Berufsarbeit individualisieren müssen. Besser als die Gewährung einer Rente sind Maßnahmen zur Durchführung dieser leider ja immer noch recht kostspieligen Therapie.

Gerade kürzlich habe ich dazu auch noch einen Kraftfahrer untersuchen können, bei dem sich nach einer Commotio eine außerordentlich starke Adynamie, die man dem Manne wegen seines guten Allgemeinzustandes nicht geglaubt hatte, entwickelte und bei dem die Untersuchung des Mineral- und des Kh-Haushaltes eindeutig die Insuffizienz der Nebennierenrinde zeigte. Diese Erscheinungen gingen ebenso wie die Hypotonie nach entsprechender Hormonbehandlung fast völlig zurück, so daß die Arbeits- und Berufsfähigkeit wieder erreicht wurde.

Auf diese Symptomatologie haben HEDINGER (52), BASTENIE, CONARD und FRANCKSON (53) u. a. hingewiesen. Die letzten Autoren konnten pathologisch-anatomisch *chronisch entzündliche Prozesse* nachweisen, die zu einer völligen Zerstörung der Hypophyse geführt und eine Atrophie der Nebennierenrinde *ausgelöst hatten.*

Erscheinungsbilder, die man früher als *pluriglanduläre Insuffizienz* — ein sehr schlechter Ausdruck, der die Unzulänglichkeit der endokrinologischen Analyse zeigt — oder als *multiple Blutdrüsensklerose* nach FALTA bezeichnet hat, gehören in der Regel zu den Ausfallssyndromen des hypophysär-diencephalen Systems. Solche Diagnosen sind also zu vermeiden.

4. Basophiler Hyperpituitarismus (Morbus Cushing)

Geht man davon aus, daß es bei jenen Überfunktionszuständen des Hypophysenvorderlappens, bei denen die basophil färbbaren Zellen eine erhöhte Tätigkeit entfalten, vorwiegend zu einer Stimulation der Nebennierenrinde, der Sexualdrüsen und vielleicht auch der Nebenschilddrüsen kommt, so ergibt sich zwangsläufig, welche inkretorischen Störungen zustande kommen müssen. In der Tat findet man auch die entsprechende Symptomengruppierung, die besonders eindrucksvoll die Einwirkung dieses Hypophysenteils auf die Nebennierenrinde zeigt. Es entstehen Bilder, die entweder ganz dem *Morbus Cushing* entsprechen oder die sich mehr in Richtung zum *adreno-genitalen Syndrom* auswirken, wobei nicht selten der Geschlechtscharakter vertauscht wird, etwa beim Morgagni-Syndrom. Ob eine vorhandene Skelettentkalkung zum Hyperparathyreoidismus gehört oder ob diese nicht vielmehr in dem von mir kürzlich angeführten Sinne ihre Erklärung in der Nebennierenrindenstörung findet, wird in dem Kapitel über die endokrin und metabolisch bedingten Osteopathien noch später zu besprechen sein.

Für die Begutachtung sind nur jene Befunde von Bedeutung, durch die eine als krankhaft zu bezeichnende Beeinträchtigung verursacht wird. Sie kommen vorwiegend durch Auftreten eines Morbus Cushing zustande. Dabei ist allerdings zu beachten, daß häufig eine Kombination mit Zügen entsteht, die zum adreno-genitalen Syndrom gehören. Das gilt besonders dann, wenn nicht der basophile Pituitarismus von sich aus die endokrine Störung auslöst, sondern wenn schon eine Fehlschaltung durch das übergeordnete Zwischenhirn vorliegt.

Nachdem der Streit zwischen CUSHING und Julius BAUER dahin entschieden war, daß es einen *primären* und einen *sekundären, vom Hypophysenzwischenhirn ausgelösten Interrenalismus* gibt, war lediglich noch die Frage offen, wann und wie häufig die eine oder die andere Genese angenommen werden muß. Heute kann man wohl sagen, daß der sekundäre Interrenalismus die weit größere Rolle spielt. Auch dann, wenn etwa eine Thymusgeschwulst zum Bilde des schweren Morbus Cushing führt, wie etwa in der Beobachtung SIEGMUNDS (54), dürfte in Wirklichkeit ein basophiler Pituitarismus vorliegen, der erst die Nebennierenrinde stimulierte. Während in Arrhenoblastomen die Bildung männlicher Wirkstoffe möglich ist, fanden sich in häufig auch im Becken liegenden Teratomen entweder Nebennierenrindengewebe oder HVL-Zellen (PARADE und KRÖNKE [55]) dann, wenn es zum Cushing-Syndrom kam. In all diesen Fällen spielt das Trauma oder eine sonstige exogene Auslösung keine Rolle. Das ist bei dem vom Hypophysenzwischenhirnsystem ausgehenden Entstehungsmechanismus offensichtlich anders.

1944 habe ich (56) eine Beobachtung beschrieben, bei der sich bei einem 10-jährigen Jungen mit einem Hydrocephalus internus eine ausgeprägte Virilisierung mit Fettsucht, Hypertonus, vorzeitiger Entwicklung der Genitalien und der Schambehaarung und eine passagere diabetische Stoffwechselstörung entwickelte, und habe gleichzeitig über ein 17jähriges Mädel berichtet, bei dem ein Schädeltrauma mit Commotio zum sofortigen Auftreten diabetischer Symptome gleichzeitig mit Hochdruck, Stammfettsucht und Entwicklung von Striae führte, also zu einem Bild, das fraglos zum Cushing-Syndrom gehörte.

Schwerlich hat hier wohl eine *Schädigung des HVL den basophilen Pituitarismus* ausgelöst, wahrscheinlich wurde dieser *von einer Zwischenhirnläsion aus angeregt.* 1951 berichtete Robbers (57) über zwei Fälle von ähnlich entstandenem traumatischen Morbus Cushing und zitierte dazu Beobachtungen von Bookjans (58) und Introna (59). Wijnbladh und Nielsen (60) beschreiben ein zum Morbus Cushing führendes, mit Sellavergrößerung einhergehendes Hypophysenadenom, bei dem 19 Jahre vorher ein Schädeltrauma stattgefunden hatte, bei dem sich auch cerebrale Brückensymptome fanden. Ein Zusammenhang wurde aber abgelehnt, weil erst nach 12 Jahren die endokrinen Symptome auftraten und vor allem, weil ein so großer Hypophysentumor vorlag. Auch wurde der Cushing-Fall von Schilling (61) erwähnt, bei dem Verkalkungsschatten oberhalb der Sella bestanden, die für eine Beziehung zu einem erlittenen Kopftrauma sprachen. Heinbecker und Pfeifenberger (62) haben die typische Symptomatik nach Hydrocephalus internus beobachtet, bei der auch eine Hyalinisierung der basophilen Zellen bestand. Später berichtete Trautmann (63) auch über einen Morbus Cushing nach Schädelbruch mit Wesensveränderungen und neurologischen Ausfallserscheinungen und wies besonders darauf hin, daß die Prognose bei dieser Genese viel günstiger sei als sonst; 10 Jahre später waren sämtliche Symptome einer endokrinen Störung verschwunden. Die Rückbildungsaussichten sind auch nach den Verläufen von Robbers günstiger als bei der nicht traumatischen Entstehungsweise.

Bei mancher *zentral traumatisch ausgelösten Fettsucht oder Hochdruckkrankheit* findet man Hinweise auf einen basophilen Pituitarismus, wenn man nur danach sucht. Gerade der Nachweis einer derartigen endokrinen Störung ist dann ebenso wie für die Anerkennung einer von hier erfolgten *Auslösung einer Zuckerkrankheit* ein wichtiges Argument. Nachdem Jores (64) und Westphal (65) beim Cushing-Syndrom den Nachweis der Vermehrung corticotroper Wirkstoffe im Blut erbringen konnten, gelang mir dieser gemeinsam mit Cabeza (66) auch bei derartig gekennzeichneten Zuckerkranken.

Schon früh hatte man beobachtet, daß auch *Infektionskrankheiten* zum basophilen Pituitarismus in mehr oder weniger typischer Ausprägung führen können, so der Typhus (M. Juchum und H. Juchum [67], Parhou und Lieblich [68]) oder die bazilläre Ruhr (Herlich [69]). Allerdings dürfte hier eine Bereitschaft zur Entwicklung dieser endokrinen Störung unbedingte Voraussetzung sein. In nicht so ausgesprochener Weise hängt wohl eine derartige Umformung des Habitus damit zusammen, wenn Stammfettsucht, Striae, Glucosurie und Hypertonus *nach einer Streptomycin-, Conteben- oder Isonikotinsäurehydracid-Behandlung* zustande kommen, oft in einer mäßigen Entwicklung, die sich aber bei sorgfältiger Beobachtung recht häufig feststellen läßt. Wie sehr dabei eine meist passagere diabetische Stoffwechselsituation in den Vordergrund treten kann, zeigten Stadler und Weissbecker (70) nach Contebenanwendung. Derartige Verläufe nach INH-Anwendung veröffentlichten Heuchel (71), Veltmann und Bahrs (72). Der Zusammenhang mit der Medikation ist unbestreitbar, es scheint so, daß das Vorhandensein einer Tuberkulose nicht unbedingte Voraussetzung ist. Michel (73) beschreibt nämlich einen hierher gehörigen Verlauf, bei dem keine Tuberkulose vorlag. Ähnliche Wirkungen werden von einer *Aspirin- und Salicyltherapie* beschrieben. Cochran, Watson und Reid (74) diskutieren, ob das Aspirin die Nebennierenrinde stimuliert oder aber die Hypophyse. Tronchetti und Nello (75) beziehen diese Verläufe auf eine ACTH-Wirkung, die zur Nebennierenhypertrophie führt; dabei kommt es gleichzeitig zu einer Involution der Hoden. Während hier offenbar eine Anregung des hypophysär-interrenalen Systems erfolgt, liefert der gleiche Effekt therapeutischer *ACTH- und Cortisongaben* endlich die beinahe experimentelle Bestätigung, daß ein Zuviel dieser Wirkstoffe ein Cushing-Syndrom erzeugt. Eine Dauerschädigung entsteht, wenn auf diese Weise, durch die Erschöpfung des Inselorgans, ein ständiger Diabetes resultiert. Hier wird man den Zusammenhang im Sinne der Auslösung anerkennen müssen, da die Minderwertigkeit des B-Zellsystems im Pankreas wohl unabdingliche Voraussetzung war.

In diese Betrachtung gehören auch Feststellungen Rimls (76), daß Muskelarbeit zu einer Nebennierenrindenhypertrophie führt und daß diese humoral ausgelöst ist. Es ist verfrüht, überhaupt den „Stress" in dem weitgefaßten Sinne Selyes hier zu berücksichtigen, das wurde schon gesagt. Man würde sonst der Spekulation in der Praxis Tor und Tür öffnen.

Hypophysenhinterlappen

1. Unterfunktion (Diabetes insipidus)

Es ist üblich, hier den *Diabetes insipidus,* eine der klassischen endokrinen oder besser neuroendokrinen Krankheiten, aufzuführen, auch wenn die diesem zugrunde liegende Störung viel zu komplex ist, als daß mangelnde Hormonbildung durch den HHL so in den Mittelpunkt stellen könnte. Die eindrucksvollen Untersuchungen Bargmanns (77) und seiner Mitarbeiter haben überzeugend gezeigt, daß der Entstehungsort der im HHL nachweisbaren Wirkstoffe zumindest zu einem wesentlichen Teil im Zwischenhirn, in den Kerngebieten des Nucleus supraopticus und paraventricularis liegt, von wo aus dieses Neurosekret in den Hinterlappen wandert. Die Ausschüttung erfolgt durch einen nervalen Reiz, der infundibulär-zentrifugal auf die Pituizyten ausgelöst werden soll.

Was überhaupt den Wasserhaushalt anlangt, so wird dieser vor allem durch das Freiwerden von Adiuretin reguliert, indem dieses Hormon für die Flüssigkeitsresorption des Glomerulusfiltrates in den Tubuli bestimmend ist und es so die ausgeschiedene Harnmenge im wesentlichen entscheidet. Fehlt Adiuretin, so kommt eine oft extreme Diurese zustande. Selbstverständlich, daß auch die Beschaffenheit der Nieren, insbesondere die der Tubuli, für die Ausgeglichenheit des Wasserhaushaltes bedeutungsvoll ist. Diesem im Hinterlappen gespeicherten Adiuretin steht ein allerdings nicht mehr allgemein anerkanntes Prädiuretin des HVL gegenüber. Beide sollten wie Zügler die Wasserbilanz beherrschen. Dadurch würde verständlich werden, daß der Totalverlust der Hypophyse nicht zum Diabetes insipidus führt. Nach neueren Untersuchungen muß man die Besserung des Diabetes insipidus bei Ausfall des Hypophysenvorderlappens auf eine Störung im Gleichgewicht der Regulation im Zwischenhirn und in der Nebennierenrinde mit ihren Auswirkungen auf den Wasserhaushalt beziehen. Die die Diurese und die Antidiurese regulierenden Hormone sind nach diesen Befunden in die NNR und das Hypophysenzwischenhirnsystem zu lokalisieren.

Eine solche Beeinflussung soll nach völliger Zerstörung der Hypophyse durch den Ausfall der die Thyreoidea und Nebennierenrinde stimulierenden Hormone bedingt sein. Dann reicht das in den Kernen noch vorhandene antidiuretische Hormon unter Umständen zur fast völligen Rückresorption des Wassers aus. Nach Mirsky und Mitarbeitern (78) soll dem Cortison ein direkter hemmender Effekt auf die ADH-Ausschüttung zukommen, der dann wegfällt. In tierexperimentellen Studien konnte gezeigt werden, daß auch nach hohen DOCA-Gaben ein dem Diabetes insipidus ähnliches Bild auftritt (Verniory [79], Stahl und Stephan [80]). Beim experimentellen Diabetes insipidus fanden Baïsset und Montastruc (81) eine Hyperplasie der Zona glomerulosa, in der das Aldosteron sezerniert wird. Nach Adrenalektomie stellte sich eine deutliche Besserung dieses Diabetes insipidus ein.

Die Klärung der Pathogenese des Diabetes insipidus, für dessen Zustandekommen nach wie vor der Adiuretinmangel bestimmend ist, läßt verstehen, daß *psychische,* sich in das Zwischenhirn projizierende *Einflüsse* zu einem ähnlichen Bild führen können. Während beim echten Diabetes insipidus aber die Zwangspolyurie entscheidend ist, kommt hier eine ähnliche Symptomatologie durch eine *Polydipsie* zustande. Entsprechend sind die Regulationsmöglichkeiten der Niere erhalten, zumindest im Anfangsstadium. Immer wieder ist behauptet worden, daß aus einer solchen Polydipsie allmählich ein echter Diabetes insipidus wird. Während beim echten Diabetes insipidus der Organismus nicht imstande ist, einen konzentrierten Urin auszuscheiden, das spezifische Gewicht liegt meist unter 1005, läßt sich ein psychogenes Insipidus-Syndrom durch den Konzentrationsversuch, durch Nikotin- oder Kochsalzbelastung abgrenzen. Bei der Polydipsie wird danach ein Anstieg der Natriumkonzentration im Urin durch die gleichzeitige Wasserrückresorption beobachtet. Beim echten Diabetes insipidus bleibt hingegen die Polyurie bestehen, auch wenn schon eine Exsikkose eingetreten ist. Aus der Hypothermie wird eine Hyperthermie; hinzu kommen Adynamie, Unruhe, Kopfschmerzen, Kreislaufstörungen vorwiegend mit Tachykardie und schwerste psychische Veränderungen. Bei der meist psychogen ausgelösten Polydipsie dagegen fehlt diese schwere Beeinträchtigung durch das Dursten. Eine *ähnliche Symptomatologie* kann gelegentlich auch einmal *bei einer chronischen Nephritis oder bei Nierenanomalien* mit tubulären Veränderungen zustande kommen, wenn nämlich die Rückresorption von Primärharn nicht ausreicht.

So beschrieben Hindemith und Reinwein (82) einen 19jährigen, bei dem ein proportionierter Zwergwuchs mit Diabetes insipidus, Debilität, wahrscheinlicher Hydronephrose und sekundärer Pyelonephritis bestanden. Der Diabetes insipidus war hier durch die Harnwegserkrankung zu erklären und auf die fixierte Polyurie zu beziehen. Nach West und Mitarbeitern (83), Ellborg und Mitarbeitern (84), Conti und Mitarbeitern (85), McDonald und Mitarbeitern (86) und Forssman (87) kann bei Kindern ein Diabetes insipidus auftreten, der nicht auf ADH anspricht und frühzeitig zum Tode führt. Die Kinder weisen eine mangelhafte geistige und körperliche Entwicklung auf. Es handelt sich offenbar um ein rezessiv erbliches Leiden, das hier nur erwähnt sein soll.

Diese ätiologisch verschiedenen, klinisch ähnlichen Syndrome sind also klar zu trennen. Bei jeder Beurteilung einer solchen durch die Harnflut beherrschten Symptomatologie ist es erste Aufgabe, die *Pathogenese zu klären,* um damit auch den *Angriffspunkt der Störung festzulegen* und um ihre Schwere und ihre Auswirkungen beurteilen zu können. Beim echten Diabetes insipidus ist schon wegen des graduellen Ausmaßes der Wasserhaushaltsstörung die Leistungsminderung meist am beträchtlichsten. Nach dem Gesagten muß man die Initialstörung vor allen Dingen im Zwischenhirn und im HHL suchen und sie hier als Unterfunktionsfolge bewerten. Ob auch ein Überschuß an Prädiuretin einmal dazu führen kann, bleibt zweifelhaft. Tubulusschäden als Ursache sind sicher sehr selten.

Über die Bewertung des *Diabetes insipidus als Unfallfolge* existiert eine große Literatur, vor allen Dingen aus jener Zeit, in der man noch abgerundete Kasuistik publizierte. Besonders STERN (88) hat darüber ausführlich berichtet, ebenso ISAAC (89) und später VEIL und STURM (90). Auch in der Zusammenstellung BANSI's (91) finden sich zahlreiche Hinweise auf die verschiedenartigsten Auslösungsmöglichkeiten. Die Hauptrolle spielen natürlich Schädeltraumen. Mit Recht haben REINWEIN (92) und WANKE (93) betont, daß das Auftreten des Diabetes insipidus im Verhältnis zur Häufigkeit von Schädeltraumen doch immerhin ein seltenes Ereignis bleibt. Einfache Gehirnerschütterungen genügen im allgemeinen nicht, es muß zu Läsionen des Hypophysenzwischenhirns gekommen sein. Überzeugend ist der Zusammenhang mit dem Trauma dann am ehesten, wenn der Diabetes insipidus bald nach der Schädigung auftritt. Wasserstoffwechselstörungen unmittelbar nach einem Schädeltrauma sind kein seltenes Ereignis. Sie zeigen sich in den ersten Tagen nach der Verletzung etwa bei Commotionen, Contusionen und Schädelbasisbrüchen in Form von überschießender Diurese, aber auch in Form von Retentionen (MEISSNER [94]). Nur selten entwickelt sich aber ein echter Diabetes insipidus. So beobachteten BOTHERELL und HORSEY (95) von 1948 bis 1953 bei 1148 Schädelhirnverletzungen nur in 0,44% einen posttraumatischen Diabetes insipidus. Vor 1948 fanden sie bei weiteren 570 Fällen überhaupt keinen Diabetes insipidus. Auch BODECHTEL und SACK (96), WEDLER (97) und STURM (98) fanden in ihren Statistiken über frische Hirnschädelverletzungen sehr selten Insipidusfälle, was dafür spricht, daß nur ganz spezielle Läsionen dazu führen. Der Zeitraum vom Trauma bis zum Auftreten der Polydipsie und Polyurie wird unterschiedlich angegeben, meist beträgt er 1—30 Tage (BOTHERELL und Mitarbeiter [95], TOFFOL [99], NEVTONOVA [100]). Je später der Diabetes insipidus nach dem Unfall auftritt, desto beständiger ist er. Ein längeres Intervall von 1—2 Jahren macht aber einen Zusammenhang unwahrscheinlich.

Eine isolierte *Zerstörung des Hinterlappens durch Tumor* als Ursache ist sicher sehr selten. Meist wird gleichzeitig der Vorderlappen beeinträchtigt. Erst wenn auch das Zwischenhirn eine Schädigung erfährt, kommt es bei solchem Simmonds-Syndrom zum Diabetes insipidus.

Dagegen sind *Encephalitiden,* deren Auswirkung im Zwischenhirn allerdings erst nach den von STURM (98) kürzlich geforderten Voraussetzungen erwiesen werden muß, naturgemäß auch geeignet, zu einer solchen Regulationsstörung des Wasserhaushaltes zu führen. Eine Anerkennung kommt so nach Fleckfieber oder nach andersartigen Encephalitiden, ebenso aber auch *nach einer CO-Intoxikation* in Frage, auch wenn die Manifestation erst einige Jahre später zustande kommt; zumindest ist dann die Wahrscheinlichkeit eines Zusammenhanges als Teilursache gegeben. VEIL und STURM (90) sehen im Vorhandensein eines *Insipidus-Syndroms den sichersten Indikator für das Bestehen einer Schädigung des Zwischenhirns.*

Erwähnt sei hier dann noch der epidemische Diabetes insipidus, der in Indien im Verlaufe einer epidemischen Virusencephalitis beobachtet wurde. Im Vordergrund der Symptomatologie standen die Polyurie und Polydipsie. Mit Abklingen der Infektion verschwanden diese Erscheinungen (VISWANATHAN [101]). Als außerordentlich seltene Komplikation beschreibt HASHIMOTO (102) das Auftreten von Diabetes insipidus nach Encephalitis japonica. Durch Entzündungen an der Hirnbasis bei der Meningitis tuberculosa ist übrigens durchaus die Möglichkeit gegeben, daß nach erfolgreicher tuberkulostatischer Behandlung als Restzustand ein Diabetes insipidus zurückbleibt (INGLESSI [103], CASTEL-BRANCO [104]).

Carcinommetastasierungen etwa von Mamma- oder Bronchuscarcinomen, aber auch *entzündliche und embolische Verschleppungen* können vorliegen. Die *Tuberkulose* einschließlich des Morbus Boeck (HEESEN [105]), und die *Lues* als Ursache sind immer zu erwägen, auch *Hodgkin-Granulome* sowie aus der Umgebung übergreifende Entzündungsprozesse (Parasinusitis, BALL und THACKRAY [106]). Um einen Überblick über die Häufigkeit zu geben, sei eine Statistik von FINK (107) auf Grund autoptischer Ergebnisse angeführt. Bei 107 Autopsien lagen in 61% Tumoren an der Schädelbasis bzw. der hinteren Schädelgrube vor, in 13% Syphilis in Form von Basalmeningitis bzw. Gummen, in 8% eine Tuberkulosemeningitis, in weiteren 8% andere Infektionen und nur in 10% ein Trauma.

Besonders beachtenswert ist aber auch, daß bestimmte genetisch begründete Syndrome, wie das von Laurence-Moon-Biedl oder das von Hand-Schüller-Christian, ebenfalls mit einem Insipidus-Syndrom einhergehen können. Der Anlagefehler dürfte wie bei der *Akromegalie* und der *Dystrophia adiposo-genitalis* das Entscheidende sein, wobei natürlich Größe und Ausdehnungsweise des Adenoms ausschlaggebend sind. Als Kombinationskrankheit ist das Auftreten von Akromegalie, Diabetes mellitus und insipidus zu betrachten. Während der Diabetes mellitus nach NATELSON (108) in 12—40% der Fälle von Akromegalie auftritt, ergibt sich für das gleichzeitige Erscheinen von Diabetes mellitus und insipidus bei diesem Syndrom nur eine Häufigkeit von 5—9%. NATELSON beschreibt einen Fall, bei dem ein eosinophiles Adenom das Zwischenhirn komprimierte und dadurch den Diabetes insipidus auslöste.

Das familiäre Vorkommen eines Diabetes insipidus ist mehrfach beobachtet worden. WEIL (109) fand in 5 Generationen unter 290 Familienmitgliedern 35 betroffen. CANNON (110) stellte in einer Familie unter 679 Personen, über 4 Generationen verteilt, 88 Diabetes-insipidus-Kranke fest. Das Leiden wird nach seinen Angaben dominant übertragen, wobei eine sehr geringe Penetranz bei den Frauen besteht. WELLER und Mitarbeiter (111), LEVINGER und Mitarbeiter (112) machen darauf aufmerksam, daß die hereditäre Form viel häufiger ist als angenommen wird. Veränderungen am Harntrakt infolge der erheblichen Harnflut werden oft bei dieser angetroffen. An diese Möglichkeit, auf die schon WEITZ (113) und SIEBECK (114) hinweisen, wäre also auch zu denken. ELLERMANN (115), der bei 26 von 73 Mitgliedern einer Familie bereits meist kurz nach der Geburt den Diabetes insipidus auftreten sah, macht darauf aufmerksam, daß die Betroffenen oft in ihrer Arbeitsfähigkeit nicht beschränkt waren und zum Teil ein sehr hohes Alter erreichten. Das gilt anscheinend ganz besonders bei den ererbten Formen. In solchen Familien kann die Gewöhnung an das Vieltrinken dazu führen, daß Angaben hierüber in der Familienanamnese, wenn nicht besonders danach gefahndet wird, fehlen. So ist mit großer Wahrscheinlichkeit gerade das endogene Auftreten des Diabetes insipidus wesentlich häufiger als man im allgemeinen annimmt. Für die Bewertung exogener angeschuldigter Faktoren als Krankheitsursache ist es natürlich außerordentlich wichtig, dieser Frage nachzugehen. Sicher wird allerdings auch dann in dem einen oder anderen Fall eine Belastung des

Wasser-Elektrolythaushaltes ebenso wie eine solche des diese regulierenden Systems krankheitsauslösend, d. h. also manifestationsfördernd sein. Dann gilt es, das endogene und das exogene kausale Moment gegeneinander abzugrenzen.

Entsprechend dem Charakter der zugrunde liegenden Krankheit kann die Regulationsstörung des Wasserhaushaltes auch *nur passager* vorhanden sein, was für die Prognose oder für die Festsetzung der bei einer Berentung notwendigen Nachuntersuchungen wesentlich ist. BERNHARDT (116) hat auf einen derartigen Ablauf besonders nach Traumen aufmerksam gemacht. Auch hier gibt es *formes frustes* wie bei anderen endokrinen Krankheiten. Die pro Tag ausgeschiedenen Urinmengen betragen dann nur wenige Liter. Wie in der geschilderten Endemie, kann das Insipidus-Syndrom auch nur vorübergehende Erscheinung einer akuten Krankheit sein. Dann würde eine gutachterliche Bewertung ohnehin entfallen.

Die Vorhersage ist quoad vitam insofern günstig, als die Ausscheidung so großer Urinmengen oft jahrzehntelang ohne Allgemeinschädigung vertragen wurde. Sonst ist sie weitgehend von der Grundkrankheit abhängig. Leistungsmindernd wirkt sich gelegentlich die durch das häufige Urinlassen verursachte Schlafbehinderung aus, manchmal auch eine damit einhergehende Abmagerung. VEIL und STURM weisen besonders darauf hin, daß die vorhandene Mattigkeit und Erschöpfbarkeit jener nicht nachstehe, die man beim Diabetes mellitus findet. Man wird also den Grad der Erwerbsminderung nur individuell nach sorgfältiger Prüfung auch begleitender Störungen entscheiden können. Eine klare Abgrenzung erfordern neurotisch bedingte, vor allem bei Kindern und Jugendlichen auftretende derartige Symptomenbilder. Die Behandlungsvorschläge können in den durchaus verschieden gelagerten Fällen erfolgversprechend sein.

2. Überfunktion (primäre Oligurie, Antidiabetes insipidus)

Kurz wären noch Störungen des Wasserhaushaltes zu erwähnen, bei denen das eben genannte Regulationssystem in entgegengesetzter Richtung dekompensiert (RODECK [117], ESSER [118]). Dann ist eine *Oligodipsie* infolge einer *primären Oligurie* vorhanden und die Flüssigkeitsausscheidung im Volhardschen Wasserversuch ohne kardiale oder renale Ursache beeinträchtigt. Gleichzeitig müssen auch noch Hinweise auf eine hypophysärdiencephale Erkrankung vorhanden sein. Hier ist ein Teil jener Fälle zu nennen, die man als *Antidiabetes insipidus* oder die ZONDEK (119) als *Salz-Wasser-Fettsucht* bezeichnet hat. Von diesem Autor wird die Ursache sowohl der Fettsucht wie des Salz-Wasser-Ansatzes auf Veränderungen im Bereich des Nucleus supraopticus und paraventricularis bezogen, also auf eine Gegend, in der nach BARGMANNS Untersuchungen die im HHL gefundenen Neuroinkrete entstehen. Hinzu kommt häufig ein Hypogenitalismus. In einer eigenen Beobachtung war nur die primäre Oligurie und der vermehrte Wasser-Salz-Ansatz, aber nicht die Fettsucht vorhanden. Als Ursache kommen nach ZONDEK den *Hirndruck steigernde Prozesse,* wie Tumoren oder Hydrocephalus internus, sowie Hirntraumen und Infekte in Frage, Encephalitis nach Pneumonie, Masern, Mumps oder Typhus etwa.

Neben der Möglichkeit, daß der antidiuretische Faktor des HHL gestört sei, erwägt ZONDEK übrigens auch eine Beteiligung der Mineralocorticoide der NNR. HOFF (120) zitiert auch MEKES und MOLITOR, R. SCHMIDT, JUNGMANN und PARHOU, die solche Beobachtungen gemacht haben.

Hans CURSCHMANN (121) hat eine *primäre Oligurie* beschrieben, die auf die Zufuhr von Hypophysenvorderlappenextrakten ansprach; es wäre denkbar, daß hier eine Balancestörung der wasserregulierenden Wirkstoffe von Hinter- und Vorderlappen entscheidend war. Eine primäre Oligurie durch HHL-Adenom etwa ist mir nicht bekannt geworden. Für gutachterliche Fragen würde sie sicher keine Bedeutung besitzen, während zu solchen Wasserhaushaltsstörungen führende Schäden des Zwischenhirns, wie eben gesagt, offenbar auch durch exogene Einflüsse entstehen können. Dabei dürfte allerdings die Oligurie kaum leistungsmindernd werden, allenfalls der *gesteigerte Salz-Wasser-Ansatz* und besonders begleitende zentral ausgelöste sonstige Krankheitserscheinungen.

Schrifttum

1. Veil, W. H. und *A. Sturm:* Die Pathologie des Stammhirns. Jena 1946 — *2. Sturm, A.:* Dtsch. med. Wschr. *1952*, 655 — *3. Bargmann, W., W. Hild, R. Ortmann* und *Th. H. Schiebler:* Acta neurol. *1*, 233 (1950) — *4. Reinwein, H.:* in: Lehrb. d. inn. Med. Stuttgart 1952 — *5. Zondek, H.:* Die Krankheiten der endokrinen Drüsen. Basel 1953 — *6. Apitz, K.:* Virchows Arch. path. Anat. *302*, 555, (1938) — *7. Günther, H.:* Virchows Arch. path. Anat. *307*, 641, (1938) — *8. Marx, H.:* in: Hdb. d. inn. Med. Hrsg. Bergmann-Staehelin. Berlin 1941 — *9. Komai, T.* und *G. Fukuoka:* J. Hered. *25*, 10 (1934) — *10. Lüth, K. F.:* Zschr. Konstit.lehre *21*, 55 (1937) — *11. Oswald, A.:* Die Erkrankungen der endokrinen Drüsen. Bern 1949 — *12. Kring, J.:* Klin. Wschr. *1943*, 412 — *13. Ploog, D.:* Schweiz. Arch. Neurol. *68*, 319 (1952) — *14. Reinwein, H.:* in: Fischer-Molineus, Das ärztl. Gutachten im Versicherungswesen. Leipzig 1939 — *15. Lenz, W.:* Ernährung und Konstitution. Berlin-München 1949 — *16. Zondek, H.:* s. 5 — *17. Sack, H.:* Dtsch. med. Rdsch. *1948*, 478 — *18. Bleuler, M.:* Arch. Psychiatr. *180*, 171 (1948) — *19. Curschmann, H.* und *J. Schipke:* Endokrinologie *14*, 88 (1934) — *20. Marx, H.:* s. 8, 363 — *21. Lewis, A.:* Ann. Eugen. 7, 58 (1936) — *22. Störring, F. K.* und *H. Lemser:* Münch. med. Wschr. *1940*, 338 — *23. Sorgo, W.:* Zschr. ges. Neurol. *174*, 681 (1942) — *24 Habermann, H.:* Dtsch. med. Rdsch. 2, *1948* — *25. Riese, W.:* Schweiz. Arch. Neurol. *29*, 327 (1932) — *26. Fischer, O.:* Zschr. Neurol. *100*, 299 (1926) — *27. Campailla, G.:* ref. K. Zbl. inn. Med. *80*, 284 (1935) — *28. Pette, H.:* Dtsch. Zschr. Nervenhk. *163*, 405 (1950) — *29. Kretschmer, E.:* Arch. Psychiatr. *182*, 452 (1949) — *30. Winkler* und *Bauss:* zit. bei *Kretschmer* — *31. Atkinson, F. R.:* Acromegaly. London 1933 — *32. Bartelheimer, H.:* Dtsch. med. Wschr. *1947*, 382 — *33. Oberdisse, K.* und *W. Tönnis:* Erg. inn. Med. *5*, 975 (1953) — *34. Bartelheimer, H.:* Erg. inn. Med. *59*, 595 (1940) — *35. Thaddea, S.:* Dtsch. med. Wschr. *1937*, 1577 — *36. Reinhardt, A.:* Klin. Wschr. *1922*, 2309 — *37. Robertson, I. P.* and *H. F. W. Kirkpatrick:* Lancet *1951*, 1, 1048 — *38. Groß, D.:* Arch. Psychiatr. *111*, 619 (1940) — *39. Wedler, H. W.:* Dtsch. Arch. klin. Med. *193*, 383 (1947/48) — *40. Lüchtrath, H.* und *W. Fitting:* Wschr. Unfallheilk. *1957*, 137 — *41. Teichmann, G.* und *Th. Thormann:* Endokrinologie 33, 328 (1956) — *42. Schereschewsky, N. A.:* Rev. frc. endocr. *5*, 275 (1927) — *43. Zondek, H.:* s. 5 — *44. Germer, W. D.:* Dtsch. med. Wschr. *1955*, 1717 — *45. Zoeckler, S. J.* and *J. A. Orbison:* Ann. Int. Med. *43*, 1316 (1955) — *46.* 4. Symposion der Dtsch. Ges. für Endokrinologie „Die partielle HVL-Insuffizienz". 1957, Berlin-Göttingen-Heidelberg — *47. Cooke, R. T.* and *H. L. Sheehan:* Brit. Med. J. *1950*, 928 — *48. Schüpbach, A.:* Schweiz. med. Wschr. *1951*, 610 —

49. Heinsen, H. A.: Arch. klin. Med. *148,* 236 (1948) — *50. Tönnis, W.:* Viertes Symposion der Dtsch. Ges. f. Endokrinologie. 1957, Berlin-Göttingen-Heidelberg — *51. Weissbecker, L.:* in L. Heilmeyer, Lehrbuch d. inn. Med. Berlin, 1957. — *52. Hedinger, C.:* Schweiz. med. Wschr. *1950,* 489 — *53. Bastenie, P. A., V. Conrad et I. R. M. Franckson:* Presse méd. *1953,* 263 — *54. Siegmund, H.:* Dtsch. med. Wschr. *1948, 33* — *55. Parade, G. W.* u. *E. Krönke:* Zschr. klin. Med. *184,* 698 (1938) — *56. Bartelheimer, H.:* Wien. Arch. inn. Med. *38,* 17 u. 97 (1944); Ärztl. Wschr. *1953,* 1137 — *57. Robbers, H.:* Dtsch. med. Wschr. *1951,* 175 — *58. Bookjans, G.:* Diss. Münster 1938 — *59. Introna, F.: Policlino* (Sez. med.) *45,* 165 (1938) — *60. Wijnbladh, H.* u. *A. E. Nielsen:* Acta chir. Scand. *82,* 125 (1939) — *61. Schilling, V.:* Med. Welt, *1936,* 183, 219, 259 — *62. Heinbecker, P.* u. *M. Pfeiffenberger:* Amer. J. Med. *1950,* 3 — *63. Trautmann, H.:* Wschr. Unfallhk. *1952,* 146 — *64. Jores, A.:* zit. nach *Falta,* Wien. Arch. inn. Med. *33,* 277 u. *34,* 209 (1939/40) — *65. Westphal:* zit. nach *Falta* — *66. Bartelheimer, H.* u. *J. Cabeza:* Klin. Wschr. *1942,* 322; *1942,* 638 — *67. Juchum, M.* u. *H. Juchum:* Med. Klin. *1942,* 876 — *68. Parhou, C.* u. *S. Lieblich:* Bull. Soc. roum. endocr. *6,* 42 (1940) — *69. Herlich, A.:* Med. Wschr. *1950,* 744 — *70. Stadler, L.* u. *L. Weißbecker:* Ärztl. Wschr. *1951,* 222 — *71. Heuchel, G.:* Tuberkulosearzt, *8,* 359 (1954) — *72. Veltmann, G.* u. *G. Bahrs:* Ärztl. Wschr. *1955,* 1000 — *73. Michel, W.:* Ärztl. Wschr. *1953,* 788 — *74. Cochran, B., R. D. Watson a. J. Reid:* Brit. Med. J. *1950,* 4694, 1141 — *75. Tronchetti, F. u. P. R. Nello:* Fol. endocr. (Pisa) *5,* 365 (1952) — *76. Riml, O.:* Arch. exper. Path. Pharmak. *189,* 659 (1938) — *77. Bargmann, W.:* Klin. Wschr. *1949,* 617 — *78. Mirsky, I. A., G. Paulisch, M. Stein* and *R. Jinks:* Endocrinology (Springfield, III) *54,* 691 (1954) — *79. Verniory, A.:* Acta clin. belg. *12,* 1 (1957) — *80. Stahl, J.* et *F. Stephan:* Arch. Sci. physiol. *8,* C 175 (1954) — *81. Baisset, A.* et *P. Montastruc:* Semaine Hôp./Path. Biol./Arch. Biol. méd. 1957, 127 — *82. Hindemith, H.* und *H. Reinwein:* Wien. med. Wschr. 1950, 139 — *83. West, J. R.* and *J. G. Kramer:* Pediatrics 424 (1955) — *84. Ellborg, A.* and *H. Forssman:* Acta paediatr. (Stockh.) *44,* 209 (1955) — *85. Conti, C., G. Ercolli* e *L. Ciampalini:* Rass. Fisiopat. *27,* 851 (1955) — *86. McDonald, W. B.:* Pediatrics *15,* 298 (1955) — *87. Forssman, H.:* Acta endocrinol. (Copenh.) *16,* 355 (1954) — *88. Stern, R.:* Über traumatische Entstehung innerer Krankheiten. Jena 1930 — *89. Isaac, S.:* in: Hdb. d. ärztl. Begutachtg. Hrsg. Liniger-Weichbrodt-Fischer. Leipzig 1931 — *90. Veil, W. H.* und *A. Sturm:* Die Pathologie des Stammhirns. Jena 1946 — *91. Bansi, H. W.:* Med. Klin. *1942,* 14 — *92. Reinwein, H.:* s. 14, 700 — *93. Wanke, R.:* Chirurg. *1947,* 577 — *94. Meißner, F.:* Dtsch. Gesundheitswesen *5,* 232 (1950) — *95. Botherell, E. H.* and *W. J. Horsey:* Neurology (Minneapolis) *5,* 499 (1955) — *96. Bodechtel, G.* und *H. Sack:* Med. Klin. 1947, 133 — *97. Wedler, H. W.:* Verh. Dtsch. Ges. inn. Med. 1948, 136 — *98. Sturm, A.:* s. 2 — *99. Toffol, A.:* Atti Soc. med. Bolzano *5,* 475 (1956) — *100. Nevtonova, G. A.:* Chirurgija *6,* 68 (1950) — *101. Viswanathan, D. K.:* J. Trop. Med. *57,* 75 (1954) — *102. Hashimoto, K.:* Fol. endocrin. jap. *29,* 25 (1953) — *103. Inglessi, E.:* Arch. franc. Pédiatr. 11, 621 (1954) — *104. Castel-Branco, N.:* Rev. Ibérica endocrinol. 3, 422 (1956) — *105. Heesen:* Z. Tbk. *102,* 18 (1955) — *106. Ball, K. P. a. Tackray:* Lancet *1948,* 17, 637 — *107. Fink:* Arch. Path. (Amer.) 1928, 6, 102 — *108. Natelson, R. P.:* Ann. Int. Med. *40,* 788 (1954) — *109. Weil, A.:* Dtsch. Arch. klin. Med. 93, 180 (1908) — *110. Cannon, J. F.:* Arch. Int. Med. *96,* 215 (1955) — *111. Weller, C. G., W. Elliot* u. *A. Rodriguez-Guzman:* Rev. Med. Cubana *61,* 469 (1950); J. of Urol. *64,* 716 (1950) — *112. Levinger, E. L.* and *R. F. Escamilla:* J. clin. Endocrin. *15,* 547 (1955) — *113. Weitz, W.:* Die Vererbung inn. Krankheiten. 2. Aufl. Hamburg 1949, 176 — *114. Siebeck, R.:* Medizin in Bewegung. Stuttgart 1949, 64 — *115. Ellermann:* Acta psychiatr. neurol. (K'hvn) — *116. Bernhardt, H.:* Med. Klin. 1939, 143 — *117. Rodeck, H.:* Erg. inn. Med., N. F., *6,* 186 (1955) — *118. Esser, H.* und *E. L. Schäfer:* Acta neurovegetativa (Wien) 276 (1950) — *119. Zondek, H.:* s. 5 — *120. Hoff, F.:* Klinische Physiologie und Pathologie. Stuttgart 1950, 670 — *121. Curschmann, H.:* Klin. Wschr. 1939, 1464.

STOFFWECHSELKRANKHEITEN

STOFFWECHSELSTÖRUNGEN

Stoffwechselstörungen können so in den Vordergrund treten, daß die für sie verantwortlichen Umstellungen der vegetativen Steuerung, was ihren endokrinen wie auch ihren neurovegetativen Bereich anlangt, gar nicht oder zumindest anfangs nicht erkennbar sind. Manchmal sind diese offenbar nicht beteiligt, wenn ihnen etwa Anomalien im Ablauf fermentativer Vorgänge zugrundeliegen. Aus der rein beschreibenden Wiedergabe der auftretenden Erscheinungen heraus spricht man daher von *Stoffwechselkrankheiten.*

Selbst wenn diese Krankheiten sich zu einem großen Teil mit denen des Endokriniums decken, ist es aus praktischen Gründen doch empfehlenswert, die Darstellung von diesem Gesichtspunkt aus beizubehalten. Das gilt bereits beim Diabetes mellitus, da dieser nicht einfach als Folge einer partiellen Unterfunktion des Inselorgans betrachtet werden kann, sondern richtiger als Regulationskrankheit, an deren Ausprägung Funktionsänderungen eines großen Teiles des Vegetativums beteiligt sind. Er stellt ein vielgestaltiges Stoffwechselsyndrom dar, an dessen Zustandekommen Steuerungseinflüsse in durchaus verschiedener Weise mitwirken und bei dem nicht allein der Zuckerstoffwechsel dekompensiert, sondern auch der der Fette, der der Lipoide und der der Eiweißkörper. Die Zuordnung zu den Störungen des Kohlenhydratstoffwechsels ist deswegen beizubehalten, weil diese weitaus am bedeutungsvollsten sind und sie das Krankheitsgeschehen beherrschen, jedenfalls, wenn man von den Späterscheinungen absieht. Dasselbe gilt sinngemäß für die Krankheiten des Fett- und Eiweißstoffwechsels (Fettsucht, Magersucht und Dystrophie z. B.) und die des Mineral- und Wasserhaushaltes.

Stoffwechseländerungen werden gerade in gutachterlicher Hinsicht in ihrer Bedeutung für die Leistungsminderung manchmal zu wenig beachtet, ja oft übersehen. Die Analyse der Krankheitszusammenhänge ist häufig nicht leicht, ich habe mich daher bemüht, jene Tatsachen, die diese verdeutlichen, besonders hervorzuheben. Die Beurteilung muß ausgesprochen individuell erfolgen, unter besonderer Berücksichtigung der vorzuschlagenden therapeutischen Maßnahmen.

STÖRUNGEN DES KOHLENHYDRATHAUSHALTES

Diabetes mellitus, Zuckermangelkrankheit, renale Glucosurie

Diabetes mellitus

Die Begutachtung der Zuckerkrankheit hat das größte praktische Interesse, sowohl was die Voraussetzungen zu ihrer Entstehung, ihrer Verschlimmerung, ihren Folgen und der Bewertung des Grades der damit verbundenen Erwerbsminderung anlangt. Wohl auf keinem Gebiet findet man so widersprechende Urteile wie hier. Für jede Behauptung wurden klinische Beispiele erbracht, die allerdings längst nicht immer beweiskräftig sind und einer wissenschaftlichen Kritik standhalten. Dabei findet man dann oft die Ansichten erfahrener Diabeteskenner zitiert, die sich entsprechend den Wandlungen der Auffassung von der Diabetespathogenese gelegentlich diametral gegenüberstehen. Es war daher sehr verdienstvoll, daß das Bundesministerium für Arbeit (Prof. Dr. Dr. M. BAUER) es 1953 unternommen hat, in einer Aussprache von Autoren mit zunächst besonders differierenden Anschauungen Richtsätze für die praktische Handhabung herauszustellen. Dabei wurde eine weitgehende Angleichung des Standpunktes von BERTRAM und von STURM, die zu diesem Zwecke zu Referaten aufgefordert waren, erzielt, also von einem Autor jener Richtung, die den Schwerpunkt auf die Unterwertigkeit der antidiabetogenen Kräfte legt, und einem Anhänger derjenigen, die diabetogene Einflüsse in den Vordergrund stellt.

Diese Problematik wird sehr viel einfacher, wenn man sich von der Einseitigkeit, entweder jeden Diabetes als Pankreaserkrankung oder als Zwischenhirnsymptom oder allein als Erbkrankheit anzusehen, frei macht und das *klinische Syndrom Diabetes* als Ergebnis eines Mißverhältnisses der sich gegenüberstehenden diabetogenen und antidiabetogenen Kräfte bewertet, wenn man diesen nämlich als *Regulationskrankheit* sieht. Dann ergibt sich zwangsläufig, daß von verschiedenen Angriffspunkten aus Schädigungen zum Diabetes führen können. Für die Praxis war es zunächst wichtig, festzustellen, welche grundsätzlichen Möglichkeiten, die das Experiment aufgezeigt hat, tatsächlich beim Menschen vorkommen. Im Einzelfall muß dann immer der Wahrscheinlichkeitsnachweis eines solchen grundsätzlich erwiesenen ätiologischen Zusammenhanges erbracht werden!

Wie ich (1) in den letzten 15 Jahren immer wieder gezeigt habe, ist zur Erhaltung der Stoffwechselkompensation das ständige *Gleichgewicht sich gegenüberstehender diabetogener Kräfte* (HVL, NNR, A-Zellsystem des Inselorgans) *und antidiabetogener* (B-Zellsystem des Inselorgans) notwendig. Dabei können *vom Zwischenhirn kommende Impulse* anscheinend auf beiden Seiten dieses Systems angreifen. Der Sympathikus wirkt diabetesfördernd, der Parasympathikus -hindernd. Schilddrüse und Nebennierenmark liefern stoffwechselstörende Reize in Richtung zum Diabetes, Sexualdrüsen und androgene Corticoide stabilisieren den Zuckerhaushalt. Gegenüber einer ganzen Zahl von hyperglykämisierenden Faktoren steht, in enger Anlehnung an den aufbaufördernden Vagus, als große antidiabetogene Kraft das insulinbildende B-Zellsystem. Seine absolute oder relative Unterwertigkeit ist unbedingt notwendig, wenn es zu einer echten diabetischen Stoffwechselstörung kommen soll. So könnte man, wie es auch vielfach geschehen ist, versucht sein, sich einfach auf den Standpunkt zu stellen: ausschlaggebend ist nur die Minderwertigkeit dieses Teiles des Inselorgans, sei sie endogen, anlagebedingt, oder exogen durch eine traumatische oder entzündliche Schädigung verursacht. Eine derartige Auffassung ist richtig, wenn eine absolute Unterfunktion besteht. Sie ist nicht überzeugend, wenn nur eine relative vorhanden ist, denn dann entscheidet die Vermehrung der diabetogenen Kräfte den Krankheitsausbruch und weitgehend auch ihren Ablauf. Voraussetzung ist dabei, daß die physiologische Reservebreite des jetzt vermehrt beanspruchten Inselorgans, die ja sehr beträchtlich ist, überschritten wurde. Man denke nur daran, daß im Tierexperiment, aber auch beim nicht diabetisch belasteten Menschen die Symptome der Zuckerkrankheit erst auftreten, wenn $^{9}/_{10}$ dieser Drüse entfernt werden. Mehr oder weniger früh, je nach seiner Robustheit, kommt es also bei diabetogener Auslösung zur Erschöpfung des Inselorgans, so daß der spätere Verlauf der Zuckerkrankheit nicht mehr allein durch ein Zuviel diabetogener Kräfte, sondern auch durch einen erst relativen und dann absoluten Insulinmangel beherrscht wird.

Die Anschauungen über die *beim Diabetes mellitus* vorliegenden *intermediären Störungen des Kohlenhydratstoffwechsels* sind erweitert worden und nur noch schwer durchschaubar. Es erscheint jedoch von Wichtigkeit, daß neben dem glykolytischen Abbauweg der Hexosen (EMBDEN [2] und MEYERHOF [3]) mit Anschluß an den Tricarbonsäurecyclus (KREBS [4]) zwei weitere, vorwiegend oxydative Abbauwege existieren (DICKENS [5], HORECKER [6]). Dabei ist für unsere Fragestellungen von Interesse, daß durch Umschaltung des Kohlenhydratabbaues in der Nebennierenrinde des Zuckerkranken vermehrt diabetogene (= gluconeogenetische) Steroide vom Typ des Cortisons gebildet werden. An welcher Stelle beim Diabetes mellitus primär ein Stoffwechseldefekt zustandekommt, ist wieder Gegenstand der Diskussion, seitdem die Annahmen von CORI (7), einer Störung der Phosphorylierung infolge Hemmung der Hexokinase durch „diabetogene" Hormone, nicht ihre volle Bestätigung gefunden haben. Wahrscheinlich ist die Beeinträchtigung der Hexokinase Begleiterscheinung des Fundamentalvorganges der Blockierung des Glucoseeintritts in die Zelle. Beim Alloxandiabetes kann die intracelluläre Glucosekonzentration fast bis auf Null absinken. Erythrocyten und Zellen des ZNS leiden im übrigen nicht unter einem solchen Substratmangel, da ihre Grenzflächen auch bei Insulinmangel für Glucose durchlässig bleiben. Die Hemmung des Glucoseeintritts in die Zellen führt zwangsläufig zu einer Vergrößerung des Glucose-Pools, zu einer Herabsetzung der Zuckeroxydation. Ein weiterer Stoffwechseldefekt des Zuckerkranken muß in der Beeinträchtigung der Acetylierungsprozesse gesehen werden, für die ein primärer Mangel an Oxalessigsäure eine Rolle spielt. So wird das aus dem Intermediärstoffwechsel der Fettsäuren anfallende „aktivierte" Acetat nicht über den Tricarbonsäurecyclus abgebaut, sondern angestaut und in Acetessigsäure verwandelt. Darin liegt die zur diabetischen Acidose führende Primärreaktion. Am Glucosedurchtritt durch die Zellmembran und am Glucoseabbau angreifende Störungen reichen nicht aus, um das ganze Wesen der Stoffwechselstörung „Diabetes mellitus" zu umfassen. Dafür sprechen Versuche mit Glucoseantagonisten (z. B. Desoxyglucose). Sie hemmen den Glucoseeintritt in die Zellen. Eine beträchtliche Einschränkung des intracellulären Glucoseabbaues ist die Folge. Trotzdem bleiben Hyperglykämie und Glucosurie aus, falls nicht eine stärkere Gluconeogenie hinzutritt. Die Schlüsselreaktion zu dieser liegt in einer Aktivierung der fast nur in der Leber vorkommenden Glucose-6-Phosphatase. Dieses Ferment steuert die Glucose-Freisetzung, d. h. die „Blutzuckerbildung". Physiologischerweise ist seine Aktivität gering und den Bedürfnissen der Peripherie angepaßt. Beim Diabetiker dagegen liegt eine Aktivitätssteigerung auf das 2- bis 3fache der Norm vor. Sie ist die Folge einerseits des Insulinmangels und andererseits der Einwirkung von NNR-Steroiden, entsprechend den besprochenen Formen der diabetischen Regulationsstörung. Diese Bedeutung der Glucose-6-Phosphatase lokalisiert also neben den Insulinaseeinflüssen einen Teil der diabetischen Stoffwechselstörung in die Leber.

Dieser kurze Überblick mag zum Verständnis genügen, er soll vor allem zeigen, wie komplex diese Stoffwechselstörungen ablaufen. Ohne auf weitere, noch im Fluß befindliche Forschungen einzugehen, ist auch nach den heutigen Anschauungen die Herabsetzung der *Wirksamkeit des Insulins* in den Mittelpunkt der Pathophysiologie des Diabetes mellitus zu stellen. Als Folgen ergeben sich daraus:

1. Drosselung der Glucoseaufnahme in die Zellen,
2. Veränderungen des Glucoseabbaues,
3. Minderung der Glykogenbildung in der Leber und in den extrahepatischen Organen,
4. Erhöhung der Zuckerausschüttung aus der Leber,
5. Verminderung der Fettbildung und Steigerung der Cholesterinproduktion,
6. Reduzierung der Peptid- und Proteinsynthese,
7. Herabsetzung der Bildung energiereicher Verbindungen (Mangel und verlangsamte Bildung von Adenosintriphosphat),
8. Störung der Verwertung von Brenztraubensäure und aktivem Acetat.

Man macht sich die Entscheidung zu leicht, wenn man den Diabetes nur als *Erbkrankheit* durch angeborene Minderwertigkeit des Inselorgans sieht und deswegen die exogene Erzeugung einer Zuckerkrankheit ablehnt, es sei denn, 9/10 des Pankreas sind durch Trauma oder Nekrose vernichtet worden. Hierzu einige Zahlen! Nach JOSLIN (8) hat jeder vierte Mensch die vererbte Anlage zum Diabetes. Je nach den verschiedenen Populationen bekommen aber nur 0,2—2% im Laufe des Lebens eine Zuckerkrankheit. „Diabetische Erbanlage ist also kein unentrinnbares Krankheitsschicksal!“ Äußere Faktoren sind demnach für die Diabetesentstehung von wesentlicher Bedeutung (s. auch JOHN [9]), selbst wenn man zugesteht, daß die erbbedingte Bereitschaft zur diabetischen Stoffwechseldekompensation sehr verschieden intensiv sein dürfte. Oft wirken sich offenbar Alltagsursachen oder physiologische Lebensphasen, wie Pubertät, Klimakterium, Gravidität, schon auslösend aus. Es ist selbstverständlich, daß man dann nicht von einer Schädigungsfolge im Sinne der Begutachtung sprechen kann. In anderen Fällen dagegen wäre der Diabetes mit großer Wahrscheinlichkeit überhaupt nicht oder erst sehr viel später zur Manifestation gelangt, wenn nicht eine erhebliche Schädigung des Pankreas, beispielsweise durch ein schwerwiegendes Trauma oder durch eine heftige und langwierige Entzündung oder auch durch einen zur Nekrose führenden Gefäßverschluß, hinzugekommen wäre. Man kann so wesentliche *verlaufbestimmende Teilursachen* doch nicht einfach von der Bewertung auslassen, weil eine *Anlage zur Zuckerkrankheit* besteht, die ja 1/4 aller Menschen haben. In gleicher Weise sind alle Einflüsse zu werten, die zu einer erheblichen Funktionssteigerung des hypophysär-interrenalen Systems führen, die im Stoffwechsel ja diabetogen wirkt. Sie wurden schon dargestellt. Man kann daher auch nicht grundsätzlich die Bedeutung von Zwischenhirnschädigungen, in derem unmittelbaren Gefolge zusammen mit anderen Symptomen ein Diabetes auftritt, ablehnen.

Sicher ist allerdings beim Menschen ein derartiger Zusammenhang nur extrem selten vorhanden. Das gilt ja auch für den von hier erzeugten Diabetes insipidus, bei dem niemand an einem solchen Entstehungsmechanismus zweifelt. Wichtig ist es dann, zu bestätigen, daß auch nach den klinischen Zeichen die diabetogene Seite der Stoffwechselsteuerung eine Steigerung erfahren hat. Es gibt doch sehr zu denken, daß man nach allen größeren Statistiken, sowohl bei der Akromegalie wie beim Morbus Cushing, den Diabetes in einer Häufigkeit von 20—40% findet. Noch kürzlich haben OBERDISSE und TÖNNIS (10) bei operativ gesicherten chromophilen Adenomen die diabetische Stoffwechsellage in 25% gefunden. Das ist die gleiche Häufigkeit, in der JOSLIN bei der Gesamtbevölkerung eine Anlage zum Diabetes annimmt. Bekommen nur jene Patienten mit derartigen Hypophysenstörungen eine Zuckerkrankheit, bei denen eine solche vorhanden ist? Diese interessante Frage wäre wohl durch eingehende Familienuntersuchungen zu entscheiden. Nichtsdestotrotz wird hier ohne Zweifel die Entstehung der Stoffwechselkrankheit ja durch die hypophysäre Krankheit verursacht, auch wenn die mehr oder weniger vom Inselorgan abhängige Bereitschaft zum Diabetes vielleicht eine Vorbedingung ist. Ich kann daher Bertram (11) nicht beipflichten, wenn er neuerdings sagt, man solle Begriffe wie den neurogenen, den zentralen und den hypophysären Diabetes fallen lassen. Es handele sich in jedem Fall von Diabetes um eine Erkrankung des Pankreas. Wenn man so urteilt, vernachlässigt man die Wertigkeit der einzelnen zur Krankheit führenden Faktoren. Auch die Hypophysenstörung kann, wie schon besprochen, familiär auftreten, also anlagebedingt sein (12). Überhaupt sagt Hanhart (13): „Die genetischen Eigentümlichkeiten des Diabetes mellitus sprechen für seine primäre Abhängigkeit von einer zentralen Regulationsstörung.“ Wenn man diese Ansicht zugrunde legt, wären die diabetogenen Einflüsse in derartigen Fällen für die Entstehung der Zuckerkrankheit sogar entscheidender als die antidiabetogenen, vom Inselorgan ausgehenden. Beide sind eben wichtig.

Läßt sich also der Nachweis erbringen, daß eine erhebliche *Funktionssteigerung der diabetogenen Stoffwechselregulatoren* durch einen äußeren Reiz verursacht wurde, so muß man ebensogut die Zusammenhangsfrage bejahen wie bei einer direkten Pankreasschädigung. Das ständige Übergewicht diabetogener Kräfte, das fortlaufend die erhöhte Insulinerzeugung verlangt, kann später auch zur Erschöpfung des B-Zellsystems führen, wobei es nach den Ergebnissen der tierexperimentellen Forschung durchaus fraglich erscheinen könnte, ob eine angeborene Minderwertigkeit des B-Zellsystems unerläßliche Vorbedingung ist. Der Eingriff in solchen Tierversuchen ist allerdings im allgemeinen tiefgehender und elementarer. Analogieschlüsse sind daher nur mit größten Vorbehalten möglich. Sie müssen jedenfalls durch die überzeugende klinische Kasuistik gerechtfertigt sein.

Daß man kausalgenetisch die Pankreasunterfunktion nicht allein in den Vordergrund stellen kann, ergibt sich fernerhin daraus, daß *beim Diabetessyndrom erhebliche Unterschiede in der Prüfung des Stoffwechselverhaltens* bestehen. Weil die führenden Symptome Glucosurie und Hyperglykämie vorkommen, liegt ebensowenig eine Krankheitseinheit vor wie bei der Adipositas, wegen des immer vermehrten Fettansatzes, oder bei der Magersucht, wegen des selbstverständlichen Fettschwundes. Das zeigen Unterschiede in der Insulinansprechbarkeit ebenso gut wie solche des klinisch-endokrinologischen Bildes oder die Koppelung mit Fettsucht, Mineral- und Wasserhaushaltsstörungen. Hier ist nach Entstehungsweise, Art und Verlauf der Abweichungen eine individuelle Begutachtung notwendig, besonders ist das Ausmaß der endogenen und der exogenen Teilfaktoren gegeneinander abzugrenzen. Sicher ist hierbei in besonderem Maße Kritik nötig.

Auch wenn man exogene Faktoren als wesentlich erkennt, so werden sie meist nicht alleinige Diabetesursache sein und oft nur die zu erwartende Manifestation vorverlegt haben. Ich stehe daher auf demselben Standpunkt wie Oberdisse (14), daß man dann die Rentengewährung auf einige Jahre befristen sollte, wenn nicht ein ganz ungewöhnlich intensives Trauma, eine schwere Pankreatitis oder sonst eine wirklich in diesem Organ destruktiv eingreifende Krankheit akut zum Diabetes führte.

Bereits so eindrucksvolle, fast wie ein Experiment auszuwertende Beobachtungen wie die Abnahme der Zuckerkrankheit in den Nachkriegsjahren und ihr plötzlicher Anstieg nach der Währungsreform zeigen, wie wesentlich die Ernährung, die ja auch einen exogenen Faktor darstellt, den Diabetesausbruch verhindern oder auch begünstigen kann. Ähnliche Schlußfolgerungen gestatten Vergleiche der Diabeteshäufigkeit bei wohlhabenden, seßhaften Indianerstämmen Amerikas gegenüber anderen, die ein Nomadenleben führen, oder auch die ja bekannten Feststellungen an eineiigen diabetisch belasteten Zwillingen, bei denen nur jener Partner erkrankt, der diabetesbegünstigenden äußeren, auch alimentären Einflüssen ausgesetzt ist. Hier ist die *Erbanlage conditio sine qua non, aber die exogenen Einwirkungen entscheiden, ob und wann die Krankheit entsteht.* Sie sind daher richtunggebende Teilursache. Ebenso wie GRAFE (15) vertrete ich die Ansicht, daß es für die Beurteilung nicht ausschlaggebend sein darf, ob man einen Erbfaktor eruieren kann oder nicht. Praktisch kann man ihn in der Regel als vorhanden annehmen. In früheren Untersuchungsreihen ließ sich die Familiarität etwa in 30% auffinden, in HANHARTS (13) Sippenuntersuchungen aber noch sehr viel häufiger. Von ihm wurde 1952 ein umfassendes Referat über die „erbliche Anlage zur Zuckerkrankheit" gehalten, so daß sich die Wiederholung hierher gehöriger Einzelheiten erübrigen dürfte. Das Fehlen von Diabeteserkrankungen in der Familie ist selbstverständlich kein Beweis für die nur exogene Entstehung einer Zuckerkrankheit! LEMSER (16) meint, daß ihre Schwere überwiegend von erblichen Faktoren, ihr Verlauf besonders bei leichten und mittelschweren Fällen im wesentlichen von Umwelteinflüssen abhinge.

Vor der Besprechung, auf welche Weise und von wo aus nun beim Menschen ein Diabetes durch äußere Einwirkungen zustande kommen kann, ist es ratsam, sich noch einmal zu vergegenwärtigen, daß einerseits die absolute Minderleistung des B-Zellsystems im Inselorgan dazu führt, andererseits aber auch Krankheitszustände, bei denen das hypophysär-interrenale System vermehrt arbeitet, und selten auch solche, bei denen eine zentrale Fehlsteuerung vom Zwischenhirn aus zustande kommt. In den letzten Fällen wäre die zum Ausgleich gesteigerte Insulinbildung unzureichend. Diese Kenntnis der Stoffwechselregulation ist durch experimentelle Untersuchungen erarbeitet worden, die ich deswegen kurz aufführen möchte. Die klinische Erfahrung hat gezeigt, daß auch beim Menschen alle diese Wege wirklich existieren und daß es darüber hinaus noch verschiedenartige Einflüsse gibt, die über das Steuerungssystem diabetesbegünstigend wirken. Man kann die *Tierversuche* natürlich *nicht einfach auf den Menschen übertragen,* aber sie sind wegen ihrer eindeutigen Vorbedingungen *bei der Analyse pathogenetischer Zusammenhänge unentbehrlich.*

Die HOUSSAYSCHE Schule zeigte, daß nicht allein die Pankreatektomie VON MERINGS und MINKOWSKIS zum Diabetes führt, sondern auch die Injektion hochkonzentrierter HVL-Extrakte. Der anfangs passagere Diabetes wurde permanent, wenn die Menge der HVL-Wirkstoffe gesteigert worden war (YOUNG). Die Hypophysektomie solcher auch ohne Hormonzufuhr diabetisch gebliebener Tiere führte zu einem erneuten Stoffwechselgleichgewicht, aber zu verringerter Belastungsfähigkeit. Es bestand ebenso eine Neigung zur Hyperglykämie wie zur Hypoglykämie. Die vorher vorhandene Insulinresistenz wich einer gesteigerten Insulinansprechbarkeit. Versuche, der Nebennierenrinde die diabetogene Wirksamkeit zuzusprechen, ließen erkennen, daß eine solche Funktion des HVL nicht ausschließlich über diese periphere Drüse verläuft. Neben dem corticotropen Hormon oder dem ACTH, das zur gesteigerten Cortisonausschüttung führt, spielt der ebenfalls diabetogene Wachstumsfaktor des HVL offenbar eine wichtige Rolle. Später ließ die Alloxanschädigung des B-Zellsystems erkennen, daß nur dieses Insulin bildet. Die Möglichkeit, die Schwere der Zuckerkrankheit wesentlich durch Entfernung der A-Zellen des Inselorgans zu verringern, bestätigte, daß diese offenbar einen hyperglykämisierenden Faktor, das Glucagon MURLINS und BÜRGERS, bilden. Es kommt also auf die Relation von B- und A-Zellen im Inselorgan an (FERNER).

Wenige tierexperimentelle Beobachtungen von STRIECK (17) und RANSON (18), in denen es gelang, durch eine umschriebene Zwischenhirnschädigung eine diabetische Stoffwechselsituation zu erzeugen, haben für die Diskussion der Pathogenese des Diabetes, wie übrigens auch der Fettsucht, Anregungen gegeben; für die Begutachtung sind noch weitere klinische Argumente zu suchen. Interessant ist dann noch die Möglichkeit, bei Tieren durch fortlaufende intraperitoneale Glucosezufuhr infolge ständiger Überlastung des Inselorgans einen Diabetes zu erzeugen. Griffith hat fernerhin durch einen anderen im Intermediärhaushalt reichlich vorkommenden Stoff, durch Harnsäure, bei glutathionarmer Ernährung eine Zuckerkrankheit hervorrufen können. Seine Versuche sind anscheinend noch nicht bestätigt worden; sie sind deswegen beachtenswert, weil auch beim Menschen Gicht und Diabetes gehäuft gemeinsam vorkommen und sie in dieser Reihenfolge aufzutreten pflegen.

Wie schon gesagt wurde, genügt *zur Anerkennung eines „Diabetes mellitus“* nicht die Feststellung einer Erhöhung des Blutzuckers oder gar nur die einer Zuckerausscheidung im Urin. Dazu gehören eine mehr oder weniger ausgeprägte charakteristische klinische Symptomatologie, bestimmte blutchemische Veränderungen, vor allem auch ein typisches Verhalten des Zuckerstoffwechsels unter alimentärer Belastung. Zu oft werden Reizhyperglykämien oder passagere Glucosurien fälschlich auf einen Diabetes bezogen. Ähnlich gilt das bei Ausscheidung anderer Zuckerarten, bei denen die positiven Reduktionsproben im Urin zur fehlerhaften Annahme einer Glucosurie geführt hatten. So beobachteten wir kürzlich eine Frau, die seit Jahren als „zuckerkrank“ angesehen wurde, während in Wirklichkeit eine angeborene Pentosurie vorliegt (s. Bartelheimer und Freyschmidt [19]). Zumindest jeder Zuckerausscheidung im Harn, bei der die Hyperglykämie fehlt, ist in dieser Hinsicht differentialdiagnostisch nachzugehen. Vor allen Dingen ist dann, wenn die Symptome der dekompensierten Zuckerkrankheit fehlen, Skepsis angebracht. Dieser fast selbstverständliche Hinweis erscheint erforderlich, begegnet man doch häufig in den Gutachtenakten ärztlichen Vermerken, die dem Anerkennung Begehrenden eine festgestellte Glucosurie als „Diabetes mellitus“ bescheinigen.

Wird von der *„positiven Reduktionsprobe“ im Harn* ausgegangen, dann vermag die nachstehende Zusammenstellung zu differentialdiagnostischen Überlegungen anzuregen. Nicht auf einen Diabetes zu beziehende positive Reduktionsproben können vor allem in den folgenden Situationen vorliegen:

1. bei der Aufnahme gewisser Arzneimittel, wie Chloralhydrat, Salicylsäure, Kampfer, Benzoesäure, Pyramidon, Phenylbutazon, Butazolidin (s. v. Rechenberg [20]). Nach Häussler (21) kommt es vor, daß Harn von Kranken, die mit Tetracyclinen behandelt werden, positive Reduktionsproben gibt. Grenzkonzentration für diese Erscheinung ist ein Tetracyclingehalt des Harns von etwa 1000 gamma/ccm. Auch bei 250 gamma/ccm kann die Nylander-Probe noch schwach positiv sein. Solche Beobachtungen verdienen Aufmerksamkeit, wenn man berücksichtigt, daß bei der üblichen Behandlung mit diesem Antibiotikum täglich etwa 2000 gamma/ccm im Harn erscheinen (Dimmling, Holle und Carstensen [22]).
2. bei Alkaptonurie (Ausscheidung von Homogentisinsäure),
3. bei Lävulosurie, Pentosurie,
4. bei „zentralen Glucosurien“: Apoplexie, Subarachnoidalblutungen, Encephalitis, Commotio cerebri, Epilepsie, Meningitis, CO-Intoxikationen, Tumor cerebri,
5. in der Schwangerschaft und Laktation,
6. als „renale Glucosurie“,
7. bei Herzinfarkt, bei Gewebszerfall, bei stumpfen Traumen,
8. bei Morbus Basedow und schweren Thyreotoxikosen.

Auf das klinische Bild des manifesten Diabetes mellitus im einzelnen einzugehen, ist nicht Aufgabe dieser Darstellung. Lediglich sei darauf hingewiesen, daß das „Insipidus“-

Syndrom (Polydipsie und Polyurie) in etwa 30% der Fälle fehlen kann (JOSLIN 1952 [8]). Das Vorkommen der weiteren Kardinalsymptome wird statistisch wie folgt registriert:

Mattigkeit	in 64%
Polyphagie	in 45%
Hauterkrankungen	in 31%
Gewichtsabnahme	in 27%

Keines dieser Symptome ist obligat, was ja daraus hervorgeht, daß zahlreiche Fälle von Zuckerkrankheit durch Zufall (z. B. bei Musterungsuntersuchungen, Untersuchungen für Lebensversicherungen u. a.) entdeckt werden.

Wenn man sich jetzt im einzelnen mit den *exogenen Einflüssen* auseinanderzusetzen hat, die für die Diabetesentstehung oder -verschlimmerung angeschuldigt werden, so muß man sich immer vor Augen halten, daß es sich bei diesem um eine doch sehr *oft vorkommende Krankheit* handelt und allein deswegen gelegentlich ein Zusammentreffen mit anderen zu erwarten ist. Weiterhin ist zu bedenken, daß bei Durchuntersuchung ganzer Bevölkerungsgebiete wiederholt festgestellt wurde, daß auf einen bekannten Diabetes ein bisher unbekannter kommt (WILKERSON und KRALL [23], HANHART [13] u. a.), in SCHLIACKS (24) Statistik sogar 5 bisher unentdeckte, übrigens bei Patienten, die immer über 40 Jahre alt waren. Das verwundert nicht, da in jüngeren Jahren entsprechend der andersartigen Regulationsstörung viel früher eine Insulinbedürftigkeit entsteht. Der Zusammenhang mit einem Trauma oder einer Infektion muß also schon dem ganzen Hergang nach sehr wahrscheinlich sein, wenn er anerkannt werden soll. Von dieser Forderung darf nicht abgewichen werden.

Allein direkte und indirekte Verletzungen der Bauspeicheldrüse wurden in der älteren Begutachtung als zu entgeltende Diabetesursache anerkannt. Die viel zitierte Entscheidung der RVA vom 7. 10. 1928 gründet sich auf die damaligen Vorstellungen von der Diabetespathogenese, die ganz unter dem Eindruck des Nutzens der einige Jahre vorher erfolgten Einführung des Insulins in die Therapie standen. Ein kausaler Zusammenhang zwischen Unfall und Diabetes wurde nur angenommen, wenn

1. keine Tatsachen vorlagen, die für das Bestehen einer diabetischen Stoffwechselstörung vor dem Unfall sprachen,
2. mußte die Spanne zwischen diesem und den ersten klinischen Erscheinungen kurz sein, sie durfte höchstens 1/2 Jahr betragen,
3. mußte das Trauma sehr schwer sein und die Pankreasgegend betroffen haben.

Diese Richtlinien wurden sehr bald angegriffen. REINWEIN (25) hat schon betont, daß derartig schwere Gewalteinwirkungen kaum mit dem Leben vereinbar sind. Sie müßten 9/10 des Inselorgans vernichtet haben. Lediglich bei einem Pankreas, dessen Reserven verringert sind, könnte auch ein geringeres Oberbauchtrauma diabetesauslösend wirken. Es würde damit ebenfalls richtunggebend und entscheidend den Zustand des Patienten beherrschen. Damit wären schon die Voraussetzungen zur Anerkennung eines Unfallzusammenhanges gegeben.

BROGLIE (26), STEFFENS (27), HOPF (28) u. a. haben solche Fälle gesammelt. REINWEIN (25) hat diese Fragen kritisch besprochen. JOSLIN (29) nahm zweimal zu der Frage „Trauma und Diabetes mellitus" Stellung und kommt auch jetzt, nachdem er 49 000 Diabetiker seit 1897 übersieht, zu dem Schluß, daß eine „traumatische" Genese praktisch nicht vorkommt. Gemeint ist damit eine so erzeugte Diabetesentstehung bei genetisch gesundem Inselorgan. Dabei stellt er also das hereditäre Moment in der Aetiologie ganz in den Vordergrund. Man sollte beachten, daß er bei der ersten Untersuchung eines Zuckerkranken ein familiäres Vorkommen der Zuckerkrankheit in etwa 20% fand, nach 15 bis 20 Jahren hatte sich die Frequenz verdoppelt und nach 30 Jahren verdreifacht.

Am überzeugendsten sind Fälle, bei denen es gleichzeitig zur *Insuffizienz des exkretorischen Pankreas* kam (Rammiceanu [30]). Auch dann, wenn *akute Diabeteserscheinungen* auftraten, ein Präkoma oder ein Koma, eine hochgradige Polydipsie und vor allem, wenn sich später allmählich die Schwere der Stoffwechselstörung verringerte, kann man wohl nicht umhin, die kausale Beziehung anzuerkennen, wobei mit größter Wahrscheinlichkeit eine anlagebedingte Organminderwertigkeit notwendige Voraussetzung war. Falls der Diabetes erst nach einigen Monaten entsteht, ist man gelegentlich auch berechtigt, in einem ausgesprochen geeigneten Trauma eine Teilursache zu sehen, bei einem Beginn nach Jahren ist aber meines Erachtens nicht mehr die genügende Wahrscheinlichkeit gegeben. In die praktische Problematik führt eine Mitteilung von Glatzel (31) ein. Seinen Darlegungen über die Entstehung eines Diabetes mellitus durch einen Sportunfall bei einem Soldaten etwa 4 Monate nach einer angeblich schweren Oberbauchprellung fehlt die Überzeugungskraft, da dieser Unfall erst nach einer Frist von 10 Jahren durch Zeugen geschildert wurde.

Die vollständige Entfernung des Pankreas, wie sie heute durch Verbesserung der operativen Verfahren möglich geworden ist, beseitigt in- und exkretorische Leistungen dieses Organs, sie führt zu einem relativ leichten, aber unbedingt insulinbedürftigen Diabetes (20—40 E täglich). Sie bringt aber nur eine sehr begrenzte Lebensverlängerung von einigen Monaten bis zu höchstens 2 Jahren, nach Meythaler und Kühnlein (32). Neuere amerikanische Arbeiten berichten vereinzelt über eine längere Lebensdauer. Invalidität wird man wegen der damit verbundenen schweren Störungen immer anerkennen, weniger wegen des endokrinen Ausfalls als des exokrinen.

Die *Pankreatitis* als richtunggebende Diabetesursache ist noch mehr umstritten. Daß die akute Entzündung der Bauchspeicheldrüse vorübergehend zu einem diabetischen Stoffwechselbild führt, ist ja nichts Ungewöhnliches. Hier kommt es schon für die Diagnose besonders darauf an, festzustellen, ob auch das exkretorische Pankreas geschädigt ist. Im allgemeinen werden die gastroenterologischen Störungen und die allgemeine Beeinträchtigung des Individuums ja ganz im Vordergrund stehen. Anscheinend spielt allerdings ebenfalls die verringerte Belastungsfähigkeit des Inselsystems, also die Anlage, eine Rolle. Bei schweren Infektionskrankheiten ist ein solcher Zusammenhang immer wieder angenommen worden, so z. B. bei Typhus, Mumps und Sepsis. Da es durch solche Entzündungen kaum zu einer hochgradigen Destruktion, die dauernd bestehen bleibt, kommen kann, ist man nur berechtigt, eine verfrühte Auslösung anzunehmen und müßte sich demnach für eine Begrenzung der Rentengewährung entscheiden. Die Minderwertigkeit des Inselorgans ist hier unbedingte Voraussetzung für das Bestehenbleiben einer Zuckerkrankheit!

Für die *Pankreasnekrose*, die übrigens im amerikanischen Schrifttum nicht grundsätzlich von der akuten Pankreatitis als Sonderfall abgetrennt wird, entstehen andere Folgerungen. Parenchymzerfall, Blutungen und Fettgewebsnekrosen können zu so ausgedehnten Sequestern führen, daß im Falle des Überlebens des Betroffenen ein Zustand bestehen bleibt, der einer partiellen Pankreatektomie gleichkommt. Ein auftretender Diabetes mellitus wird daher als „Pankreas-Unterfunktionsdiabetes" mit der Pankreasnekrose in Beziehung zu setzen sein.

Die Diabeteshäufigkeit nach Pankreasnekrose wird verschieden angegeben. Brütt (33) fand nur einmal eine Zuckerkrankheit unter 20 Fällen. W. Hess (34), der Pankreasnekrose und anschließende

Pankreatitis als chronisch fortschreitende Pankreatopathie zusammenfaßt, gibt die Häufigkeit eines entstehenden Diabetes mit 20% an. Übrigens beobachtete BRÜTT (33) auch einen Diabetes nach durchgeführter Gastroenterostomie infolge Embolie der Arteria pancreatica.

Die kausale Seite des Fragenkomplexes bietet indessen Schwierigkeiten. Die Entstehung eines Diabetes mellitus nach Pankreasnekrose stellt zwangsläufig die Frage nach den Ursachen dieses schwerwiegenden auslösenden Ereignisses. GÜTHERT (35) formuliert in Anlehnung an DOERR (36), daß eine ausgedehnte Pankreasnekrose eine Kombination entzündlicher Kreislaufstörungen mit primär an der exokrinen Pankreaszelle angreifender Stoffwechselstörung und Stauung des Bauchspeichels zur Voraussetzung hat. Das schwere Bauchtrauma gewinnt dabei an Bedeutung. Nach BLATHERWICK und PATTISON (37) und BROWN (38) kann nämlich eine Pankreasnekrose schon durch lokale Operationstraumen ausgelöst werden.

Nach DOERR (36) bietet sich folgende Übersicht der verursachenden, die Pathogenese der Pankreasparenchymnekrose bestimmenden Elemente:

I. Trauma

II. Zirkulationsstörung
   1. Funktionell-nervale Strombahnalteration (Splanchnicusreiz)
   2. Organische Gefäßerkrankung (Periarteriitis nodosa)
   3. Thromboembolie

III. Tryptische Läsion
   1. Vom Kanalsystem aus:
      a) Speichelstauung:
         aa) Biliopankreatischer Reflux („common channel")
             ausgelöst durch
             Papillenstein
             Papillenkrampf
             Papillenödem oder -entzündung
         bb) Duodenopankreatischer Reflux
         cc) Veränderungen am Kanalsystem:
             Gangstein
             Epithelmetaplasien
             Kompression oder Striktur
      b) Speichelretention (?)
   2. Auf dem Blutwege
   3. Primär-intrazellulär (?)

IV. Bakteriell-toxische Läsion
   1. Metastatisch (hämatogen, canaliculär usw.)
   2. Allergisch (Schwartzmann-Phänomen)

Gravidität (MARCUS [39]) und Akoholabusus (BOCKUS und Mitarbeiter [40]) können zur Entstehung der Pankreasnekrose beitragen.

Im Sektionsgut fällt immer wieder auf, in wie hohem Maße Gallenleiden, insbesondere Gallensteine bei der Pankreasnekrose gefunden werden. So zeigt die Statistik von Molander und Bell (41), daß 36% aller davon betroffenen Männer Steinträger waren. Bei Frauen ist ein solches Zusammentreffen noch häufiger (68%). Diese Angaben bestätigen frühere Erhebungen (s. Gross und Guleke [42], Gruber [43]). Neigte man früher dazu, schon in der Gallensteinbildung mit Entzündung und funktionellen Störungen in den Gallenwegen einen der wesentlichsten Faktoren für die Pankreasnekrose zu suchen, so ist man heute vielfach anderer Auffassung. Liegt allerdings ein stenosierender Papillenstein vor, so dürfte das durch diesen bewirkte, sich ständig wiederholende und mit Steigerung des intracanaliculären Druckes einhergehende Rück- und Überfließen des Exkretes dieser beiden Drüsensysteme, entsprechende anatomische Verhältnisse vorausgesetzt, tatsächlich Hauptursache des Pankreaszerfalls sein. Das Einfließen von Gallensaft in den Pankreasgang allein genügt allerdings wohl nicht, es wird von Hicken und McAllister (44) als physiologisch angesehen. Eine Beobachtung von Meyer (45) spricht ebenfalls gegen die Bedeutung des Gallenrefluxes.

Die Frage, wann sich ein Diabetes mellitus nach Pankreasnekrose manifestieren kann, ist also nicht einheitlich zu beantworten. Besonders wenn sich mehrere der von Doerr (36) aufgezählten Einflüsse nachweisen lassen oder ihre Intensität besonders beträchtlich ist, wird man den kausalen Zusammenhang zu bejahen haben. Daß große, üppige und vor allem fettreiche Mahlzeiten unmittelbar manifestationsfördernd wirken, zeigt die praktische ärztliche Erfahrung. Meist bestimmen sie den Zeitpunkt des akuten Geschehens. Bei ausgedehnten, nicht tödlichen Parenchymverlusten mündet die Nekrose unmittelbar — was den intermediären Stoffwechsel anlangt — in einen echten Diabetes mellitus, dessen Insulinbedürftigkeit ausgesprochen von dem Ausmaß der Kohlenhydrataufnahme abhängig zu sein pflegt. Ist es zur Entstehung großer Sequester, auch zur Bildung von Pseudocysten gekommen, so leuchtet es ein, daß das Fehlen großer Teile des Inselorgans entscheidende Ursache auch eines später aufgetretenen Diabetes ist. Man müßte bei einem derart verkleinerten Inselorgan selbst bei einer nach Jahren einsetzenden Stoffwechselstörung in der früheren Nekrose eine Teilursache sehen. Entsprechend dem Verhalten bei experimentellem Sandmeyer-Diabetes vermag auch dann erst die ständige alimentäre Überlastung den Ausbruch der Stoffwechselkrankheit zu bewirken.

Für die Entstehung eines Pankreasschadens wird weiterhin die direkte oder indirekte Einwirkung des Alkohols hervorgehoben, ohne bewiesen zu sein (Weichselbaum [46]). Nach Becker (47) ist die Bauchspeicheldrüse das Organ mit dem größten Eiweißumsatz. Creutzfeldt und Widmann (48) sehen darin eine Erklärung dafür, daß das Pankreas so häufig bei Lebercirrhosen miterkrankt. Aus diesem Blickwinkel wird man auch durch chronischen Nahrungsmangel bedingte Pankreasschäden akzeptieren müssen, z. B. in der Notzeit nach dem Kriege (Véghelyi [49]) oder beim Eiweißmangelschaden des Kwashiokor-Syndroms (Thompson und Trowell [50].) Ob auch die Pankreatitis durch Cortisonanwendung (im Tierversuch) über eine Störung des Eiweißstoffwechsels zustande kommt, bleibt zunächst fraglich (Bencosme und Lazarus [51]).

Eine lebhafte Diskussion hat seit jeher die *Pankreatitis als zweite Krankheit bei Gallenblasenerkrankungen* mit Übergang in einen sekundären Diabetes ausgelöst (Katsch [52]). Hier läge also eine ausgesprochen chronische Pankreasschädigung vor. Daß dann bei einem erbgesunden Pankreas ein Diabetes auftreten kann, wird unter anderen von Bertram bestritten. Nichtsdestotrotz dürfte man gelegentlich nicht umhin können, dem Gallenleiden eine so wesentliche Bedeutung zuzuschreiben, daß es als Teilursache eines, wenn auch genetisch begründeten Diabetes anerkannt werden müßte. Unter allen Umständen wäre dazu der Nachweis rezidivierender Cholangitiden mit häufig aufgetretener Pankreatitis zu erbringen. Im ganzen sollte man allerdings mit einem derartigen Urteil zurückhaltend sein, da gerade die meistbetroffenen Fettsüchtigen sowohl zu Gallenerkrankungen wie zum Diabetes neigen und bei ihnen häufig eine gemeinsame übergeordnete Regulationsstörung angenommen werden muß. Dementsprechend findet man nicht die Charakteristika des Pankreasunterfunktionsdiabetes, sondern mehr die der extrainsulären Reizglucosurie bis zu denen des Überfunktionsdiabetes. Damit würde die Pankreatitis als wesentlich zu berücksichtigende Teilursache der Zuckerkrankheit entfallen. Besonders STOCKINGER (53) hat sich mit diesen Zusammenhängen befaßt. Eine *Ulcuspenetration vom Magen oder Duodenum aus* vermag sich nur auf einen begrenzen Bezirk der Bauchspeicheldrüse auszuwirken. Eine so umschriebene Schädigung dieses Organs kann man nicht als richtunggebende Ursache ansehen, solange diese wegen einer anschließenden universellen Pankreatitis nicht gesichert ist.

Krankheiten, die zur Leberparenchymschädigung führen, verbessern zuweilen, aber längst nicht immer, die Kohlenhydrattoleranz. Sie können sie auch verschlechtern. Schon im vorigen Jahrhundert beobachteten CLAUDE BERNARD, PUSINELLI und QUINCKE (54/56), daß das Hinzutreten einer *Lebercirrhose* zum Diabetes mellitus eine Milderung des letzteren bewirkte. NAUNYN (57) sprach auf Grund eigener Beobachtungen vom „heilbaren Leberdiabetes". BORDLEY (58), KRANES (59), STRIECK (60) und LÖHR (61) haben in den letzten beiden Jahrzehnten zu dieser Frage weitere Beiträge geliefert. Die Deutung ist nicht einfach, zumal die Toleranzbesserung nur gelegentlich auftritt. Verminderter Stoffumsatz und relativer Hungerzustand, Verringerung der Gluconeogenese, Änderung des Glykogenstoffwechsels werden erörtert. Können also besondere metabolische Symptomenbilder bei gleichzeitigem Vorliegen einer Lebercirrhose und eines Diabetes mellitus bestehen, so ergibt sich daraus noch nicht die Berechtigung, auf Grund des Vorkommens zum Teil entgegengesetzt gerichteter Stoffwechselabweichungen, eine Sonderform der Zuckerkrankheit, einen „hepatischen Diabetes mellitus" anzunehmen und gutachtlich zu berücksichtigen.

Dabei sollte man den Lebereinfluß auf die diabetische Stoffwechselstörung nicht unterschätzen. Nach den Untersuchungen von MIRSKY und Mitarbeitern (62), WEISBERG, FRIEDMAN und LEVINE (63), ELGEE und WILLIAMS (64) werden in diesem Organ Insulinasen gebildet, ebenso wie übrigens auch in den Nieren Fermente, die Insulin unwirksam machen. Die Einwirkung der Leber auf die Insulinaktivität ist bekannt. Protrahierter Hunger drosselt sie, kohlenhydratreiche Kost erhöht sie. Unterliegt der Diabetiker einer umfassenden Leberparenchymschädigung, dann reduziert sich anscheinend die Insulin-zerstörende Potenz erheblich. Blutzuckersenkungen, bis zum Hypoglykämie-Syndrom, können damit in Zusammenhang gebracht werden. Die Insulinasewirkungen unterliegen aber auch dem Einfluß des Hypophysenvorderlappens. So wird durch Hypophysektomie die Insulinaseaktivität deutlich herabgesetzt (ELGEE [64]).

Tuberkulose und *Syphilis* als pankreasschädigende Einwirkungen spielen in der Praxis keine Rolle. Allerdings ist nicht zu leugnen, daß gelegentlich einmal, wie in der Beobachtung von PANNHORST (65) bei einem eineiigen Zwilling, dadurch eine Zuckerkrankheit ausgelöst wird. Wahrscheinlich muß man den Angriffspunkt der Infektion dann aber mehr auf der diabetogenen Seite des Regulationssystems suchen. Jede *Infektion*, auch mit chronischem Verlauf, stellt eine Belastung des Stoffwechsels und der vegetativen Regulation dar, die auch einmal einen schlummernden Diabetes manifest werden lassen kann, ohne daß sie damit kausalgenetisch an die erste Stelle rückt. Den Zusammenhang kann man gutachterlich nur anerkennen, wenn entweder eine schwere Pankreasschädigung deutlich wird, über das Übliche hinausgehende Zwischenhirnsymptome auftreten oder wenn sich die Erscheinungen eines erhöhten Tonus des hypophysär-interrenalen Systems entwickeln. Sonst darf man eine Infektion nicht als entscheidend bewerten (Reinwein [25], Meythaler und Jacobi [66] u. a.)

Neben Schädigungen, die die antidiabetogene Seite der Stoffwechselregulation treffen, kann auch beim Menschen eine *hypophysär-interrenale Überfunktion*, deren exogene Auslösung ebenfalls möglich ist, wie ich früher gezeigt habe, und wohl auch eine *Zwischenhirnläsion* zum Diabetes führen.

Das diabetische Stoffwechselsyndrom gehört sowohl zur *Akromegalie* wie zum *Morbus Cushing*, sei dieser hypophysär oder primär interrenal entstanden. Wieweit dann gutachterlich Zusammenhänge anzuerkennen sind, wurde in den entsprechenden Kapiteln besprochen. Die Kohlenhydratstoffwechselstörung zeigt alle Übergänge von der extrainsulären Reizglucosurie bis zum völlig insulinresistenten Diabetes, der später nicht selten bei Nachlassen der Erzeugung diabetogener Wirkstoffe und nach Erschöpfung des Inselorgans auch insulinempfindlich wird. Besonders häufig kommen dabei Fettstoffwechselstörungen vor, eine Hypercholesterinämie ist die Regel. Praktisch bedeutungsvoll ist ein derartiger Entstehungsmechanismus vor allem dann, wenn der Ausfall der Sexualdrüsen, besonders im Klimakterium, zu einer gesteigerten HVL-Tätigkeit führt, die auch eine Manifestationszunahme des Diabetes mit sich bringt.

Die Konzeption eines *„Nebennierendiabetes“* wurde bereits 1901 von F. Blum (67) aufgestellt. Nach manchen tierexperimentellen klinischen Beobachtungen hat die Isolierung und Anwendung der Glucocorticoide, Corticosteron, Cortison und Cortisol (= Hydrocortison) auf das eindrucksvollste die diabetogene Wirksamkeit der Nebennierenrinde gezeigt. Beim Menschen bewirkt vor allem Cortisol eine erhebliche Steigerung der Gluconeogenese (Renold, Ashmore, Hastings [68]).

Tierversuche waren nur mit Zurückhaltung zu bewerten. Ratte, Meerschweinchen, Kaninchen und Rhesusaffe zeigen auf Glucocorticoide und ACTH eher eine Glucosurie als Hund und Katze. In die tieferen Zusammenhänge wurde bislang kaum Einblick gewonnen. De Bodo und Mitarbeiter (69) haben zum Beispiel festgestellt, daß die diabetogene Wirkung des STH, des Wachstumshormons, durch Cortisonzufuhr aufgehoben wird. Erzwungene Überfütterung mit Kohlenhydraten und vorhergegangene partielle Pankreatektomie schaffen die Voraussetzung, daß die Zufuhr von Glucocorticoiden bei Carnivoren einen „Steroiddiabetes“ erzeugt (Long und Mitarbeiter [70], Ingle [71]). Bemerkenswerterweise führen langdauernde Cortison- und ACTH-Behandlungen im Tierversuch zu histologischen Nierenveränderungen, die den bei der menschlichen diabetischen Glomerulosklerose (Kimmelstiel-Wilson [72]) gefundenen ähneln (Friedenwald 1952 [73]).

Beim Menschen ist ein gesundes, leistungsfähiges Pankreas in der Lage, auch eine langdauernde und hohe Glucocorticoidzufuhr, wie sie heute aus den verschiedensten therapeutischen Gründen häufig durchgeführt wird, hinsichtlich des Blutzuckerverhaltens zu kompensieren. Immer ist dabei nach dem Auftreten einer Glucosurie zu fahnden, für deren graduelle Bewertung noch zu beachten ist, daß Cortisol die „Nierenschwelle“ für Glucose senkt, die Filtration nimmt bei gleichbleibender tubulärer Glucoserückresorption zu. Ob ein solcher Befund besonders leicht bei „potentiellem“ Diabetes mellitus zustandekommt, so daß man mittels einer Glucosebelastung unter Cortison bzw. Cortisol die Diabetes-

Bereitschaft prüfen kann (FAJANS und CONN [74]), erscheint noch nicht hinreichend gesichert.

Beim echten Cushing-Syndrom ist die Glucosetoleranz fast stets herabgesetzt. Bei einem Viertel bis einem Drittel der Fälle findet sich ein manifester Diabetes mellitus mit erheblicher Glucosurie, herabgesetzter Insulinempfindlichkeit und geringer Neigung zur Ketose. Voraussetzung für eine solche Situation ist offenbar die Begrenzung einer Kompensation durch Erhöhung der Insulinproduktion. Ausmaß und Dauer der Glucocorticoidüberschwemmung wirken wahrscheinlich bei einer angeborenen Veranlagung zum Diabetes mellitus manifestationsfördernd, Zusammenhänge, auf die bei der Besprechung der Nebennierenstörungen schon eingegangen wurde.

LABHART (7) hat 1957 die folgende Beobachtung, die die Frage einer „iatrogenen Diabetesauslösung" durch Cortison und seine Derivate im Grunde sachlich charakterisiert, mitgeteilt:

Ein Kranker mit Periarteriitis nodosa hatte im Laufe von 3 Jahren über 250 g Cortison bzw. Prednison eingenommen. Unter anderem waren ein Vollmondgesicht und eine Osteoporose aufgetreten. Die Blutzuckerwerte lagen jedoch im Normbereich. Das Blutzuckerverhalten im Staub-Traugottschen Versuch war ebenfalls normal. Es kam lediglich zu einer passageren Glucosurie von etwa 14 g/Tag. Diese Zuckerausscheidung kann nach dem oben Gesagten als „renal bedingt" ihre Erklärung finden.

An Hand der Versuche von RENOLD und HASTINGS (76) gibt LABHART (75) die folgende *Charakterisierung des „Steroid-Diabetes"*, die durchaus der entspricht, die ich bei der Aufstellung des Begriffes des Überfunktionsdiabetes gegenüber dem Unterfunktionsdiabetes vorgenommen hatte (1940). Bei Insulinmangel ist der Glucosepool des Organismus durch herabgesetzten Verbrauch und wohl auch durch Steigerung der Glucoseneubildung vergrößert. Beim „Steroid-Diabetes" dagegen liegt der Glucoseverbrauch in der Peripherie im Normalbereich, während die Gluconeogenese in der Leber erheblich gesteigert ist. Sie beherrscht das Krankheitsgeschehen. Das Verhalten der Leber ist also bei dieser Form von besonderer Bedeutung. Hierzu teilte WYSS (77) kürzlich folgende Beobachtung mit:

Ein 49jähriger Mann erkrankt im September 1956 an einer Hepatitis. Nach einem Jahr besteht noch immer eine „schwere, chronische Hepatitis" bzw. „subchronische Leberdystrophie". Der Übergang in die Cirrhose zeichnet sich bereits ab. Therapie mit Prednison (20 mg/Tag, später 15 bzw. 10 mg/Tag). Unter auffallender Besserung des Befindens tritt plötzlich ein Diabetes mellitus mit Blutzuckerwerten über 230 mg⁰/₀ und einer täglichen Zuckerausscheidung von 200 g auf. Nach Absetzen des Prednisons geht die Glucosurie erheblich zurück, jedoch bleibt der Zuckernachweis im Urin noch „wochenlang" positiv. Die Blutzuckerwerte liegen im Normbereich.

Auch diese Beobachtung wird als reiner „Steroid-Diabetes" gedeutet. Die bleibende Normalisierung des Blutzuckers und der Ausscheidungsverhältnisse zeigt eine gewisse Parallele zu den spontanen Besserungen des Diabetes beim Morbus Cushing. Man wird weitere Fälle sammeln müssen, um festzustellen, unter welchen Voraussetzungen ein derartiges Zusammenwirken der hier aufeinandertreffenden Faktoren, Leberparenchymschaden und künstliche Steigerung der Gluconeogenese, zu einer bleibenden Zuckerkrankheit führen kann. Zugleich erweist sich, wie zurückhaltend der Gutachter sein muß, bevor er etwa einen Diabetes als Folge einer entschädigungspflichtigen Hepatitis („Impfhepatitis"!) anerkennt.

Besonders schwierig ist die Frage zu entscheiden, ob vom *Nervensystem* aus eine Zuckerkrankheit erzeugt werden kann. Das Experiment hatte diese Möglichkeit bejaht. In der klinischen Literatur, besonders in der älteren, ist eine Fülle von Fällen gesammelt worden, in denen mehr oder weniger überzeugend Hinweise bestanden, nach denen es infolge einer Reizung des Zwischenhirns zu einer Dekompensation des Kohlenhydratstoffwechsels bis zur Entwicklung eines echten Diabetes gekommen war.

Bei zahlreichen dieser Beobachtungen halten jedoch die gezogenen Schlußfolgerungen einer Kritik nicht stand. Immerhin dürfte es den wirklichen Verhältnissen nicht entsprechen, eine derartige Entstehung ganz abzulehnen. Ich habe solche Diabetiker gesehen, ebenso wie KRETSCHMER (78), ARNETH (79), CURSCHMANN (80), STURM (81) u. a. REINWEIN hat diese Frage schon eingehend erörtert und auf Übergänge von der extrainsulären, zentralen Reizglucosurie bis zum echten Diabetes aufmerksam gemacht. Selbst UMBER (82) gab zu, daß ein von Haus aus minderwertiges Inselsystem sich dann erschöpfen könne und damit allmählich eine insuläre diabetische Komponente manifest würde. Es scheint tatsächlich so zu sein, daß gerade hier gelegentlich ein längeres Intervall notwendig ist, bis es zur Ausprägung der Stoffwechselstörung kommt.

Unbestritten sind Reizhyperglykämie und -glucosurie beim akuten Schädeltrauma. Sie sind insulinresistent und passager und haben im allgemeinen nichts mit einem Diabetes zu tun. Nur in seltenen Fällen, offenbar dann, wenn es zur Erschöpfung eines minderwertigen Inselorgans kommt, resultiert eine diabetische Stoffwechselstörung. Wenn dann Brückensymptome vorhanden sind, wie sie STURM (81) in dem Erscheinungsbild des Stammhirnsyndroms fordert, ist man berechtigt, in dem erlittenen Trauma eine Teilursache zu sehen. Eine solche Anerkennung ist ebenfalls gestattet, wenn ein eosinophiler oder basophiler Pituitarismus entstanden ist, der den Rückschluß auf eine von hier ausgehende diabetogene Überfunktion bestätigt.

Sicher sind derartige Verläufe, die ich als mesencephalen Fehlsteuerungsdiabetes bezeichnet habe, außerordentlich selten. Vielleicht läßt die Kürze des Intervalls verstehen, daß bei der Nachuntersuchung von Hirnverletzten (SACK und BODECHTEL [83], WEDLER [84], OBERDISSE und TÖNNIS [10]) diabetische Störungen vermißt wurden. Sieht man die Zusammenhänge so, dann wird man das Schädeltrauma auch nur als Teilursache werten können, neben dem die Bereitschaft zur endokrinen und neurovegetativen Entgleisung viel bedeutungsvoller ist. Trotzdem fuhren erst die exogenen Faktoren zur Krankheit. Es erfolgte eine richtunggebende Verschlimmerung; ohne diese wäre der Diabetes wahrscheinlich sehr viel später oder niemals in Erscheinung getreten.

Gelegentlich begegnet man einem solchen Krankheitsgeschehen, bei dem man die Entstehung eines *Diabetes durch ein Hirntrauma* ernsthaft in Erwägung ziehen muß, auch wenn nicht abzulehnen ist, daß letzten Endes für das Zustandekommen der Stoffwechselstörung eine Minderwertigkeit des B-Zellsystems im Inselorgan entscheidend war. Am ehesten sprechen in diesem Sinne Beobachtungen wie die folgende, bei denen unmittelbar, nach wenigen Stunden auftretende, führende Symptome eines Diabetes zu finden sind.

Bei einem damals (1941) 32jährigen Flugzeugführer, der bei einem Absturz eine Contusio cerebri erlitt, kam es zu einer posttraumatischen, mit Wesensänderung einhergehenden Epilepsie, wie sie im allgemeinen nur zu den genuinen Formen gehört, und zum Auftreten eines schweren Diabetes. Nach dreistündiger Bewußtlosigkeit wurde schon im Lazarett ein ungewöhnlich starkes Durstgefühl mit einer Trinkmenge bis zu 10 Litern beobachtet. Dabei war eine Glucosurie festzustellen, in den folgenden Tagen auch Blutzuckerwerte bis 600 mg⁰/₀, so daß unverzüglich die Verordnung von Alt-Insulin erfolgte. Später fand man dann wiederholt Aceton im Urin. Man muß demnach wohl annehmen, daß einerseits durch die Stammhirnschädigung ein passageres Insipidus- und andererseits aber auch ein anhaltendes Mellitus-Syndrom entstanden ist. Letzteres ließ sich durch seine Besserung unter Insulingaben, übrigens auch, was die Trinkmenge anlangt, als echte diabetische Stoffwechselentgleisung charakterisieren. In den nächsten Jahren sind wiederholt klinische Behandlungen durchgeführt worden, sowohl wegen der traumatischen

Epilepsie als auch wegen der Dekompensation des Stoffwechsels. Dabei hat sich zeitweilig angeblich die Notwendigkeit gezeigt, Insulinmengen bis 140 E Depot-Insulin täglich zu injizieren. 1956 war bei einer Einstellung von 200 g KH, 60 g Fett und 60 g Eiweiß eine Einstellung mit 40/20 E Depot-Insulin ausreichend, wobei eine Restglucosurie von 10—40 g/die in Kauf genommen wurde. Ein Auslaßtag führte zu einem Anstieg der Glucosurie auf 64 g/die. Der Nüchtern-Blutzucker betrug nach diesem Tag 503 mg%, während dieser sonst im allgemeinen zwischen 200 und 280 mg% lag. Daraus ergibt sich eindeutig die Insulinbedürftigkeit, aber auch eine genügende Insulinansprechbarkeit. Kennzeichnend für diesen Diabetes war die Neigung zu Stoffwechselschwankungen, die durch die JACKSON-Epilepsie mit dadurch verursachter Unregelmäßigkeit der Lebensweise noch besonders begünstigt sein mag. Nebenbei bemerkt hatten sich in den 15 Jahren seit der Manifestation keine gröberen Gefäßveränderungen entwickelt, es bestand lediglich eine initiale Retinitis diabetica. Ein Nierenbefund lag bei unserer letzten Nachuntersuchung (1956) nicht vor.

Für Zusammenhangsfragen ergeben sich gerade in solchen Fällen oftmals besondere Schwierigkeiten hinsichtlich der aktenmäßigen Voraussetzungen. Die Zuverlässigkeit der Angaben, die Stichhaltigkeit der diagnostischen Maßnahmen und die objektiven Beobachtungszeugnisse sind zu prüfen, bevor man Anerkennungen ausspricht, damit der ärztliche Gutachter nicht Täuschungen erliegt. Insofern könnte auch die Beispielhaftigkeit der obigen Mitteilung in gewisse Zweifel gezogen werden, da die Krankengeschichte aus der ersten Zeit durch Kriegsereignisse verloren gegangen ist.

Noch viel schwieriger ist die Entscheidung, ob *seelische Belastungen* zum Diabetes führen können. Eine solche Frage wird vom medizinischen Laien besonders häufig aufgeworfen. Sie ist wohl insofern grundsätzlich zu verneinen, als eine anlagemäßig intakte Stoffwechselregulation dadurch nicht dekompensieren kann. Einleuchtend ist jedoch, daß mit Todesangst verbundene Erregungen, die zu einer ungewöhnlichen Steigerung des neurovegetativen Tonus führen, auch in der Lage sind, sofort eine diabetische Stoffwechselstörung manifest werden zu lassen. Ein solcher zeitlicher Zusammenhang müßte unbedingt neben der Überwertigkeit des Erlebnisses gefordert werden. Häufig vorgetragene Behauptungen früherer, auch länger dauernder seelischer Belastungen kann man nicht für die spätere Entstehung einer Zuckerkrankheit verantwortlich machen, sie lassen sich vom wissenschaftlichen Standpunkt aus nicht stützen.

Daher ist es auch nicht möglich, selbst jene hochgradigen psychischen Belastungen, die etwa bei Soldaten oder Inhaftierten lange Zeit bestanden haben, späterhin noch als Ursache einer diabetischen Störung anzunehmen. In diesem Sinne sprechen die Erfahrungen des ersten und zweiten Weltkrieges und besonders auch die des Bombenkrieges, bei dem eine oft ältere und damit eine weit mehr diabetesgefährdete Population derartigen Spannungen ausgesetzt war.

Wenn es wirklich einmal zur Anerkennung eines extrem ungewöhnlichen seelischen Traumas als richtunggebende Teilursache kommt, so muß nicht allein der sofortige Beginn des Diabetes gefordert werden, selbstverständlich bei Fehlen früherer Hinweise auf eine Stoffwechselstörung; es wäre auch die endogene Komponente als ebenso wesentliche Teilursache zu berücksichtigen. Gegebenenfalls käme auch hier, wenn man den Grad der Erwerbsminderung nicht aufgliedern will, die Befristung auf einige Jahre in Frage, da mit hoher Wahrscheinlichkeit damit zu rechnen war, daß es ohnehin zum Diabetesausbruch gekommen wäre.

Eine solche Stellungnahme in der Bewertung exogener Einflüsse mag zunächst gekünstelt erscheinen. Nach allem, was wir über die Diabetespathogenese wissen, dürfte sie jedoch den tatsächlichen Verhältnissen am nächsten kommen. Es bedeutet eine Entscheidung in dubio pro reo, wenn Carstens (85) fordert, man solle die Auffassung, daß es sich um „eine vorzeitige Manifestierung eines bereits latenten Diabetes handelt“, fallen lassen, sie ginge ganz zu Lasten des Untersuchten. Er vertritt die Ansicht, daß man derartige nicht zu beweisende Behauptungen unterlassen sollte, vor allem, wenn der Insult genügend schwer, der zeitliche Zusammenhang gewahrt und ein früherer Diabetes nicht nachgewiesen sei. Man muß Meyeringh (86) recht geben, daß man bei dem einen oder anderen der von ihm beschriebenen Fälle auch eine andere Einstellung einnehmen kann. Bei einer so stark endogen bedingten Krankheit soll der Nachweis der Wahrscheinlichkeit, daß die angeschuldigte Einwirkung für den Verlauf richtunggebend war, in ganz besonderem Maße in der Begutachtung angestrebt und begründet werden. Da es meist unmöglich ist, eine objektiv zu sichernde Entscheidung zu fällen, scheint mir der Vorschlag von Oberdisse für eine befristete Anerkennung gelegentlich einen brauchbaren Ausweg darzustellen, der einerseits dem Untersuchten, dann aber auch dem Versicherungsträger am ehesten gerecht wird.

Man muß Grafe (87) beipflichten, wenn er sagt: „Es kann heute keinem Zweifel unterliegen, daß beim Auftreten eines Diabetes mellitus exogene Faktoren eine viel größere Rolle spielen, als man früher anzunehmen geneigt war. Es gibt nicht nur einen manifesten Diabetes mellitus, sondern auch eine latente, mit besonderen Zuckerbelastungsproben feststellbare Form. Und die entscheidende Frage für die Begutachtung ist, wann und wodurch die latente Form in die manifeste übergeführt wird, d. h. der Diabetes mellitus zur Auslösung kommt.“ In manchen Werken über Unfallheilkunde oder traumatische Entstehung innerer Krankheiten wird der Ausdruck „Auslösung“ als zu unbestimmt abgelehnt und lieber von einer „wesentlichen Mitverursachung“ gesprochen. Im Prinzip kommt das natürlich auf das gleiche heraus.

In praxi wird also der Gutachter zu entscheiden haben, *ob mit überwiegender Wahrscheinlichkeit eine der aufgeführten Schädigungen als für das Auftreten der Zuckerkrankheit wesentlicher mitbestimmender Faktor anzunehmen ist.* Ich möchte also ebenso wie Grafe und auch Carstens den exogenen Faktoren eine beachtenswerte Bedeutung bei dem Zustandekommen, nämlich bei der Manifestation, und nicht nur bei der Verschlimmerung einer vorhandenen Zuckerkrankheit zuerkennen. Bertram (11) spricht von *richtunggebender Verschlimmerung* auch in dem Sinne, daß die Schädigung zur Auslösung der Zuckerkrankheit führte, im Gegensatz zur *ursächlichen Bedingtheit* einer solchen, wenn allein das exogene Moment einen Diabetes erzeugte. Im allgemeinen ist es aber üblich, von einer Verschlimmerung erst dann zu sprechen, wenn ein Diabetes bereits manifest war. Daß derartige Ereignisse nicht selten sind, betont auch Bertram. Sie haben in unfallrechtlicher Hinsicht als Wehrdienstbeschädigung, aber auch als Inhaftierungsfolgen Bedeutung. Gerade in den letzten Fällen wurden recht häufig Diabetiker Schädigungen ausgesetzt, die ihnen unter normalen Bedingungen nicht zugemutet worden wären und die zur Verschlechterung der Stoffwechsellage, zur Entwicklung von Organschäden, überhaupt zu den typischen Komplikationen führten, zumindest diese offenbar früher zum Ausbruch kommen ließen. Hierbei wird immer wieder die Frage auftauchen, ob diese Veränderungen ohne die erlittenen Unbilden in gleichem Umfang entstanden wären, wenn vielleicht auch etwas später. Um solche Einwände mit genügender Wahrscheinlichkeit zu entkräften, muß man, *ähnlich wie bei der Anerkennung eines mitverursachenden Faktors, bei der Auslösung eine beträchtliche Schwere der Schädigung und vor allen Dingen den unmittelbaren Zusammenhang fordern.* Bei einem wesentlichen oder sogar größeren Intervall läßt sich der Wahrscheinlichkeitsnachweis nicht mehr erbringen, da die meisten Fälle von Zuckerkrankheit ohnehin die Neigung zur Progredienz haben. Dabei ist zu berücksichtigen, daß die Entstehung der typischen, die Prognose bestimmenden Komplikationen außer von der Dauer der Stoffwechselstörung von deren Manifestationszeitpunkt, in der Jugend oder im Alter, aber auch von individuellen, noch nicht näher zu analysierenden Bedingungen abhängig ist.

Es gibt zu denken, wenn ein so erfahrener Diabeteskenner wie JOSLIN der exakten und disziplinierten Stoffwechselführung eine so bedeutende Rolle für die Verhütung der Komplikationen zuerkennt. Daraus läßt sich doch auch der Schluß ziehen, daß die Verhinderung einer solchen durch zwingende äußere Gründe sich für den Zuckerkranken nachteilig auswirkt. Allerdings bleibt es unbestreitbar, so sehr man JOSLIN grundsätzlich beipflichten muß, daß in manchen Fällen trotz zuverlässiger Diäteinhaltung schon früh Komplikationen, besonders am Gefäßsystem, auftauchen. Solange die dazu führenden Faktoren nicht vollständig bekannt sind, ist also in der Bewertung verschlimmernder Einflüsse, auch was die Spätschäden anlangt, Kritik am Platze. Das gilt besonders für den lang dauernden, den jugendlichen Diabetes. In den ersten 10 Jahren desselben scheint die Entwicklung des Kindes einwandfrei vonstatten zu gehen. Dann tritt häufig, wie auch E. FRANK (88) hervorhebt, eine schleichende, durch die charakteristischen lokalisierten Gefäßschädigungen unaufhaltbar zu Siechtum und Tod führende zweite Krankheit auf. Wir kennen noch nicht mit Sicherheit die Ursachen und wissen beispielsweise nicht, warum in der einen Landschaft ein derartig bösartiger Verlauf oft und in anderen kaum einmal vorkommt. Sind Unterschiede des Stoffwechselregimes die Gründe?

Störfaktoren aus dem Vegetativum, die sich für den Diabetes ungünstig auswirken, sind dann noch alle mit dissimilatorischen Stoffwechselvorgängen einhergehenden Steigerungen des Sympathikotonus, zu denen die vermehrte Tätigkeit der Schilddrüse und des Nebennierenmarks enge Beziehungen besitzt. Sie sind allerdings nicht im eigentlichen Sinne als diabetogen zu bezeichnen, da sie bei intaktem Inselorgan nicht zum Diabetes führen, auch nicht im Experiment.

Dadurch unterscheiden sie sich grundsätzlich von Überfunktionszuständen des Hypophysenvorderlappens und der Nebennierenrinde. Besonders FALTA (89), ursprünglich auch HOUSSAY (90), hatten in der vermehrten Thyreoidinbildung zum Diabetes führende Ereignisse angenommen. Inzwischen ist entschieden, daß die Basedowsche Krankheit und die Hyperthyreose nicht so gewertet werden können. Durch plötzliche Blutzuckersteigerungen und auch durch die Erniedrigung der Nierenschwelle für Glucose werden lediglich die Stoffwechselsymptome gesteigert, ohne daß es bei widerstandsfähigem Inselorgan zu einer anhaltenden Stoffwechselstörung kommt. Sie tritt nur ein, wenn dieses in seinen Reserven insuffizient ist. Man muß selbstverständlich bemüht sein, derartig störende Einwirkungen zu beseitigen. In der Begutachtung des Diabetes kann ihnen nur eine untergeordnete Bedeutung zugesprochen werden, allenfalls im Sinne einer geringgradigen Verschlimmerung. LOHMANN (91) hat in letzter Zeit Fälle von diabetischer Stoffwechselstörung bei Hyperadrenalismus zusammengestellt. BROGLIE (92) zeigte, daß die operative Entfernung eines Phäochromocytoms zur Beseitigung einer leichten und nicht belästigenden Stoffwechseländerung führte. Das bestätigt, daß man nicht berechtigt ist, von hier stammende Einwirkungen gänzlich abzulehnen. Immerhin werden solche Verläufe seltene Einzelfälle bleiben.

Der „geheilte Diabetes“ zeigt am besten die Natur solcher Stoffwechselstörungen als Regulationskrankheit. Geht man diesen Fällen nach, so stellt man fest, daß nicht die Besserung der Funktion des B-Zellsystems des Inselorgans die Ursache zu sein pflegt, sondern vielmehr die Verringerung der diabetogenen Regulatoren, sei es, daß eine Schädigung des HVL oder der NNR eingetreten ist, in einer Kasuistik KALKS (93) auch eine cerebrale Läsion bei einer Apoplexie mit Auswirkung auf die neurogene Steuerung.

Allerdings kann auch eine *Verminderung der Leberfunktion* zum Verschwinden der Symptome der Zuckerkrankheit führen und die Stoffwechselführung grundlegend verändern, wie in der folgenden Beobachtung:

Kaufmann, geboren 1905. 1942 Lungentuberkulose. Beidseitiger Pneumothorax. 1946 erneut klinische Behandlung der Tuberkulose. Dabei Feststellung eines Diabetes mellitus. (In der Familie kein Fall von Zuckerkrankheit bekannt.) Nach Stoffwechseleinstellung (14 Broteinheiten, 100 g Fett, reichlich Fleisch und 16 E Depot-Insulin) Thorakoplastik. Deutliche Besserung des Befindens und Wiedergewinn der Leistungsfähigkeit. Oktober 1952 ausgewogene Stoffwechseleinstellung bei 14 BE und 12 E Depot-Insulin, Nüchternblutzucker 160 mg%. September 1954 Hepatitis epidemica. Während des Ablaufes der Hepatitis ausgeglichene Stoffwechsellage bei 36 E Altinsulin. Seit November 1954 kein Insulin mehr, da sich nach Abklingen der Hepatitis die Toleranz erheblich gebessert hat. Blutzucker um 100 mg%, keine Harnzuckerausscheidung. Die Kost wird frei gestaltet, die tägliche KH-Zufuhr wird auf mindestens 20 BE geschätzt. Während jahrelanger Beobachtung besteht kein manifester Diabetes mellitus mehr. Die Zuckerstoffwechselstörung ist offenbar durch die veränderte Leberfunktion in ein latentes Stadium gelangt.

Im Zusammenhang mit bleibenden Toleranzbesserungen („Heilung") sei auch auf die folgende Kasuistik (Hensler und Hartmann [94]) verwiesen, die zeigt, daß auch einmal die Funktion des hormonalen antidiabetischen Systems wieder ansteigen kann.

Bei einer 65jährigen Frau läßt sich die stetige Besserung eines primär insulinbedürftigen Diabetes mellitus verfolgen. Sie kommt nach wiederholten apoplektischen Insulten ad exitum. Bei der Sektion findet sich im Schwanzteil des Pankreas ein walnußgroßes Inselzelladenom, welches histologisch fast nur aus β-Zellen besteht. Die spontane Besserung der Stoffwechselsituation wird mit der Insulinproduktion dieses Tumors in Beziehung gebracht.

Ein derartiger Rückgang der Zuckerkrankheit ist jedoch so selten, daß im allgemeinen, etwa was die Festlegung zu häufiger Nachuntersuchungen anlangt, damit nicht zu rechnen ist. Leicht zu verwechseln ist die Vortäuschung der Rückbildung eines Diabetes, wenn die Nierenschwelle steigt, wie oft im Alter. Die Intermediärstörung ist dann entweder die gleiche geblieben oder sie kann sich sogar verschlechtert haben.

Man darf sich also nicht allein auf das *Ausmaß der Glucosurie* verlassen. Blutzuckerbestimmungen, am besten in Form eines *Tagesprofils*, sind zur richtigen Beurteilung unentbehrlich. Sie sind ebenso wichtig wie die Feststellung einer genügenden *Kohlenhydratbilanz*. Die *Höhe einer etwa notwendigen Insulinmenge* ist nicht so ausschlaggebend wie die Entscheidung, wieweit es gelingt, dadurch eine Angleichung des Stoffwechsels an die Norm zu erreichen. Die gutachterliche Beurteilung der Schwere einer Zuckerkrankheit darf sich daher nicht allein auf die zur Behandlung notwendige Insulindosis stützen. Diese wird bei einem insulinüberempfindlichen Diabetiker niedrig liegen. Trotzdem können hier Wohlbefinden und Leistungsfähigkeit durch Blutzuckerschwankungen und vor allen Dingen durch das Auftreten unerwarteter Schocks wesentlich beeinträchtigt werden. Bei einem insulinresistenten Diabetes dagegen kann die täglich gegebene Menge sehr hoch sein. Trotzdem werden gerade diese Patienten häufig besonders wenig durch ihre Stoffwechselkrankheit belästigt. Allerdings neigen sie nicht selten zu den bekannten *Spätschäden,* die ja für die Prognose am wichtigsten sind.

An welchen Organsystemen und wann wirkt sich der Diabetes als wesentliche Beeinträchtigung aus? Diese eigentlich wichtigste Frage ist durch die Erfahrungen der letzten Jahrzehnte beantwortet worden, wenn auch bezüglich der kausalen Verknüpfungen noch erhebliche Unklarheiten zu beseitigen sind. Statistiken des Joslinschen Krankengutes zeigen beispielhaft den eingetretenen Wandel des „Diabetes-Panoramas" an einer Darstellung der Todesursachen, was das Koma und die Folgen der Arteriosklerose angeht.

An Zuckerkranken starben

	im Coma diabeticum	an Arteriosklerose
Vor Einführung des Insulins	50%	20%
in den ersten 10 Jahren nach Beginn der Insulinbehandlung	8%	54%
jetzt (1950—1952)	1%	76%

Die Lebensverlängerung der Diabetiker durch die Insulinbehandlung läßt auf das eindrucksvollste eine immer mehr in den Vordergrund tretende Gefährdung vom Gefäßsystem aus erkennen. Es kann keinem Zweifel unterliegen, daß Veränderungen an demselben die weitaus größte Aufmerksamkeit verdienen. Es gibt keine Krankheit, bei der die *Arteriosklerose* so oft vorkommt wie bei der Zuckerkrankheit, bei der ihre Folgen die häufigste Todesursache bilden. Sie ist aber nicht obligat. Das Alter des Patienten und die Dauer der Stoffwechselstörung, nicht ihre Schwere, sind von entscheidender Bedeutung. Die Art der vorangegangenen Behandlung ist anscheinend für manche der Betroffenen wichtig, keineswegs bietet sie aber eine Gewähr zu ihrer Verhütung. Mancher jahrelang verwilderte Diabetes bleibt davon verschont. Eine Fettsucht wirkt nach HETÉNYI (95) begünstigend bei der Sklerose der Coronarien, nicht aber bei der der peripheren Gefäße. Gefährlich ist nicht nur die typische Lokalisation an den Herzkranz- und Hirngefäßen, sondern auch die an den unteren Extremitäten und an den Nieren. Nach Gefäßveränderungen muß man daher bei der Begutachtung jedes Zuckerkranken ausdrücklich suchen!

Knud LUNDBAEK (96) verdanken wir eine besonders lesenswerte Studie über den „long term diabetes" (1953), die sich mit dem klinischen Bild des Diabetes mellitus nach 15—25 Jahren Dauer befaßt. Der Vorteil dieser kritisch wertenden Darstellung liegt darin, daß ihr nicht ein Krankengut von Spezialkliniken oder Krankenhausabteilungen, in denen sich ernstere Fälle sammeln, zugrundeliegt. Dieses repräsentative und nicht ausgewählte Beobachtungsgut wurde nämlich durch persönliche Untersuchung aller Zuckerkranker, mit mindestens 15 Jahren Krankheitsdauer, des Bezirkes Aarhus/Dänemark gewonnen. Eine spätere Auswertung (1957) des „spätdiabetischen" Syndroms zeigt eindeutig, daß die „Gefäßveränderungen" als Funktion der Dauer der Krankheit zu betrachten sind. Bereits BELL (1949) hatte das bezüglich der Coronarleiden gefunden. Bei 40% aller Spätdiabetiker, damit sind diejenigen mit einer Krankheitsdauer von 15 und mehr Jahren gemeint, ist nach LUNDBAEK (96) die Beteiligung der Coronargefäße klinisch nachweisbar, entweder durch eine typische Angina pectoris oder allein durch EKG-Veränderungen, manchmal mit gleichzeitiger Herzinsuffizienz. Die aktuelle Prognose des *Herzinfarktes* ist beim Diabetiker besonders schlecht. Die Letalität in den ersten zwei Monaten beträgt beim Zuckerkranken 51%, beim Stoffwechselgesunden nur 27%. Vor allem Herzinfarkte bei Frauen sollten Anlaß sein, nach dem Vorliegen eines eventuell latenten Diabetes mellitus zu suchen. ROBINSON (97) weist schon darauf hin, daß 1 von 5 Frauen mit Herzinfarkt gewöhnlich an einer Zuckerkrankheit leidet. Das *„okklusive Gefäßleiden der unteren Extremitäten"* war im Krankengut von Aarhus insgesamt in 28% nachweisbar. Es fand sich bei 49% der Kranken über 60 Jahre; davon mußte die Hälfte der Durchblutungsstörungen als „schwer" bezeichnet werden.

Als weitere Gefäßmanifestation des „Spätdiabetes“ spielt ganz besonders die *Retinopathia diabetica* eine Rolle. Ihre Erkennung ist sicherer möglich, so daß die Zahlenangaben weniger differieren. Nach einer Diabetes-Dauer von 15—25 Jahren finden sich (nach Lundbaek)

Minimalläsionen	in 13%
gewöhnliche diabetische Retinopathie	in 61%
proliferative Retinopathie	in 6%
keine Retinopathie	in 20%

Zahlreiche blutchemische Untersuchungen (Serumcholesterin, Plasmaprotein, Lipoprotein, Glucoprotein und Mucopolysaccharide im Plasma u. a.) haben bisher keine schlüssigen Hinweise auf die Ätiologie und Pathogenese des spätdiabetischen Gefäß-Syndroms gebracht. Man neigt neuerdings übrigens mehr zu der Auffassung, daß sie keine Komplikationen darstellen, sondern daß es sich um „konkomittierende Zustände“ handelt. Hormonelle Einflüsse auf ihre Manifestation werden diskutiert, ohne bisher bewiesen zu sein.

Die *interkapilläre Glomerulosklerose* (Kimmelstiel-Wilson), bei der es zur Einlagerung von Hyalinmassen zwischen den Glomeruluskapillaren kommt, entscheidet oft das Schicksal, natürlich auch die Erwerbsfähigkeit besonders der jugendlichen Zuckerkranken. Ihre Feststellung bedingt bei dem Vorhandensein von Niereninsuffizienzsymptomen Invalidität, selbst wenn, wie so oft, sich im Kohlenhydratstoffwechsel eine Toleranzbesserung einstellt.

Infolge der Besonderheit der geweblichen Grundlagen der interkapillären Glomerulosklerose ist die Auffassung verbreitet, daß dieser ein scharf umrissenes klinisches Syndrom zugeordnet ist und daß sie — unter dem Gesichtswinkel der Nierenkomplikationen — vornehmlich den Diabetiker bedroht. Beides trifft nicht zu. Es soll hier nicht auf spezielle Probleme der Glomerulosklerose eingegangen werden. Die Variation des klinischen Bildes der beim Diabetes zustande kommenden Nierenstörungen muß besonders hervorgehoben werden. Folgende Kategorien bietet zum Beispiel die Übersicht von Rifkin, Leiter und Berkman (98):

1. Leichter, langbestehender Diabetes mellitus, Retinopathie, periphere Durchblutungsstörungen, ohne oder mit Niereninsuffizienz.
2. Diabetes mellitus, Coronarinsuffizienz, Kreislaufdekompensation, Albuminurie, Retinopathie.
3. Diabetes mellitus, Hochdruck, Ödeme, Eiweißausscheidung, Retinopathie.
4. Diabetes mellitus, Hochdruck, ohne oder mit Herzinsuffizienz, Eiweißausscheidung.
5. Niereninsuffizienz, ohne oder mit Ödem, latenter Diabetes mellitus.
6. Nephrotisches Syndrom bei jugendlichem Diabetiker, ohne oder mit Bluthochdruck.

Bevor man eine diabetische, interkapilläre Glomerulosklerose mit ihrer infausten Prognose annimmt, sind ernsthafte differentialdiagnostische Erwägungen anzustellen. Die Abgrenzung sollte folgende Komplikationen berücksichtigen:

I. Vornehmlich bei jüngeren Diabetikern:
   1. chronische Glomerulonephritis,
   2. chronische Pyelonephritis,
   3. orthostatische Albuminurie,
   4. Entwicklungsstörungen am Nierensystem,
   5. Arzneimittelschädigungen,

II. bei älteren Diabetikern:
   1. Bluthochdruck mit sekundärer Nierenbeteiligung, Arterio-Arteriolosklerose,
   2. chronische Pyelonephritis,
   3. Papillitis necroticans,
   4. renale Amyloidose, speziell bei tuberkulösen Diabetikern.

Weiterhin kann die diabetische Retinopathie als besondere Lokalisationsform sehr früh zur Invalidität führen.

Häufiger als allgemein angenommen wird, kommt es beim Diabetes mellitus zu *generalisierten Osteopathien,* unter denen die Osteoporose im Vordergrund steht. Insbesondere bei manchen extrainsulären Formen, bei denen die Gluconeogenese aus Eiweiß eine bedeutende Rolle spielt, werden bei langer Dauer der Stoffwechselstörung offenbar die Mucopolysaccharide im Eiweißgrundgerüst des Knochens angegriffen (BARTELHEIMER [99]). BUTTURINI und BARONCHELLI (100) bezeichnen die Osteopathien als ein Elementarsymptom des Diabetes mellitus, wobei nebeneinander die Osteoporose, lacunärporotische und PAGET-artige Veränderungen bestehen können. HERNBERG (101) fand beim Diabetes mellitus ohne und mit Acidose immer eine Osteoblasten-Osteoporose, die auch schon bei jüngeren Patienten nachweisbar war. Eine zusätzliche fibröse Osteoklasie zeigte sich nur bei chronischer Acidose. Französische Autoren (Lit. siehe BARTELHEIMER und SCHMITT-ROHDE [102]) wiesen auf destruierende Knochen- und Gelenkveränderungen an den Mittelfußknochen hin, die besonders dann auftreten, wenn lange Zeit eine acidotische Stoffwechsellage sowie eine diabetische Nephropathie und Blutgefäßänderungen vorgelegen haben. GÜNTHER (103) hat gleichartige Fälle gesammelt und darauf hingewiesen, daß dieser Knochenumbau durch eine allgemeine Mangelernährung und einen Insulinmangel begünstigt wurde. HEUCK und SCHMIDT (104) konnten bei 234 untersuchten Diabetikern in 50% schon röntgenologisch die generalisierte Osteoporose nachweisen, ohne daß eine Abhängigkeit von der Schwere und der Zeitdauer des Diabetes herauszufinden war. Sie sahen daneben, besonders bei Jugendlichen, häufig Verkalkungen oder Verknöcherungen im Kapselbandapparat der Gelenke und der Wirbelsäule sowie an den Sehnenansatzstellen. Da Veränderungen des statischen Apparates für die Begutachtung, für die Beurteilung der Leistungsfähigkeit von ganz besonderer Bedeutung sind, wird man solchen Befunden gerade von diesem Standpunkt aus erhöhte Aufmerksamkeit widmen müssen. Hierzu sei noch auf die spätere Besprechung der Osteopathien verwiesen.

Wichtig ist dann noch, daß der Diabetes, besonders wenn er nicht gut eingestellt ist, die Entstehung der *Tuberkulose* fördert. An der Kieler Klinik fanden wir (105) in den Nachkriegsjahren bei fast jedem zehnten Diabetiker eine Tuberkulose. Die Komplikation eines Diabetes mellitus durch eine Tuberkulose ist aber auch in normalen Zeiten relativ häufig. Sie bringt nicht nur ärztliche Schwierigkeiten (Bartelheimer 1953 [105], 1957 [106]), die gutachterliche Beurteilung erfordert dann oft besonders große Erfahrungen, weniger was die Zusammenhangsfragen anlangt als die Bewertung wiedererlangter Leistungs- oder gar Berufsfähigkeit.

In der „Vor-Insulinära" wurden etwa 40% der Zuckerkranken im Laufe der Jahre von einer Tuberkulose befallen (Naunyn, Grafe u. v. a.). Seit Einsetzen der konsequenten Insulinbehandlung liegt die Koinzidenz im Mittel bei 4%, nach der neuesten Zusammenstellung von Brauch (107). Auch damit besteht noch eindeutig eine erhöhte Frequenz gegenüber der Tuberkulose der Normalbevölkerung (Erkrankungsfälle in der Bundesrepublik 1949 = 32,93 je 10 000 Einwohner, 1954 = 19,4). Für die Diabetiker läßt sich jedoch schon deutlich erkennen, daß sich ihre Tuberkulose-Morbidität der der Gesamtbevölkerung nähert (Greuel [108]). Der Diabetes läuft in 60—80% der Tuberkulose voraus. In über 50% der Fälle folgt die Tuberkulose in den ersten Jahren nach Manifestation der Zuckerkrankheit.

Jede ungeklärte Toleranzverschlechterung eines Diabetikers muß den Verdacht auf das Vorliegen einer Tuberkulose lenken. Sofort hat eine unverzügliche Suche danach einzusetzen, damit nicht die heute zu Gebote stehenden Therapie-Möglichkeiten verspätet zum Einsatz gelangen.

Über die zahlreichen Probleme, die die Überdeckung zweier so grundsätzlich wichtiger Krankheiten mit sich bringt, habe ich jetzt gemeinsam mit Grunze im Handbuch der Tuberkulose berichtet, auch über die für die Begutachtung wichtigsten Richtlinien. Das Auftreten einer aktiven Tuberkulose bei einem Diabetiker entscheidet seine Erwerbsunfähigkeit. Kann ein Zuckerkranker, bei dem keine Komplikationen vorliegen, zuvor als fast voll erwerbsfähig („bedingt gesund") gelten, wenn seine Stoffwechselverhältnisse durch Diätmaßnahmen und eventuell notwendige Insulintherapie auszugleichen sind, dann führt die Komplikation durch eine floride Tuberkulose zu einer jede Arbeitsfähigkeit ausschließenden Krankheit. Aus dem „bedingt gesunden" wird ein „kranker" Diabetiker. Jeder Zuckerkranke mit einer progredienten geschlossenen oder offenen Tuberkulose ist ständig behandlungsbedürftig, wobei besonders für die Stoffwechselführung eine erfahrene Anpassung an das Besondere der Kombinationskrankheit und an die individuelle Situation herrschen muß. „Die Tuberkulose erfordert für den Diabetiker auch im günstigsten Fall jahrelange ärztliche Behandlung, die sich anschließende Überwachung ist nicht minder wichtig" (Bartelheimer 1957 [106]).

Die in Stufen wiederherzustellende Arbeitsfähigkeit wird sich gewöhnlich nur nach längerer Beobachtung sicher beurteilen lassen. Beim tuberkulösen Diabetiker sind wegen der gesteigerten Gefahr der Reaktivierung besonders scharfe Maßstäbe anzulegen. Im übrigen gelten die Grundsätze der Begutachtung Tuberkulöser. Ist der Prozeß geschlossen, stationär und anscheinend inaktiv und hat er nur eine geringe Ausdehnung, dann kann nach längerer, mindestens über ein Jahr gehender Beobachtung bei ausgeglichenen Stoffwechselverhältnissen in beschränktem Umfang bei Ausschaltung körperlicher Belastung Arbeitsfähigkeit und in entsprechenden Berufen Berufsfähigkeit in Erwägung gezogen werden. Bei ausgedehnten produktiven, aber gleichfalls stationären, inaktiv wirkenden Tuberkulosen wird der Grad der Erwerbsminderung in erheblichem Umfang von den Ausfallerscheinungen an Lungenfunktion und Herzleistung bestimmt. Manche fortgeschrittene produktive Tuberkulose hält sich bei peinlich ausgewogenem Stoffwechselgleichgewicht und bei körperlicher Schonung gut. Jede Überlastung, jeder andersartige interkurrente Infekt kann aber diesen Zustand stören und einen neuen Schub auslösen. In nicht eindeutig beurteilbaren Fällen sollte man sich, wenn möglich, der Beobachtung in der Spezialstation einer Klinik oder in einer Heilstätte für tuberkulöse Diabetiker bedienen, um Stoffwechsel- und Tuberkuloseverhalten sicher beurteilen zu können. Schwierig ist es unter Umständen, einen teilweise Wiederhergestellten in einen für ihn jetzt geeigneten Beruf zu überführen. Nicht selten sind Umschulungen anzustreben, wobei die gesetzlichen Bestimmungen für die Beschäftigung Tuberkulöser zu beachten sind.

Für die Beurteilung von Zusammenhangsfragen ist zu berücksichtigen, daß der nicht optimal eingestellte Diabetes mellitus eine unbestreitbare Disposition für das Auftreten einer Tuberkulose schafft. Ein durchgemachtes Koma diabeticum als Zeichen einer Bereitschaft zur Acidose und zu Fettstoffwechselentgleisungen scheint eine solche in besonderem Maße zu begünstigen. Dabei ist noch nicht klar, ob durch die Stoffwechselstörung eine allgemeine Resistenzschwäche hervorgerufen wird. Die verminderte Neigung des tuberkulösen Zuckerkranken zu hämatogenen Streuungen läßt an dieser einfachen Annahme Zweifel aufkommen. Daß eine gesteigerte Empfänglichkeit für exogene Erst- und Superinfektionen vorliegt, ist wohl außer Frage. Die Erwachsenen-Tuberkulose entsteht ja sonst — entsprechend den gültigen Vorstellungen — vorwiegend durch endogene Reinfektion, in diesem Fall durch irgendwie ausgelöste Toleranzverschlechterungen der Kh-Stoffwechselstörung begünstigt. Vor der Anerkennung eines Zusammenhanges ergibt sich damit die Notwendigkeit zur sorgfältigen Analyse von Krankheitsätiologie und -pathogenese.

Bei vorhergehender Tuberkulose und nachfolgendem Diabetes mellitus tritt eine Aktivierung bzw. Änderung des Tbc-Verlaufes viel seltener auf. Eine Tuberkulose kann, wie eigentlich jede Infektionskrankheit, die Manifestation eines Diabetes mellitus fördern. Jedoch wird man nur Anerkennungen im Sinne einer Vorverlegung des Diabetes-Auftretens aussprechen können.

Eine gewisse Vorsicht ist geboten, da leicht infektionsbedingte, passagere Abwandlungen des Kohlenhydrathaushaltes als „Diabetes mellitus“ anerkannt werden. Auch die Tuberkulostatica können (wahrscheinlich durch Vermittlung der NNR) Glykosurien auslösen. Die übrigens auch in der Behandlung des tuberkulösen Diabetikers zu bevorzugenden Tuberkulostatica Streptomycin, INH und PAS führen nur bei wenigen zu diabetogenen Effekten. Thiosemikarbazon (Conteben) dagegen verursacht häufig eine so gerichtete Änderung der Stoffwechsellage (nach KLEESATTEL [109] in 20%). Wir beobachteten wiederholt die Manifestation eines Diabetes mellitus unter Thiosemikarbazonbehandlung. In Einzelfällen — speziell bei Neigung zur Acidose — vermag auch PAS die Stoffwechsellage zu beeinträchtigen. ASSIG (110) bringt den Ausbruch eines Diabetes bei zwei Tuberkulösen mit hereditärer Belastung mit der PAS-Behandlung in Verbindung. Bei der Häufigkeit einer derartigen Medikation muß man aber wohl mit solchen Schlußfolgerungen sehr zurückhaltend sein.

Alle übrigen Diabeteskomplikationen, die *Neigung zur Neuritis*, die *Paradentose*, die *verminderte Infektresistenz*, die *Bereitschaft zur Papillennekrose und Pyelitis*, eine *Adynamie* treten demgegenüber an Bedeutung zurück. Sie führen nur gelegentlich, dann häufig passager, zu einer Verringerung der Erwerbsfähigkeit.

Der Diabetes mellitus tritt oftmals in der *Schwangerschaft* auf. Die Befragung von zuckerkranken Frauen, die Schwangerschaften durchgemacht haben, ergibt, daß sich bei jeder 7. der Diabetes während einer Schwangerschaft manifestierte. In 50% der Fälle bringt die Schwangerschaft eine Verschlechterung der diabetischen Stoffwechsellage, nur in 10% eine Besserung. Die endogene Bedingtheit der Zuckerkrankheit läßt sich zu einem hohen Prozentsatz an charakteristischen Schwangerschaftskomplikationen („Riesenkinder", Mißbildungshäufung, erhöhte Kindersterblichkeit, Totgeburten) nachweisen, die übrigens vielfach schon Jahre bis Jahrzehnte vor der Manifestation des Diabetes beobachtet werden. Die Mortalität der Mütter beträgt heute 0—4,1%, während sich die Sterblichkeit der Kinder (ausgetragene Totgeburten eingerechnet) noch immer zwischen 10 und 50% bewegt. Die Ergebnisse sind nur dann günstiger, wenn sich Internist, Gynäkologe und Pädiater zu einem Team zusammengetan haben, das genügend Erfahrungen auf diesem Gebiet gesammelt hat. Ich (111) habe daher immer wieder vorgeschlagen, diese Aufgabe, die Betreuung der Schwangerschaft der diabetischen Frau, nur bestimmten geeigneten Krankenhäusern zu übertragen.

Grundsätzlich muß zwischen harmloser *Schwangerschaftglucosurie* und echtem Diabetes mellitus unterschieden werden. Letzterer kann besonders bei Erstgebärenden wieder latent werden. Eine Schwangerschaftsglucosurie ist unter Umständen aber auch ein „prädiabetisches" Symptom, das gilt wohl sicher, wenn es zur Entwicklung eines „Riesenkindes" kommt. Unter späteren Schwangerschaften kann dann ein echter Diabetes mellitus auftreten.

Die Schwangerschaft bei komplikationslosem Diabetes mellitus bietet keinen Grund zur Schwangerschaftsunterbrechung, jedenfalls gilt das in den ersten 10 Jahren des Bestehens eines solchen, späterhin sind wesentliche Komplikationen auszuschließen. Sind etwa eine interkapilläre Glomerulosklerose, eine progrediente Retinopathie, beispielsweise auch eine Tuberkulose vorhanden, so ist die Interruptio unbedingt indiziert. Allerdings kommt es dann meist nicht zu einer Gravidität. Die nachweisbare Arteriosklerose, röntgenologisch an den Gefäßen des Beckens und der unteren Extremitäten erkennbar, sollte vor allem Veranlassung sein, die Unterbrechung vorzunehmen. Ein leider häufig anzutreffender Schematismus, diese grundsätzlich bei der schwangeren Diabetikerin vorzunehmen, ist heute nicht mehr gerechtfertigt.

Aus dem eben Gesagten ergibt sich, daß der Grad der Erwerbsminderung bei Vorliegen einer Zuckerkrankheit nicht nach der Abweichung nur einer Funktion, etwa nach der Blutzuckerhöhe, nach der Dauer des Diabetes oder gar nach der erforderlichen Insulinmenge geschätzt werden kann. Es ist notwendig, nach all den genannten Gesichtspunkten zu prüfen, wo Schäden bestehen, und danach die Beeinträchtigung der Leistung festzustellen. Dabei ist zu beachten, wieweit diese auch die Berufsfähigkeit einengen.

Ein Kraftwagenführer wird allein schon durch die Notwendigkeit einer Insulinisierung in seiner Tätigkeit eingeengt, da in der Hypoglykämie mögliche Fehlhandlungen ihn und andere gefährden. Trotzdem wird man dann, wenn eine Insulinbehandlung notwendig ist, nicht grundsätzlich das

Autofahren verbieten müssen. Falls eine Einstellung möglich ist, bei der sich mit genügender Sicherheit Insulinschocks vermeiden lassen, wird sich häufig die Aberkennung der Berufsfähigkeit erübrigen, wenn nicht, wie bei Taxifahrern, die Unregelmäßigkeit der Lebensweise zu nicht zu übersehenden Stoffwechselschwankungen führt. Bei den besonders häufig befallenen Lokomotiv- und Straßenbahnführern wird heute allgemein ein Wechsel der Tätigkeit gefordert. Dasselbe gilt für Arbeiter an schnellaufenden Maschinen, ebenso für Kran- und Schiffsführer. Welche Konsequenzen ein Zuckermangel im Blut hat und wie dessen Folgen zu bewerten sind, wird im übrigen im nächsten Kapitel besprochen werden.

Den geistigen Arbeiter behindert die periphere Durchblutungsstörung an den unteren Extremitäten kaum, um so mehr aber den körperlich Arbeitenden. RATSCHOW (112) hat in seiner Monographie die dabei gültigen Begutachtungsgrundsätze zusammengestellt.

In Fällen, bei denen mit einer gewissen Kostbeschränkung ein Stoffwechselgleichgewicht erzielt werden kann, bei denen Folgekrankheiten fehlen, ist grundsätzlich die Erwerbsminderung nur gering einzuschätzen, immer wird sie unter 30% liegen, bei ständiger Insulinbedürftigkeit und ausreichendem Allgemein- und Kräftezustand dürfte sie etwa 30% betragen. Diabetikern, die dauernd große Insulinmengen benötigen und die trotzdem eine verringerte Leistungsfähigkeit zeigen, können höhere Hundertsätze, bei ernsteren Komplikationen bis zur Vollrente gewährt werden. Die Einschätzung nach der Insulindosis birgt die große Gefahr in sich, Fehlentscheidungen im positiven und auch negativen Sinne herbeizuführen, da sie dem Einzelfall nicht Rechnung trägt. Besser ist es, die eben genannten Erscheinungen und Auswirkungen der Zuckerkrankheit zugrunde zu legen. Auch hochinsulinisierte Diabetiker können eine 100%ige Leistungsfähigkeit besitzen, das zeigt am besten die bekannter zuckerkranker Sportsleute. Der Diabetiker ist ja nicht eigentlich krank, er ist bedingt gesund (KATSCH [113]); es ist wichtig, ihm das nachdrücklichst zu vergegenwärtigen (114). Wie an Beispielen veranschaulicht, wird allerdings die Ausübung bestimmter Berufe nicht möglich sein. Auf Grund großer Garzer Erfahrungen haben BANSE und SPICKERNAGEL (115) gezeigt, wie die Leistungsfähigkeit der Zuckerkranken zu bewerten ist, und auch, daß häufig nach richtiger Neueinstellung eine Aufhebung der Invalidisierung möglich sein kann.

Was die *Entstehung oder Verschlimmerung einer Zuckerkrankheit unter exogenen Einflüssen* betrifft, lassen sich zusammenfassend etwa *folgende Richtlinien* geben:

1. Der Diabetes mellitus ist schlechthin eine anlagemäßige Krankheit; praktisch kann man von dieser Voraussetzung ausgehen. Lediglich bei fast vollständiger Zerstörung des Pankreas durch Trauma, neuerdings durch Operation bei Carcinom oder bei ausgedehntester Pankreasnekrose, fernerhin bei bestimmten autochthon entstehenden HVL- und NNR-Adenomen mit abnorm gesteigerter Bildung diabetogener Wirkstoffe kann auch ein erblich gesundes Regulationssystem so dekompensieren.

2. Die diabetische Anlage ist nicht unentrinnbares Krankheitsschicksal. Aber schon Alltagsursachen, wie bestimmte endokrine Phasen, überreichliche Ernährung, Schädigung der Bauchspeicheldrüse oder Reizzustände der diabetogenen Drüsen, wie sie mit bestimmten Krankheitszuständen verbunden sind, können sich manifestationsfördernd auswirken. Die Zusammenhangsfrage wird sich dann bei Schädigungen dieser Größenordnung in gutachterlicher Hinsicht häufig nicht mit hinreichender Wahrscheinlichkeit positiv beant-

worten lassen, da jeder Mensch derartigen Ereignissen ausgesetzt ist und zumindest die Diabetesanlage die weitaus größte Bedeutung besitzt.

3. Wenn dagegen außergewöhnliche Schädigungen, wie schwere Traumen der Bauchspeicheldrüse, solche des Gehirns mit eindeutigen Zwischenhirnsymptomen, ganz ungewöhnliche akute, meist mit Todesangst einhergehende seelische Belastungen, aber auch wenn außerordentlich eingreifende Infektionskrankheiten das Inselorgan in offenkundiger Weise erheblich und anhaltend schädigen oder wenn sie zu einer dauernden Funktionssteigerung des hypophysär-interrenalen Systems führen, wird man den Zusammenhang insofern anerkennen können, als mit Wahrscheinlichkeit eine Vorverlegung des Ausbruches der Stoffwechselkrankheit eingetreten ist. Die Schädigung wird zur richtunggebenden Teilursache. In einem solchen Fall wäre eine Rentengewährung für die Dauer von 5 oder höchstens 10 Jahren empfehlenswert. Voraussetzung ist neben dem Ausmaß der Schädigung der unmittelbare zeitliche Zusammenhang.
4. Die eben genannten Einwirkungen rechtfertigen die Anerkennung einer Verschlimmerung bei bestehender Zuckerkrankheit natürlich nur, wenn eine wesentliche Zunahme der Stoffwechselstörung tatsächlich erwiesen ist. Auch hier wird in Anbetracht der ohnehin gegebenen Neigung der Zuckerkrankheit zur Progredienz oft eine zeitliche Begrenzung angebracht sein.
5. Die graduelle Bewertung der eingetretenen Minderung der Erwerbsfähigkeit, besonders auch die der Berufsfähigkeit, soll nach den aufgeführten Grundsätzen in ausgesprochen individueller Weise erfolgen.

Schrifttum

1. Bartelheimer, H.: Erg. inn. Med. *59,* 595 (1940); Wien. Arch. inn. Med. *38,* 17 u. 97 (1944); Dtsch. Zschr. Verdauungskrkh. *9,* 238 u. 272 (1944); Klin. Wschr. *1953,* 345 — *2. Embden, G.:* Handb. d. norm. u. path. Physiolog. *8,* Teil 1, (1925) — *3. Meyerhof,* O.: Handb. d. norm. u. path. Physiolog. *8,* Teil 1, 476 (1925) — *4. Krebs, H. A.:* Adv. Enzymolog. 3, 191 (1943); Enzymologica (Den Haag) *12,* 88 (1947); Harvey Lect. 44, 165 (1950) — *5. Dickens, F.:* Biochem. J. *32,* 1226 (1938); *32* 1645 (1938) — *6. Horecker, B. L.:* in: Neuere Ergebnisse aus Chemie und Stoffwechsel der Kohlehydrate (8. Colloquium in Mosbach, 2.—4. 5. 1957), Berlin—Göttingen—Heidelberg 1958 — *7. Cori, C. F.:* Harvey Lect. *41,* 253 (1949) — *8. Joslin, E. P.:* The Treatment of diabetes mellitus. Philadelphia 1952 — *9. John, H. J.:* Amer. J. Digest. Dis. 1949; Ann. Int. Med. *33,* 925 (1950) — *10. Oberdisse, K.* u. *W. Tönnis:* Erg. inn. Med. (N.F.) *4,* 975 (1953) — *11. Bertram, F.:* in: Zur Genese des Diabetes mellitus usf. Stuttgart 1953, 5 u. 39 — *12. Bartelheimer, H.:* Med. Klin. *1939,* 731 — *13. Hanhart, E.:* Verh. Dtsch. Ges. Verd.- u. Stoffw.-Krkh. Lübeck 1953 — *14. Oberdisse, K.:* in: Zur Genese des Diabetes mellitus usf. Stuttgart 1953, 35 — *15. Grafe, E.:* Münch. med. Wschr. *1953,* 448 — *16. Lemser,* H.: zit. nach Hanhart, s. 13 — *17. Strieck, F.:* 49. Ges. f. Inn. Med. Verh. S. 129 (1937) — *18. Ranson, S. W., C. Fisher* and *W. R. Ingram:* Endocrinology *23,* 175 (1938); Amer. J. Physiol. *109,* 57 (1939) — *19. Bartelheimer, H.* und *P. Freyschmidt:* Ärztl. Wschr. 1959 ▪ — *20. Rechenberg, H. K. v.:* Phenylbutazon.

Stuttgart 1957 — *21. Häussler:* Arch. Pharmaz. *27*, 25 (1957) — *22. Dimmling, T. H., F. Holle und G. Carstensen:* Ärztl. Forschg. *9*, 565 (1955) — *23. Wilkerson, H. L. C.* and *L. P. Krall:* J. Amer. Med. Assoc. *195*, 209 (1947) — *24. Schliack, V.:* Zschr. inn. Med. *7*, 1049 (1952) — *25. Reinwein, H.:* in: Fischer-Molineus, Das ärztliche Gutachten. Leipzig 1939 — *26. Broglie, M.:* Münch. med. Wschr. *1939*, 1934 — *27. Steffens, J.:* Inaug. Diss. Würzburg 1936 — *28. Hoff, F.:* Münch. med. Wschr. *1938*, 161 — *29. Joslin, E. P.:* Ann. Surg. *117*, 607 (1943); Diabetes *6*, 372 (1957) — *30. Romniceanu:* Presse méd. 1949, 57, 87 — *31. Glatzel, H.:* Ärztl.Wschr. *1956*, 377 — *32. Meythaler, F.* und *E. Kühnlein:* Ärztl. Forsch. *1953*, 489 u. 503 — *33. Brütt, H.:* Arch. Klin. Chir. *148*, 72 (1927) — *34. Hess, W.:* Verh. Dtsch. Ges. Verd.- u. Stoffw.-Krkh. Lübeck 1953, 179 — *35. Güthert, H.:* Lehrb. spez. path. Anat. Bd. II, 1334—1407. Berlin 1958 — *36. Doerr, W.:* Medizinische *1953*, 139, 179 — *37. Blatherwick, N. H. and A. C. Pattison:* Amer. J. Surg. *88*, 129 (1954) — *38. Brown, N. J.:* Amer. J. Surg. *88*, 261, (1954) — *39. Marcus, M.:* Bruns Beitr. Klin. Chir. *149*, 129 (1930) — *40. Bockus, H. L., J. L. A. Roth, A. L. Bogoch, G. Stein:* Arch. Int. Med. *96*, 308 (1955) — *41. Molander, D. W.* and *E. T. Bell:* Arch. Path. *41*, 17 (1946) — *42. Gross, D.* und *N. Guleke:* Die Erkrankungen des Pankreas. Berlin 1924 — *43. Gruber, G. B.:* Pathologie der Bauchspeicheldrüse. Handb. spez. path. Anat. u. Histologie Band 5, Teil 2, Berlin 1929 — *44. Hicken, N. F.* and *A. J. McAllister:* Amer. J. Surg. *83*, 781 (1952) — *45. Meyer, W.:* Virch. Arch. *318*, 432 (1950) — *46. Weichselbaum, A.:* Wien. Klin. Wschr. *1912*, 63 — *47. Becker, V.:* Sektionsstudien am Pankreas. (Zwangl. Abhandl. a. d. Gebiet d. norm. u. path. Anatomie). Stuttgart 1958 — *48. Creutzfeldt, W.* und *R. Widmann:* Klin. Wschr. *1956*, 968 — *49. Véghelyi, P. V., T. T. Kémeny, J. Pozsonyi* and *J. Sós:* Amer. J. Dis. Child., *79*, 658 (1950); *80*, 390 (1950) — *50. Thompson, M. D.* and *H. C. Trowell:* Lancet *1952*, 1031 — *51. Bencosme, S. A.* and *S. S. Lazarus:* Am. Arch. Path. *62*, 285 (1956) — *52. Katsch, G.:* Arch. Verdauungs-Krkh. *53*, 224 (1928) — *53. Stockinger, W.:* Zschr. Klin. Med. *142*, 581 u. 589 (1943) — *54. Bernard, Cl.:* Leçons sur le diabète. Paris 1877 — *55. Pusinelli:* Berl. Klin. Wschr. *1896*, I, 739 — *56. Quincke, H. J.:* Berl. Klin. Wschr. *1876*, I, 529 — *57. Naunyn, B.:* Nothnagels Hdb. spez. Path. u. Therapie. Bd. VII (1898) — *58. Bordley, J.:* Bull. J. Hopkins Hosp. *47*, 2, 113 (1930) — *59. Kranes, Jones, H. F. Root* and *Mallorg:* New Engl. J. Med. *214*, 1314, (1936) — *60. Strieck, F.:* Dtsch. Arch. Klin. Med. *178*, 167 (1935) — *61. Löhr, K.:* Ärztl. Wschr. *1953*, 34 — *62. Mirsky, J. A.* and *R. H. Broch-Kahn:* Arch. Biochem. a. Biophys. *20*, 1 (1949); *Mirsky, J. A.* and *G. Perisutti:* Endocrinology *52*, 698 (1953) — *63. Weisberg, H. F., A. Friedman* and *R. Levine:* Amer. J. Physiol. *158*, 332 (1949) — *64. Elgee, N. J.* and *R. H. Williams:* Proc. Soc. Exper. Biol. Med. *87*, *67*, 392 (1954); Diabetes *4*, 8 (1955) — *65. Pannhorst, G.:* zit. in *Hanhart*, s. 13 — *66. Meythaler, F.* u. *J. Jacobi:* Erg. inn. Med. *45*, 189 (1933) — *67. Blum, F.:* Dtsch. Arch. Klin. Med. *71* (1901) — *68. Renold, A. E., J. Ashmore* and *A. B. Hastings:* Vitam. a. Horm. *14*, 139 (1956) — *69. De Bodo, R. C.* and *M. W. Sinkoff:* Recent Progr. Hormone Res. *8*, 511 (1953) — *70. Long, C. N. H., B. Katzin* and *E. Frey:* Endocrinology *26*, 309 (1940) — *71. Ingle, D. J.:* Endocrinology *29*, 649 *(1941)* — *72. Kimmelstiel, P. and C. Wilson:* Amer. J. Path. *12*, 83 (1936) — *73. Friedenwald, J. S.:* J. Amer. Med. Assoc. *150*, 969, (1952) — *74. Fajans, S. S.* and *J. W. Conn:* Diabetes *3*, 296 (1954) — *75. Labhart, A.:* Helv. Med. Acta *24*, 308 (1957) — *76. Renold, A. E.* and *A. B. Hastings:* Acta endocrin. *14*, 47 (1953) — *77. Wyss, F.:* Schweiz. med. Wschr. *1958*, 293 — *78. Kretschmer, W.:* Klin. Wschr. *1935*, 1501 — *79. Arneth, J.:* Med. Klin. *1931*, 252 — *80. Curschmann, H.:* Klin. Wschr. *1934*, 511 — *81. Sturm, A.:* Zur Genese des Diabetes mellitus usf. Stuttgart *1953*, 14 — *82. Umber, F.* und *M. Rosenberg:* Ernährung u. Stoffwechselkrankheiten. Berlin, Wien 1925; Die Stoffwechselkrankheiten in der Praxis. München 1939 — *83. Sack, H.* und *G. Bodechtel:* Med. Klin. *1947*, 133 — *84. Wedler, H. W.:* Stammhirn u. innere Erkrankg. Berlin 1953 — *85. Carstens, M.:* Ärztl. Wschr. *1949*, 706 — *86. Meyeringh, H.:* Ärztl. Wschr. *1950*, 577 —

87. *Grafe, E.:* Der Diabetiker *1951*, 52 — 88. *Frank, E.:* Medizinische *1952*, 1322 — 89. *Falta, W.:* Die Zuckerkrankheit. 3. Aufl., Berlin—Wien 1944 — 90. *Houssay, B. A.:* Brit. Med. J. *4730*, 505 (1951); Amer. J. Med. Sc. *193*, 581 (1937) — 91. *Lohmann, V.:* Dtsch. med. Wschr. *1950*, 138 — 92. *Broglie, M.:* Ärztl. Wschr. 1953, 523 — 93. *Kalk, H.:* Dtsch. Ges. Wes. *1946*, 373 — 94. *Hensler, L.* und *H. Hartmann:* Schweiz. med. Wschr. *1956*, 630 — 95. *Hétenyi, G.:* in: Boller, R., Diabetes mellitus. Wien—Innsbruck 1950, 415 — 96. *Lundbaek, K.:* Long-term Diabetes, Copenhagen 1953; Das Spätdiabetische Syndrom — Angiopathia diabetica. Erg. Inn. Med. *8* (NF), 1 (1957) — 97. *Robinson, J. W.:* New Engl. J. Med. *246*, 332 (1952) — 98. *Rifkin, H., L. Leiter and J. Berkman:* Diabetic Glomerulosclerosis. Springfield 1952 — 99. *Bartelheimer, H.:* Berlin. Med. *1956*, 377 — 100. *Butturini, U.* und *A. Baronchelli:* Giorn. Chir. med. *34*, 1143 (1953) — 101. *Hernberg, C. A.:* Acta med. scand. *140*, 35 (1951); *142*, 274 (1952); *143* 1 (1952) — 102. *Bartelheimer, H.* u. *J. M. Schmitt-Rohde.* Erg. Inn. Med. 7, 454 (1956) — 103. *Günther, O.:* Osteopathie als Diabetes-Spätkomplikation. Klin. Studien Heft 5. Halle 1956 — 104. *Heuck, F.* und *E. Schmidt:* Verh. dtsch. Ges. inn. Med. *62*, 464 (1956) — 105. *Bartelheimer, H.:* Klin. Wschr. *1953*, 345 — 106. *Bartelheimer, H.:* Med. Klin. *1957*, 705, *Bartelheimer H.* u. *H. H. Grunze*, Handbuch der Tuberkulose 2 (1959) — 107. *Brauch, F.:* Ärztl. Wschr. 1957, 9, 29 — 108. *Greuel, H.:* Tbc-Arzt *11*, 450 (1957) — 109. *Kleesattel, H.* und *W. Gürich:* Conteben bei Lungentuberkulose. Stuttgart 1951 — 110. *Assig:* Beitr. Klin. Tbk. *106*, 262 (1951) — 111. *Bartelheimer, H.:* Ärztl. Wschr. *1950*, 541 — 112. *Ratschow, M.:* Die peripheren Durchblutungsstörungen. Dresden-Leipzig 1953 — 113. *Katsch, G.:* Klin. Wschr. *1937*, 1, 399 — 114. *Bartelheimer, H.:* Berlin. Gesundhts.-Bl. *4*, 16, 363 — 115. *Banse, H. J.* und *R. Spickernagel:* Leistungsfähigkeit u. Arbeitseinsatz des Zuckerkranken. Leipzig 1940.

Zuckermangelkrankheit (Spontanhypoglykämie)

In der Pathogenese stellt die Spontanhypoglykämie das Gegenstück zur Zuckerkrankheit dar. Während diese aber in der Begutachtung oft auftaucht, ist das bei der ersteren kaum einmal der Fall. Das liegt zum Teil daran, daß glykopenische Zustände häufig nicht erkannt oder zumindest fehlgedeutet werden, nach Conn (1) sollen 10% der Gesamtbevölherung zu solchen neigen. Die mit Zuckerüberschuß wie auch die mit Zuckermangel einhergehenden Abweichungen im Kh-Haushalt sind erst vollständig ätiologisch verständlich geworden, seit man gelernt hat, sie als Regulationskrankheit zu sehen.

Das Gleichgewicht der Stoffwechselregulatoren ist gestört. Beim Diabetes mellitus dominieren absolut oder relativ die diabetogenen Faktoren, bei der Zuckermangelkrankheit die antidiabetogenen. Die Ursachen der veränderten Stoffwechselbalance habe ich mehrfach erörtert (2). Soll im Gutachten eine Zusammenhangsfrage geklärt werden, so ist es zunächst notwendig, die Blutzuckerverhältnisse zu untersuchen, zum Beispiel durch Tagesprofil und durch eine einfache Belastung mit 50 oder 100 g Glucose, vielleicht auch einmal bei körperlicher Arbeit oder einseitiger Ernährungsbelastung. Durch einen Teil dieser später noch näher zu besprechenden Funktionsprüfungen lassen sich diabetische Störungen ebensogut erfassen wie die entgegengesetzten. Diese werden besonders deutlich, wenn der Staubeffekt durch längere Ausdehnung des Versuches geprüft wird. Es kommt im positiven Fall zu einer tiefen reaktiven Blutzuckersenkung. Erst dabei tritt die klinische Hypoglykämie-Symptomatologie in Erscheinung. Alsdann ist festzustellen, welche Änderung der Regulation des Zuckerstoffwechsels dazu führte.

Von einer Hypoglykämie ist erst bei Blutzuckerwerten unter 65 mg% zu sprechen (GRAFE [3]). Doch bleiben oft auch tiefere Werte unerkannt, da sie ohne auffällige Erscheinungen ablaufen können. Die charakteristische Symptomatik wird im allgemeinen erst durch abrupte Blutzuckerstürze ausgelöst.

Zur „spontanen Hypoglykämie" kann es unter den verschiedensten Bedingungen kommen. Die Vielfalt der Ursachen geht vielleicht am eindrucksvollsten aus einer Einteilung hervor, wie sie kürzlich von MEYTHALER und KÜHNLEIN (4) aufgestellt wurde.

I. Physiologische Hypoglykämien:
   1. Hypoglykämie nach starker muskulärer Beanspruchung (Arbeit und Sport)
   2. Hypoglykämien während der Schwangerschaft und Laktation
   3. Neugeborenenhypoglykämie
   4. Hypoglykämien durch Hunger und nach Kohlenhydratüberernährung
   5. Hypoglykämien in der Rekonvaleszenz und im Schlaf

II. Funktionelle Hypoglykämien:
   1. Funktionelle Hypoglykämie auf vegetativ-nervöser Basis
   2. Die idiopathische funktionelle Spontanhypoglykämie („Funktionelle intermittierende Hypoglykämie")

III. Symptomatische Hypoglykämien:
   1. Symptomatische Hypoglykämie bei Lebererkrankungen
   2. Hypoglykämie bei Magen- und Darmerkrankungen
   3. Hypoglykämie bei Pankreas- und Gallenwegserkrankungen
   4. Hypoglykämie bei extrainsulären Glucosurien
   5. Hypoglykämie bei Glykogenspeicherkrankheit (Morbus Gierke)
   6. Hypoglykämie bei azetonämischem Erbrechen
   7. Hypoglykämie bei Mangelernährung
   8. Hypoglykämie bei Intoxikationen
   9. Hypoglykämie als sporadische Begleiterscheinung bei sonst nicht zu Blutzuckererniedrigungen neigenden Erkrankungen

IV. Hypoglykämien durch Erkrankung der Regulationsorgane des Kohlenhydratstoffwechsels (Hyperinsulinismus):
   1. Primärer (pankreatogener) Hyperinsulinismus
      a) durch Inselzellhypertrophie und -hyperplasie
      b) durch Insulin produzierende Geschwülste (Inselzelladenome und -carcinome)
   2. Sekundärer (relativer) Hyperinsulinismus
      a) durch zentral-nervöse Erkrankungen
      b) bei hypophysären Störungen
      c) bei Nebennierenunterfunktion

d) bei Schilddrüsenunterfunktion
e) bei schweren Leberparenchymschäden
f) bei Hypo- bzw. Aplasie der α-Zellen.

Der Vollständigkeit halber werden noch die artefiziellen Hypoglykämien aufgeführt, an die ja der Gutachter auch zu denken hat.

Es sind die

Hypoglykämien durch Insulinverabreichung

1. Insulinüberdosierung in der Diabetesbehandlung
2. Insulinüberdosierung in suizidaler Absicht
3. Therapeutische Insulinhypoglykämien in der Psychiatrie und inneren Medizin.

Daneben spielen Hypoglykämien durch Verabfolgung von anderen blutzuckersenkenden Substanzen vorläufig noch kaum eine Rolle. Wie weit die Entwicklung der heute schon viel angewandten peroralen Antidiabetika dieses Problem erweitern wird, bleibt abzuwarten.

Ein primärer Hyperinsulinismus kann durchaus in der Begutachtung Bedeutung gewinnen. Die Steigerung der Insulinbildung beruht meist auf einer Hyperplasie oder Hypertrophie, aber auch auf adenomatöser oder carcinomatöser Wucherung des Gewebes des B-Zellsystems im Inselorgan. Die letzteren Erkrankungen sind nicht so selten, wie die vorliegende Literatur erkennen läßt. So weist Meythaler (4, 5) z. B. auf 400 beschriebene insulinproduzierende Geschwülste hin. Nach Breidahl (6) kamen von 1927 bis 1953 in der Mayo-Klinik 91 Fälle von Hyperinsulinismus zur Beobachtung und Operation, von denen 46 ein Adenom und 30 ein Carcinom aufwiesen, während bei 15 ein klarer Pankreasbefund fehlte. Auch an retroperitoneale Geschwülste mit Einbruch in den Pankreasschwanz — evtl. mit diabetischem Krankheitsbild — sei unter Hinweis auf durch Katsch und Focken (7) wie Silvis und Simon (8) u. a. veröffentlichte Fälle hingewiesen. Ein solcher primärer Hyperinsulinismus (perniciöser Insulinismus nach Katsch [9]) kann ferner in der Begutachtung Bedeutung gewinnen, wenn es etwa bei einer Pankreatitis zur Inselhypertrophie gekommen ist. *Inselgeschwülste* sind nicht von exogenen Einflüssen abhängig.

Von einem *sekundären Hyperinsulinismus* spricht man, wenn diabetogene Kräfte nur in verringertem Maße zur Verfügung stehen und dadurch ein relatives Übergewicht des B-Zellsystems entsteht, bei Aplasie der A-Zellen im Inselorgan, bei verringerter Tätigkeit des HVL (M. Simmonds, hypophysärer Zwergwuchs, Sheehan-Syndrom), der Nebennierenrinde (M. Addison, Addisonismus) vielleicht auch der des Nebennierenmarks oder auch bei Abnahme der Schilddrüsentätigkeit (s. entsprechende Kapitel im Endokrinologie-Teil). Bei dem Leitsyndrom einer Tetanie muß auch immer an eine Hypoglykämie gedacht werden (Edwards und Lummus [10], Mamou [11]).

Auch prädiabetisch, besonders bei extrainsulär ausgelösten Formen, kann eine reaktiv entstehende Hypoglykämie auftreten, so bei Morbus Cushing, Akromegalie oder Morgagni-Syndrom. So sahen Seltzer, Fajaus und Conn (12) bei 110 praediabetischen Patienten hypoglykämische Symptome, die im Dextrosebelastungsversuch durch anfangs überhöhte Blutzuckerwerte mit darauffolgender deutlicher hypoglykämischer Nachphase zu verifizieren waren. Ebenfalls kommen bei zentralnervösen Erkrankungen nicht nur Hyper-, sondern gelegentlich auch einmal Hypoglykämien vor. Was dazu beim neurogenen Diabetes gesagt wurde, hat auch hier Gültigkeit. Nicht unerwähnt bleiben dürfen in diesem Zusammenhang die seltenen *familiären Hypoglykämien* (MCQUARRIE [13], COCHRANE, PAYNE, SIMPKISS und WOOLF [14]). Hier konnten A-Zellen-Aplasie ebenso wie Inselzellhypertrophie ursächlich angeschuldigt werden.

Neben solchen Regulationsstörungen als Ursache der Zuckermangelkrankheit kann symptomatologisch ein gleiches Bild entstehen, wenn das *Zuckerangebot nicht ausreicht*, also bei Hungerzuständen oder bei verschlechterter intestinaler Resorption, bei Magen-Darm-Erkrankungen also, ferner bei Infektionskrankheiten und bei Vergiftungen, die zum Vagusreiz führen. Nicht selten fördert dabei noch eine Pankreatitis die Insulinbildung, so daß hypoglykämische Zustände in besonders eindrucksvoller Weise zur Ausprägung gelangen. So beschreiben BERG (15), DENCK (16), BREARLEY (17), GUICHARD (18) u. a. Blutunterzuckerungen nach Gastroenterostomien, Magenresektionen (besonders Billroth II) und bei Ulcera duodeni. Besonders das *Dumping-Syndrom* ist häufig mit einer Hypoglykämie gekoppelt. Auch bei chronischen Erkrankungen der ableitenden Gallenwege ist ab und zu eine Hypoglykämie anzutreffen. Gerade hierbei läßt die nicht so seltene *Begleitpankreatitis* (BARTELHEIMER, MARING und STIMMING [19], RITTER [20]) die hypoglykämischen Zustände in besonders eindrucksvoller Weise zur Ausprägung gelangen. Daß die Kohlenhydrataufnahme im Rahmen einer allgemeinen Resorptionsstörung durch chronische Enteritiden, Sprue und Motilitätsstörungen auf das Intensivste gemindert sein kann, ist einleuchtend.

Durch erhöhten Glucoseverbrauch können *schwere Arbeit* und *Sport* nach Erschöpfung der Glykogendepots zu einem Blutzuckersturz führen. Solche funktionellen Hypoglykämien treten u. a. auch in der Rekonvaleszenz und im Schlaf, eben bei vagotonischen Zuständen, auf.

Hier können also exogene Einwirkungen ausschlaggebend werden. Hypoglykämien durch Abnahme des Leberglykogens, also hepatogene, sind dagegen seltener. Bei der *renalen Glucosurie,* bei der die Rückresorption des Zuckers in den Tubuli oft erheblich verschlechtert ist, kann die Störung der Bilanz zu einem Absinken des Blutzuckers führen. Solche Hypoglykämien findet man aber nur bei erheblicher Glucosurie. Bei diesem Leiden sind die endogenen Faktoren ausschlaggebend, auch wenn bei Verkennung der Verhältnisse durch Einschränkung des Zuckerangebotes in der Nahrung die Glykopenie noch erheblich gesteigert werden kann.

Glykopenische Zustände sind fernerhin bei schweren *Lebererkrankungen,* wie z. B. der akuten Leberdystrophie und ausgeprägten Cirrhosen, beobachtet worden. Glykogenarmut und Verlust der Glykogenneubildung verursachen eine solche Störung des Kohlenhydratstoffwechsels. TAYLOR (21) berichtete über diese bei chronischem Leberschaden infolge Alkohols. Immerhin sind solche Hypoglykämien durch Abnahme des Leberglykogens selten. So sahen ZIMMERMANN, THOMAS und SCHERR (22) unter 269 Patienten mit Lebercirrhose, Hepatitis und Lebercarcinom nur bei 2% Nüchternwerte unter 60 mg% und nur bei 1% Werte unter 50 mg%. Alkoholgenuß soll bei glykogenverarmten Lebern eine zusätzliche Blutzuckersenkung bewirken, da Glykogen für die Alkoholverbrennung verbraucht wird und die verminderte Glykogenreserve einen Glucoseabstrom aus dem Blut in die Leber bedingt. Der Grad dieses Blutzuckerabfalls ist nach unseren bisherigen

Erfahrungen unterschiedlich und sollte im Einzelfall durch einen Trinkversuch mit kohlenhydratfreiem Alkohol und Blutzuckerbestimmungen über 6 Stunden geprüft werden.

Die Behinderung der *Glykogenmobilisierung* bei der Gierkeschen Krankheit muß natürlich auch zum Blutzuckerabfall führen, besonders wenn körperliche Belastungen vorangingen.

Desgleichen sind Hypoglykämien auf artefizielle Weise z. B. durch *Vergiftungen* einzuschließen. Hierbei ist besonders auf Pilzgifte, Arsenobenzol, Hydrazin, Phosphor, Salvarsan, Sublimat, Tetrachlorkohlenstoff und Strychnin hinzuweisen. Aber auch einige, in der Therapie gebräuchliche Substanzen, wie Hexamethonium, Gynergen, Atropin, Barbiturate, Narkotika, Salicylsäure, Adenosintriphosphorsäure, Kreatinin und der Vitamin B-Komplex können über vegetative Einflüsse oder Förderung des Glucoseumsatzes glykopenische Zustände hervorrufen (Meythaler und Kühnlein [4], Grafe [3]). Störungen der Durchblutung des Pankreas vermögen nach Untersuchungen von Takahashi (23) sowohl Hypo- wie Hyperglykämien nach sich zu ziehen. Die Zerstörung des sympathischen Nervengeflechts führt nach diesem Untersucher zu einer Senkung des Blutzuckerniveaus um 10 bis 25 mg%, bei Erhöhung der Zuckertoleranz. Wieweit derartige Vorgänge bei Gefäßkrankheiten Beachtung verdienen, wird meist schwer zu entscheiden sein, vor allen Dingen in der Auswirkung einer cerebralen Durchblutungsstörung.

Besonderer Beachtung bedürfen hypoglykämische Zustände im Rahmen der *Diabetes-Behandlung*. Zuckerkranke mit einer labilen Stoffwechsellage sind in dieser Hinsicht besonders gefährdet. Treten die Schockzustände am Tage auf, so wird im allgemeinen bald eine Neueinstellung vorgenommen werden. Folgenschwer können unter Umständen aber jene hypoglykämischen Zustände sein, die kaschiert verlaufen und nicht erkannt werden, was besonders für nächtliche derartige Anfälle gilt. Hierauf weisen besonders Garland (24) und McKean (25) hin. Eine Insulinüberdosierung ist also in jedem Fall zu vermeiden!

So verlangt das führende Symptom Hypoglykämie mit all seinen Folgen eine sorgfältige differentialdiagnostische Erörterung, nach der erst entschieden werden kann, ob eine angeschuldigte äußere Ursache überhaupt in Frage kommt.

Die gutachterliche Beurteilung hängt oft nicht allein von den durch die Hypoglykämie verursachten Störungen ab, sondern ebenso von der diese erzeugenden Krankheit.

Die von den funktionell hypoglykämischen Zuständen betroffenen Personen gehören meist dem leptosomen oder asthenischen Typus an, sie zeigen ohnehin Zeichen der vegetativen Labilität (Grafe [3], Meythaler und Kühnlein [4], Berger [26]). Gerade bei diesen können sich die einfachsten exogenen Schäden, wie übermäßiger Gebrauch von Genußgiften oder etwa leichte Infektionskrankheiten in dieser Weise ungünstig auswirken. Dann liegen natürlich nur passagere derartige Umstellungen vor. Anders liegen die Dinge bei den organisch bedingten Hypoglykämien. Hier bedeutet bei einem Teil der Erkrankten die Hypoglykämie nur ein Begleitsymptom der Hauptkrankheit, die von sich aus mehr oder weniger wesentlich die Höhe der Erwerbsminderung bestimmt (M. Addison, Myxoedem, Lebercirrhose, Pankreatitis, Zustand nach GE und Billroth II als Beispiel). Die Hypoglykämie wird demgemäß durch das Hauptleiden mit beurteilt. Im Gegensatz dazu bestimmen bei Vorliegen eines primären Hyperinsulinismus, sei dieser durch Inselzellgeschwülste oder durch Hypertrophie bzw. Hyperplasie der B-Zellen verursacht, die glykopenischen, teilweise bis zu einem mit Bewußtseinstrübung verbundenen Schock gesteigerten Zustände die Erwerbsminderung. Daß besonders hier die Möglichkeit besteht, durch operative Therapie eine Besserung herbeizuführen, versteht sich von selbst. Nicht nur wegen der Bedrohlichkeit dieser Leiden, sondern wegen der durch sie erzeugten Spätschäden können Fragen der Operationsduldungspflicht auftreten.

Von wesentlicher Bedeutung ist der Nachweis durchgemachter schwerer, komaähnlich verlaufender hypoglykämischer Anfälle, da leichtere glykopenische Zustände kaum *Dauerschäden* setzen dürften. Hat ein „hypoglykämisches Koma" mindestens 8 Stunden gedauert oder ist es gar in kürzeren Zeitabständen mehrmals aufgetreten, so ist mit tiefgreifenden Schäden, besonders am Gehirn, zu rechnen, wie vor allem OBERDISSE und SCHALTENBRANDT (27), TÖBEL (28) sowie HÖPKER (29), GASSMANN und SCHNEEWEISS (30) gezeigt haben. HIMWICH (31) wies darauf hin, daß der Glykogenbedarf von der Rinde zum Rückenmark hin abnimmt, er teilte daher die Hypoglykämie in 5 Stadien ein (corticale, subcorticale, mesencephale, praemyelencephale und medulläre). Nach Dauer und Lokalisation werden demgemäß die *cerebralen Schädigungen* unterschiedlicher Art sein. MASSMANN (32) überprüfte an 20 labilen Diabetikern, die eine Tendenz zur Hypoglykämie zeigten, die Elektroencephalogramme. Er fand dabei ein dysrhythmisches Verhalten mit eingestreuten 5—7 Hz ϑ-Wellen teils vergrößerter Amplitude. Diese Veränderungen waren besonders bei einem Inselzelladenom ausgeprägt. Durch die Untersuchungen von DONST und SALNA (33) konnte klargestellt werden, daß die Kapillaren in der tiefen Hypoglykämie extremen Tonusschwankungen ausgesetzt sind. Dabei kommt es zu einer Verlangsamung des Blutstromes mit Flüssigkeitsaustritt in die Gewebe und zur Herabsetzung des Blutsauerstoffgehaltes.

Psychotische Zustände können den Krankheitsträger mit den Gesetzen in Konflikt bringen (FALTA und HÖGLER [34]). Auf die forensische Bedeutung der Spontanhypoglykämie wiesen ZIGEUNER und JAKLITSCH (35) hin, die zwei Grade der psychisch vegetativen Auswirkungen abgrenzten. Über eine Phase der Fahrlässigkeitsdelikte, z. B. im Verkehr, im Dienst, kommt es zu einem Stadium der Aggressivitätsakte mit Gewaltausbrüchen. Diese Zustände wirken sich strafausschließend bzw. -mildernd aus. In der Hypoglykämie besteht Handlungsunfähigkeit. So können in der Hypoglykämie gefährliche Situationen bei Kraftfahrern, Lokomotivführern und Arbeitern an schnellaufenden Maschinen entstehen. Die Entstehungsmöglichkeit solcher Zwischenfälle führt einerseits zur Berufsbehinderung, sie verbietet geradezu bestimmte Berufe.

Weitere *Schäden sind am Herzen, an der Leber und den inkretorischen Drüsen* nachweisbar. MEYTHALER (4) weist auf bleibende EKG-Veränderungen am vorgeschädigten Herzen sowie auf Infarkte hin. Der extreme Glykogenverlust der Leber in der Hypoglykämie ist bekannt. Die sich hieraus ergebende Anfälligkeit gegen Schäden toxischer oder infektiöser Art, z. B. der Virushepatitis gegenüber, ist schwer beurteilbar. Doch ist anzunehmen, daß hier nur Beziehungen zu suchen sind, wenn ein hypoglykämisches Geschehen sich oft wiederholt und über lange Zeit hingezogen hat.

Im Rahmen gegenregulatorischer Vorgänge kann es an den inkretorischen Organen zu Störungen kommen, die als Hyperthyreose, Potenzstörungen, Periodenstörungen, Virilismus, Haarausfall, akromegale Züge und Insulinmastfettsucht sowie Blutdrucksteigerung zu erkennen sind (MEYTHALER und KÜHNLEIN [4]).

Die *Symptomatik der Hypoglykämie* ist vielfältig und von größtem Gestaltenreichtum. Während mit vegetativ nervösen Erscheinungen bei einem Blutzucker um und unter 70 mg% zu rechnen ist, treten zentralnervöse Störungen unter 50 mg% auf. Erst unter 40 mg% ist mit einem Schock zu rechnen. Jedoch sind derartige Beziehungen zur Blutzuckertiefe nicht bindend. Ausmaß und Schnelligkeit des Sturzes des Blutzuckers sind offenbar maßgeblich (GRAFE [3]). Spontane Hypoglykämien können sich überwiegend im Vegetativum auswirken, von mir (2) dann als „vegetativer Schock" bezeichnet, bei stärkerer Ausprägung aber auch am zentralen Nervensystem als „cerebraler Schock". Bei Ersterem tritt klinisch eine Amphotonie des Neurovegetativums in den Vordergrund, mit Schweißausbruch, Zittrigkeit, Kopfschmerzen, vasomotorischen Störungen, die auch einmal zur Angina pectoris führen können, sowie Blutdruckschwankungen und Tonusabweichungen im Intestinaltrakt, deren Fehldeutung als akute abdominelle Erkrankung möglich ist. Schwindel und Hungergefühl weisen ebenso deutlich auf die Ursache hin wie eine Symtomentrias, zu der neben dem Blutzuckersturz, am besten geprüft nach längstens 36stündigem Hungern, psychisch-neurologische Störungen und der prompte therapeutische Erfolg einer Traubenzuckerzufuhr gehören. Dieser kann allerdings nach langer Dauer ausbleiben. Weil neurologische und psychotische Symptome dominieren, habe ich dieses schwere Bild als Cerebralschock charakterisiert. KATSCH (9) sprach daher ja von einem perniciösen Insulinismus. Hier ist das Bild besonders vielgestaltig. Von der Ataxie über die Stuhl- und Harninkontinenz epileptiformen Anfälle, Parkinsonismus, Intelligenzdefekte, Persönlichkeits- und Charakterveränderungen bis zu den bulbären Störungen, Primitivreaktionen und Hypo- und Areflexien im tiefen Koma erlebt man die verschiedensten Symptome (CHODERA und MAZUROWA [36]). MEYTHALER und KÜHNLEIN (4) schreiben, es gäbe wohl kein neurologisches und psychiatrisches Symptomenbild, das nicht bereits zu den schweren glykopenischen Anfällen in Differentialdiagnose gestellt worden wäre. Die von CURSCHMANN (37) u. a. besprochene Differentialdiagnose ist also auch für den begutachtenden Arzt besonders wichtig, mehr als nach eigentlich noch fehlenden, hierher gehörenden Publikationen zu erwarten ist.

Zur *Funktionsdiagnostik unklarer Zustände* ist besonders auf die folgenden Untersuchungsmethoden zurückzugreifen. An erster Stelle steht, wie schon gesagt wurde, die einfache Glucosebelastung mit 50 oder 100 g Glucose. Hierbei kann sich eine ausgeprägte reaktive hypoglykämische Nachphase zeigen. Allerdings muß die Blutzuckerbestimmung in ½stündlichen Abständen bis zu 4 Stunden ausgedehnt werden. Der Staub-Traugottsche Dextroseversuch eignet sich hierfür nicht so gut, da durch die 2. Dextrosegabe die tiefe reaktive Hypoglykämie verdeckt wird; es sei denn, die Untersuchung wird über noch längere Zeit ausgedehnt. Bereits die einfache Nüchternblutzuckerbestimmung, mehrmals überprüft, kann richtungweisend sein, wenn an mehreren Tagen, am besten zu verschiedenen Tageszeiten, der Blutzucker unter 50 mg% liegt (MEYTHALER und KÜHNLEIN [4]). Während normalerweise auch mehrtägiges Hungern keine Hypoglykämie macht, kommt es beim Hyperinsulinismus nach spätestens 36 Stunden zu einem Koma. Im Adrenalintest (0,02 mg/kg Körpergewicht Suprarenin subc.) kommt es physiologischerweise zu einer mindestens 50%igen Steigerung des Blutzuckerausgangsniveaus ca. 30—60 Minuten nach der Injektion. Eine negative Nachschwankung gehört nicht zum Normalverlauf. Bei der Insulinprobe (0,05—0,1 E Altinsulin pro kg Körpergewicht i. v.) sinkt normalerweise der Blutzuckerspiegel nach 20—40 Minuten um 30—40 mg% ab, erreicht aber nach etwa 30 Minuten das Ausgangsniveau wieder. Bei Hypoglykämieneigung ist dieses Verhalten evtl. ins Extreme übersteigert. Dieser Test ist daher mit äußerster Vorsicht durchzuführen, besonders bei zugrundeliegender Nebenniereninsuffizienz kann es zu lebensbedrohlichen Zuständen kommen.

Für den Diabetiker, insbesondere den insulineingestellten, ergeben sich in Hinblick auf die Möglichkeiten eines hypoglykämischen Schocks *verkehrsmedizinische Probleme* besonderer Aktualität. Die vor Erteilung einer Fahrerlaubnis geforderte ärztliche Untersuchung hat kaum einschränkende Wirkung für einen Zuckerkranken, der Fremdinsulin benötigt, es sei denn, daß um eine Genehmigung als Taxi- oder Omnibusfahrer nachgesucht wird.

Nach SCHAEFER (38) übersteigt der Anteil der Diabetiker bei Verkehrsunfällen nicht den allgemeinen Durchschnitt der autofahrenden Bevölkerung. Wesentlich ist, daß der Zuckerkranke eine besondere Sorgfaltspflicht walten lassen muß, wozu eine regelmäßige Stoffwechselkontrolle und Überprüfung der evtl. vorliegenden Insulineinstellung gehört. Schon bei den geringsten Anzeichen oder dem Verdacht einer Hypoglykämie hat er die Fahrt zu unterbrechen. Immer soll er kohlenhydrathaltige Nahrungsmittel bei sich tragen, sie in derartigen Situationen zu sich nehmen, als Autolenker zweckmäßigerweise vor und in bestimmten Abständen auch während längerer Fahrt.

Schrifttum

1. Conn, J. und *H. Seltzer:* Am. J. Med. *19*, 460 (1955) — *2. Bartelheimer, H.:* Erg. inn. Med. 1940, 59, 595; Wien. Arch. inn. Med. 1944, 38, 17 u. 97; Dtsch. med. Wschr. 1941, H. 37 u. 38 — *3. Grafe, E.* und *C. Tropp:* in: Hdb. d. inn. Med. Hrsg. Bergmann-Staehelin. Berlin 1944, 6, 2, 604; Hdb. d. inn. Med., Bd. VII/2 (Stoffwechselkrankh.). Springer, Berlin, Göttingen, Heidelberg 1955 — *4. Meythaler, F.* und *E. Kühnlein:* Klinik d. Gegenw., Bd. III. Urban & Schwarzenberg, München, Berlin 1956 — *5. Meythaler, F.:* Neuralmedizin *4*, 239 (1956) — *6. Breidahl, H. a. al.:* J. Am. Med. Assoc. *160*, 198 (1956) — *7. Katsch, G.* und *A. Focken:* Z. klin. Med. *153*, 438 (1955) — *8. Silvis, R.* und *D. Simon:* New. Engl. J. Med. *254*, 14 (1956) — *9. Katsch, G.:* Dtsch. med. Wschr. 1948, 271 — *10. Edwards, W.* und *W. Lummus:* Am. Int. Med. *42*, 1031 (1955) — *11. Mamou, H.:* Semaine Hôp. 1956, 330 — *12. Seltzer, H., S. Fajaus* und *J. Conn:* Diabetes *5*, 437 (1956) — *13. McQuarrie, J.:* Am. J. Dis. Child. *87*, 658 (1954) — *14. Cochrane, W., W. Payne, M. Simpkiss* und *L. Woolf:* J. Clin. Invest. *35*, 411 (1956) — *15. Berg, G.:* Die Medizinische 1957, 1279 — *16. Denck, H.* und *G. Salzer:* Gastroenterologia *87*, 30, 95, 332 und 369 (1957) — *17. Brearley, B.:* Medical Press *6080*, 464 (1955) — *18. Guichard, A., J. Fayolle* und *G. Philippe:* Presse méd. *64*, 1618 (1956) — *19. Bartelheimer, H., H. Maring* und *H. J. Stimming:* Klin. Wschr. 1955, 160 — *20. Ritter, U.:* Münch. med. Wschr. 1958, 1337 — *21. Taylor, J.:* Brit. Med. J. *4914*, 648 (1955) — *22. Zimmermann, H., D. Thomas* und *E. Scherr:* Arch. Int. Med. *91*, 577 (1953) — *23. Takahashi, Z.:* Nagasaki Med. J. *31*, 4 (1956) — *24. Garland, H.:* Brit. Med. J

5051, 969 (1957) — *25. McKean, R.:* Acta med. Scand. Suppl. (Stockh.) *154*, 707 (1956) — *26. Berger, H.:* Med. Klin. 1956, 1326 — *27. Oberdisse, K.* und *G. Schaltenbrandt:* Zschr. exper. Med. *114*, 209 (1944) — *28. Töbel, F.:* Arch. psychiatr. *180*, 569 (1948); *Töbel, F.* und *H. Maier:* Zschr. exper. Med. *117*, 319 (1951) — *29. Höpker, W.:* Die Wirkung d. Glucosemangels auf d. Gehirn. Stuttgart 1954 — *30. Gassmann, W.* und *J. Schneeweiß:* Ärztl. Wschr. 1956, 734 — *31. Himwich, H.:* Res. Publ. Assoc. Nerv. Ment. Dis. *32*, 345 (1953) — *32. Massmann, H.:* Klin. Wschr. 1955, 74 — *33. Donst, J.* und *M. Salna:* Diabetes *5*, 284 (1956) — *34. Falta, W.* und *F. Högler:* Die Zuckerkrankheit. Halle 1953 — *35. Zigeuner, R.* und *H. Jaklitsch:* Dtsch. Z. gerichtl. Med. *44*, 594 (1955) — *36. Chodera, L.* und *A. Mazurowa:* Polski Tygodnik Lek. 1955, 1425; Ref.: Kongreßzentralblatt *169*, 19 (1956) — *37. Curschmann, H.:* in: Lehrbuch d. Differentialdiagnose inn. Krankh. Hrsg. Matthes-Curschmann, Berlin-Heidelberg 1947 — *38. Schaefer, H.:* Ärztl. Mitteilungen *43*, 290 (1958).

Renale Glucosurie

Diese stellt eine anlagebedingte, dominant vererbliche, also familiär vorkommende *Anomalie* dar, die im allgemeinen keine Krankheitserscheinungen mit sich bringt, es sei denn, der ständige Zuckerverlust führt in manchen Fällen zur Hypoglykämie. Die Tagesurinzuckerausscheidung erfolgt weitgehend unabhängig vom Kohlenhydratgehalt der Nahrung, sie kann 10 g und mehr betragen und bleibt auch im Nachturin nach zehnstündigem Hunger bestehen. Gelegentlich werden dann auch ähnliche Beschwerden wie beim Diabetes mellitus geklagt, Mattigkeit, Durstgefühl, z. B. Mit diesem hat sie aber pathogenetisch nichts zu tun. Auch nach der Dextrosebelastung (Staub-Traugott) treten kaum abnorm erhöhte Blutzuckerwerte auf. Die Glucosurie wird durch Insulin gar nicht oder nur gering beeinflußt. Die Nierenschwelle für Glucose liegt unter 100 mg⁰/₀. Dieses Kriterium ist für die Diagnose einer renalen Glucosurie beweisend (Joslin [1], Grafe und Kühnau [2]). Eine Ketonurie kommt in Abhängigkeit von der Kohlenhydratbilanz wie beim Gesunden eher bei niedriger Kohlenhydratzufuhr vor.

Im allgemeinen bringt die renale Glucosurie keine *Krankheitserscheinungen* mit sich. Nach Robbers (3) und Boller (4) befinden sich bis zu 46% vegetativ Labile unter den Individuen mit renaler Glucosurie. Nach Joslin (1) wird dementsprechend am häufigsten über Mattigkeit geklagt. Die renale Glucosurie ist von äußeren Faktoren unabhängig, auch von solchen, die das Neurovegetativum treffen, obgleich die Träger zuweilen die genannte ausgesprochene vegetative Stigmatisation zeigen. Joslin beobachtete unter 40 000 Fällen mit Harnzuckerausscheidung nur 80 mit einer renalen Glucosurie, Fowler (5) unter 4000 mit einer Glucosurie 7 derartige Individuen und Blottner und Hyde (6) unter 45 650 Rüstungsarbeitern 208 Fälle von Diabetes, 126 von vorübergehender Glucosurie und 33 von „Diabetes renalis". Die Diagnose kann als gesichert gelten, wenn eine Glucosurie tatsächlich nachgewiesen und längere Zeit beobachtet wurde, nach Reinwein (7) mindestens zwei Jahre lang, wenn selbst nach Dextrosebelastung normale bzw. subnormale Blutzuckerwerte gefunden werden und wenn auch nach 3—4 Jahren und mehr die subjektiven diabetischen Symptome fehlen (Constam [8]).

Grundsätzlich sollte man die Klärung der Diagnose unter klinischer Beobachtung durchführen. Gutachterlich ist die Frage von Interesse, ob ein *Übergang* zum echten Diabetes mellitus möglich ist. Mit dieser viel erörterten Frage haben sich kürzlich ROBBERS und RÜMELIN (9) auseinandergesetzt und sie auf Grund einer großen Beobachtungsreihe und eingehender Literaturstudien abgelehnt, auch wenn einzelne Fälle, die hierfür sprechen könnten, beschrieben worden sind (GRAFE und HERING [10] u. a.). Natürlich ist ein zufälliges Zusammentreffen möglich. Oft wird aber ein mit Normoglykämie verbundenes Anfangsstadium der Zuckerkrankheit *fälschlicherweise* für eine renale Glucosurie gehalten. Für den Gutachter bedeutungsvoll ist die Tatsache, daß bei dem familiär auftretenden Leiden in derselben Familie auch ein echter Diabetes mellitus vorkommen kann (HJÄRNE [11]).

In letzter Zeit konnte zur Frage der *Pathogenese* nachgewiesen werden, daß bei der renalen Glucosurie das Verhältnis von glomerulärer Glucosefiltration zur tubulären Rückresorption zuungunsten der letzteren verschoben ist (BRADLEY [12], BERNHEIM [13], SARRE [14]). Beachtenswert ist in diesem Zusammenhang der Befund einer von MONASTERIO (15) durchgeführten Probeexcision aus der Niere eines renalen Diabetikers, bei der FAHR eine starke Erweiterung der Tubuli mit z. T. sehr flachen, fast endothelartig verdünnten Epithelien beschrieb. Gewisse Parallelen scheinen zum Phlorrhizin-Diabetes zu bestehen. Man nimmt an, daß bei diesem das in den Tubuli gebildete Glucose-6-Phosphat aus seiner Bindung an die Glucose-6-Phosphatase durch das Glukosid verdrängt wird. OBERDISSE und PARASKEVOPOULOS (16) weisen auf die nahe Beziehung zwischen Hypophysenvorderlappenfunktion und Nierenschwelle hin. STADLER und HOTTINGER (17) faßten die klinischen Untersuchungen über die Wirkung von ACTH und adrenocorticalen Steroiden mit dem Ergebnis zusammen, daß diese Substanzen die tubuläre Glucoserückresorption hindern, aber massive Glucosurien in der Regel erst dann auftreten, wenn zu diesem „renalen Diabetes“ ein metabolischer oder Steroid-Diabetes hinzutritt.

Die *Prognose* der renalen Glucosurie ist im allgemeinen gut. Gelegentlich findet sich eine Progressivität der Störung. Nach JOSLIN (1) können Arteriosklerose, Hypertonie oder Nephritis die Nierenschwelle erhöhen. Mit dem Übergang in einen echten Diabetes ist also nicht zu rechnen. „Renale Diabetiker“ sind als gesund zu betrachten. Es fehlt eine höhergradige Beeinträchtigung der Leistungsfähigkeit gegenüber normalen Menschen. Nach den Gepflogenheiten der Lebensversicherungsgesellschaften wird kein Prämienzuschlag erhoben. Fälle mit gleichzeitiger Knochenerkrankung und Phosphatämie sind Raritäten (LIEVRE und BLOCK-MICHEL [18], BENSAID und Mitarbeiter [19]). Hier richtet sich die gutachterliche Beurteilung im wesentlichen nach der Knochenerkrankung. Differentialdiagnostisch muß an das FANCONI-Syndrom gedacht werden.

In der älteren Literatur haben oft Verwechslungen mit der *extrainsulären Reizglucosurie* stattgefunden, die im Gegensatz zu dieser recht häufig ist, 14% aller Glucosurien (JOSLIN [1]). Sie ist meist insulinresistent oder zumindest verringert ansprechbar. Man findet sie bei Reizzuständen der diabetogenen Seite der Stoffwechselregulation, also vor allem bei solchen des Zwischenhirns, der Hypophyse, der Nebennieren und der Schilddrüse. Sie gehen nicht selten, besonders wenn eine Erschöpfung des B-Zellsystems des Inselorgans stattfindet, in einen echten Diabetes über. Ihrer Pathogenese entsprechend sind sie, wie im endokrinen Teil ausgeführt wurde, wesentlich von exogenen Einflüssen abhängig. Durch das geringe Ausmaß der Zuckerausscheidung beeinflussen sie jedoch meist nicht die Berufs- und Arbeitsfähigkeit. Das ändert sich erst, wenn eine diabetische Stoffwechselsituation entsteht. Oft führt allerdings die zugrunde liegende neurovegetative oder hormonale Störung schon zu einer Beeinträchtigung. Hierher gehört auch die Schwangerschaftsglucosurie, während seltene Glucosurien, wie Fructosurie, Galactosurie, Lactosurie, Pentosurie z. B., entweder ebenfalls anlagebedingte Anomalien darstellen oder nach übermäßiger Aufnahme oder Bildung der selteneren Zucker zustande kommen. Sie besitzen in dem hier erörterten Zusammenhang keine Bedeutung. Die Differentialdiagnose aller Formen wurde kürzlich von Constam (8) noch einmal zusammengestellt. Die Klärung wird meist erst in einer klinischen Beobachtung möglich sein.

Schrifttum

1. Joslin, E.: The treatment of diabetes mellitus. Philadelphia 1952 — *2. Grafe, E.: J. Kühnau:* Handb. d. Inn. Med., Bd. VII, 2 — *3. Robbers, H.:* Der renale Diabetes. Stuttgart 1946 — *4. Boller, R.:* Diabetes mellitus. Wien 1950 — *5. Fowler:* Ann. Int. Med. *7,* 518 (1933) — *6. Blotter* and *Hyde:* J. Amer. Med. Assoc. 122, 432 (1943) — *7. Reinwein, H.:* in: Fischer-Molineus, Das ärztliche Gutachten. Leipzig 1939, II, 665 — *8. Constam, G.:* Die Differentialdiagnose der Glykosurien. Schweiz. Med. Wschr. *1950,* 545 — *9. Robbers, H.* und *K. Rümelin:* Dtsch. Arch. klin. Med. *200,* 398 (1953) — *10. Grafe, E.* und *H. Hering:* Klin. Wschr. *30,* 345 (1952) — *11. Hjärne:* Acta med. scand. (Stockh.) *67,* 422 (1927) — *12. Bradley, S. E.* et al.: Am. J. of Med. *9,* 793 (1950) — *13. Bernheim, M.* et al.: Pédiatrie *11,* 161 (1956) — *14. Sarre, H.:* Nierenkrankheiten. Thieme, Stuttgart 1958 — *15. Monasterio, G.:* Schweiz. Med. Wschr. 1954, 651 — *16. Oberdisse, K.* und *J. N. Paraskevopoulos:* Zschr. f. experimentelle Medizin *108,* 317 (1940) — *17. Stadler, J.* und *A. Hottinger:* Schweiz. Med. Wschr. *1956,* 1064 — *18. Liévre, J.* et *H. Bloch-Michel:* Semaine Hôp. *31,* 1486 (1955) — *19. Bensaid* et al.: Maroc. med. *35,* 515 (1956).

STÖRUNGEN DES FETTHAUSHALTES

Fettsucht und Fettleibigkeit, Magersucht und Magerkeit

Fettsucht und Fettleibigkeit

Im Fettansatz speichert der Organismus Energie, oft in krankhafter Weise, bei der Fettsucht mehr aus endogener, bei der Fettleibigkeit sowohl aus endo- wie aus exogener Ursache. Erstere kennzeichnet eher die dazu führende Tendenz, letztere den Status. Rein endogene aber auch rein exogene Formen sind selten, fast immer hat man es aetiologisch also mit Mischformen zu tun. Intermediäre Abweichungen des Fettstoffwechsels beschäftigen den Gutachter weit weniger. Bei Fettsucht und Fettleibigkeit sind sie ohnehin gering ausgeprägt. Ebenso kann wohl auf eine Erörterung der energetischen Situation der Adipositas im einzelnen verzichtet werden, da ich andernorts unter Heraushebung von Ätiologie und Pathogenese darauf eingegangen bin (1), vor allem auch unter Hinweis auf die Darstellungen von GLATZEL (2), ZONDEK (3), BANSI (4), GROSSE-BROCKHOFF (5), BAHNER (24) und die neueste von ZÖLLNER (6).

Der Gutachter muß bestrebt sein, die Bedeutung angeschuldigter äußerer Einwirkungen auf Entstehung und Ausprägung von der meist konstitutionell bestimmten Ausgangslage abzugrenzen. Zur Erkennung der letzteren können Familienuntersuchungen sehr beitragen. Meines Erachtens ist es nicht richtig, wie es heute mancherorts geschieht (ARMSTRONG [7] u. a.), die Fettsucht in allzu großer Vereinfachung ausschließlich oder doch überwiegend als Folge des nur Zuvielessens aufzufassen. Das zentrale Problem ist allerdings ohne Zweifel ein energetisches, das sich aus der Aufnahme und der Abgabe der Energie ergibt. Dieses die Krankheit bestimmende Verhältnis kann aber auf ganz verschiedene Weise gestört sein, durch Einfluß auf der Seite der Aufnahme ebenso wie auf der der Abgabe. So betrachtet, erscheint die Fettsucht als eine Regulationskrankheit, bei der man grundsätzlich nach den verschiedenen ursächlichen Faktoren suchen soll. Die endogenen werden im einzelnen besprochen. Unter den exogenen steht die übermäßige Nahrungsaufnahme an erster Stelle. Sie dürfte, oft mit körperlicher Trägheit verbunden, bei den meisten Übergewichtigen, den Fettleibigen schlechthin, Hauptursache der Krankheit sein, wenn auch die Bereitschaft dazu unerläßliche Vorbedingung war.

Endogene Einflüsse verraten sich bereits an der Lokalisation der Fettablagerung, am ausgesprochensten, wenn sie endokriner Art sind. Häufig sind sie schon in der Konstitution festgelegt. Familiäres Auftreten der Fettsucht spricht nicht unbedingt für falsche Eßgewohnheiten, wie manchmal argumentiert wird, sondern mindestens in gleichem Maße für eine in der Erbanlage liegende Bereitschaft zu erhöhtem Fettansatz. Bei Überwertigkeit des hypophysär-interrenalen Systems kann ein *Cushing-Typ* mit Stammfettsucht resultieren, ebenfalls bei menopausischer, postmenopausischer, aber auch bei postpartualer, bei Pubertäts- oder Postpubertätsfettsucht. Ähnlich führt übermäßiger Fett- und Eiweißgenuß gelegentlich bei einer derartigen konstitutionell begründeten Bereitschaft des endokrinen Systems dazu. Die früher besprochenen Einwirkungen auf diesen Teil des Endokriniums können also bei der Begutachtung Interesse gewinnen. Eine ganz andere Anordnung des Fettgewebes findet man *bei verringerter Sexualfunktion;* die Gegend um das Becken und die Oberschenkel sind besonders bevorzugt bei der Kastratenfettsucht, bei der Dystrophia adiposo-genitalis, bei der echten Fröhlichschen Krankheit, aber auch bei der Agenesie der Ovarien, beim Albright-Turner-Syndrom. Die Wiederauffütterungsfettsucht nach lipophiler Dystrophie weist ebenfalls häufig die Charakteristika dieser Form auf.

Während hier die Bedeutung der exogenen Faktoren auf der Hand liegt, fehlen diese meist bei jenen Fällen, in denen vom *Zwischenhirn* aus ein universeller Fettansatz zustande kommt. Nur selten ist eine Zwischenhirnschädigung durch Trauma, CO-Intoxikation oder Encephalitis als richtunggebende Ursache einer Fettsucht erkennbar. VEIL und STURM (8) sowie ROSTOSKI (9) haben solche Fälle gesammelt. Die ersteren Autoren fordern, daß die Gewichtszunahme evident sein soll und daß sie unmittelbar nach der Stammhirnschädigung aufgetreten sein muß. ROSTOSKI, der noch besonders die psychische Alteration bei solchen Traumen hervorhebt, meint, auch dann müsse eine besondere Bereitschaft dazu gegeben sein. ZÜLCH (10) weist darauf hin, daß die Fettsucht zu den am wenigsten kompensierbaren hypothalamischen Symptomen gehöre. Dabei kann eine von hier ausgelöste Polyphagie für die Entfaltung bestimmend sein. Im Gegensatz zu solchen Angaben sahen BODECHTEL und SACK (11) unter 2000 Hirnverletzten nie eine Fett- oder Magersucht entstehen. Dem entsprechen Beobachtungen von WEDLER (12), der 800 Hirnverletzte untersuchte, von denen 45 Stammhirnläsionen aufwiesen. Er fand ebenfalls niemals die Entstehung einer Fett- oder Magersucht bei letzteren. Diese sich auf ein großes Material stützenden Angaben überraschen. Vielleicht finden sie dadurch ihre Erklärung, daß zum Zustandekommen einer so verursachten Änderung die Läsion doppelseitig sein muß.

MAYER und BARNETT (13) fanden nämlich im Tierversuch an Mäusen, daß nur dann eine Fettsucht entsteht, wenn die künstlich erzeugte Hypothalamusverletzung auf beiden Seiten vorgenommen wird. Möglicherweise liegen die Verhältnisse beim Menschen ähnlich. Bei anderen Tieren allerdings, wie bei der Ratte, genügt die einseitige Läsion. Entwickelt sich nach einem Schädeltrauma nicht nur eine Fettsucht, sondern kommt es gleichzeitig auch zur Vermehrung der antidiuretischen Aktivität des Serums, so wird man natürlich geneigt sein, auch die erste Störung mit dem Trauma in Zusammenhang zu bringen, entsprechend einer Beobachtung von KLOTZ und Mitarbeitern (14).

Der Gutachter wird wohl auch nicht umhin können, einen Zusammenhang anzuerkennen, wenn es wie in einem von HERSCHBERG und CREFF (15) beobachteten Zwischenfall unmittelbar nach einer Myelographie zur Entwicklung einer Fettsucht mit einer Gewichtszunahme von 20 kg kommt und sich feststellen läßt, daß das Lipoidol in der Sellagegend abgelagert worden ist. Immer wird man, wenn ein Hirntrauma als Ursache der Fettsucht angenommen wird, zu prüfen haben, ob andere Zeichen einer organischen Zwischenhirnschädigung vorliegen oder nicht. Um Wiederholungen zu vermeiden, sei auf die früher zitierten Gesichtspunkte STURMS hingewiesen.

Daß die lokale Fettverteilung von örtlichen Störungen der Innervation, und zwar vom *Neurovegetativum* abhängig sein kann, hat HOFF (16) bereits 1941 bei der Lipodystrophie und Lipophilie gezeigt. Allerdings spielt hierbei seiner Ansicht nach für die lokale Lipophilie noch ein autochthoner, vom Nervensystem unabhängiger Faktor eine Rolle. Das Prävalieren sympathikotoner, aber auch parasympathikotoner Züge kann für die vegetativen Begleitsymptome, aber auch den Leistungsgrad entscheidend sein. *Psychische Belastungen* als wesentlicher Faktor einer Fettsuchtentstehung lassen sich nicht leugnen (Kummerspeck). Man kann zwischen Polyphagie aus Gewohnheit, aus kulinarischem Genuß und aus neurotischer Verhaltensweise als „Ersatzreaktion" unterscheiden. Erinnert sei in diesem Zusammenhang auch an die zuweilen auftretende Polyphagie im Initialstadium eines schizophrenen Schubes. Wie bereits erwähnt wurde, können psychische Einflüsse in Zusammenhang mit endokrinen Störungen eine große, manchmal entscheidende Rolle gewinnen. Für die Begutachtung ist von Bedeutung, daß zu einer solchen Verhaltensweise eine psychische Bereitschaft angenommen werden muß. Nur eine ganz individuelle Beurteilung wird die Entscheidung ermöglichen, inwieweit etwa eine primäre vegetative Steuerungsstörung oder das Psychische für das Zustandekommen der Fettsucht maßgeblich sind.

Funktionsabweichungen zweier endokriner Organe müssen in diesem Zusammenhang noch besonders besprochen werden, einmal die *Unterfunktion der Schilddrüse* und zum anderen die Überfunktion des B-Zellsystems im Inselorgan des Pankreas. Erstere führt in vielen Fällen zum Gewichtsanstieg, der aber nicht nur durch einen Fettansatz, sondern recht oft allein durch die erhöhte Wassereinlagerung seine Erklärung findet. Ex juvantibus läßt das Ausmaß des schnell eintretenden Gewichtssturzes nach Thyreoidingabe ungefähr auf den Grad derselben schließen. Die reelle Substanzminderung kann sich ja erst dann auswirken, wenn es zu einer Steigerung des Grundumsatzes zur Norm oder sogar auf etwas höhere Werte gekommen ist. Wahrscheinlich kann schon ein längerer Hungerzustand die Funktion dieser Drüse verringern, wenn es nämlich zum Sparumsatz kommt. Beim Ausgleich, bei Normalisierung des Nahrungsangebotes, kommt es dann nicht selten zu einem übermäßigen Fettansatz. Daß die Schilddrüsenunterfunktion, die so oft verkannte Hypothyreose, für die Steigerung desselben praktische Bedeutung besitzt, wird jeder bestätigen, der es gelernt hat, solche Fälle schnell zu erkennen. Hierzu wäre noch auf die im endokrinen Teil aufgeführte Symptomatologie auch larvierter Formen aufmerksam zu machen.

Nicht minder häufig wird eine andere für das hier besprochene Problem wichtige endokrine Abweichung verkannt, nämlich die Funktionssteigerung des Inselorgans, des B-Zellsystems. Der primäre, absolute *Hyperinsulinismus* ist hierbei von ganz besonderer Bedeutung, mehr noch als der sekundäre, relative, bei dem es nicht so leicht zu einer Fettsucht kommt. Ein Inseladenom ist nicht so selten, wie man gemeinhin annimmt. Hierzu sei auf die Besprechung der Spontanhypoglykämien besonders hingewiesen. In den meisten Fällen bildet die Adipositas ein führendes Symptom derselben, das eindrucksvoll durch anamnestische Angaben über Heißhunger und Polyphagie ergänzt wird. Wenn die Polyphagie allerdings nach erfolgreicher, d. h. die Hypoglykämien ausschaltender Entfernung des

Inseladenoms bestehen bleibt, zeigt sich, wie die Eßgewohnheiten durch derartige langdauernde Stoffwechseleinflüsse verändert werden können.

Diese Aufzählung verdeutlicht, daß bei der Entstehung einer Fettsucht vom Vegetativum, vom neuralen Teil wie vom Endokrinium, verschiedenste Einflüsse richtunggebend beteiligt sein können. Unter Hinweis auf die vorangegangenen Kapitel erübrigt es sich, weitere Einzelheiten zu wiederholen. Einer sarkastischen Bemerkung Rynearsons (17) „Die einzigen Drüsen, die bei der Fettsucht eine Rolle spielen, sind die Speicheldrüsen", kann man meines Erachtens nicht beipflichten. So einfach läßt sich das Problem der Fettsucht nicht auffassen. Immer sollten endogene und exogene Faktoren sorgfältig gegeneinander abgewogen werden, wie es dem Wesen einer Regulationskrankheit entspricht.

Führt ein etwa durch einen Unfall *erzwungenes langdauerndes Krankheitslager* zur abnormen Gewichtszunahme, so wird man den Zusammenhang nicht leugnen können, auch wenn Ernährungsfehler und konstitutionell bedingte Bereitschaft für den Fettansatz wesentlich mitverursachende Faktoren waren. Ein Heilverfahren in Form einer internistischen Behandlung oder auch einer Kur wird dann meist die sinngemäße Lösung sein. Ähnliche Beziehungen bestehen *beim Beinamputierten.* Nur schwer lassen sich hier meist Übergewichtigkeit, vermehrte Kreislaufbelastung und Verringerung der Resistenz gegen banale Infekte sowie die Entwicklung neurovegetativer Störungen vermeiden. Auch wenn allerdings häufig vernachlässigte therapeutische Möglichkeiten bestehen, kann man nicht umhin, die Zusammenhangsfrage zu bejahen. Vom Standpunkt des Internisten muß man eine solche Beeinträchtigung anerkennen. Bei der großen Zahl der Kriegsversehrten hat gerade diese Frage praktische Bedeutung gewonnen. Geringeres Interesse haben für den Gutachter jene Fettsuchtformen, die sich nach Cortison, ACTH-, Salicylat- und Streptomycinbehandlung gelegentlich entwickeln.

Ist nun eine Adipositas als solche leistungsmindernd? Mit Grafe (18) wird die *Variationsbreite des Körpergewichtes* erst bei einer Abweichung von mehr als 20% überschritten. Bereits die Erfahrungen des Alltags lehren, daß damit keinesfalls immer ein krankhafter Zustand verbunden ist, wenn in bestimmten Berufen auch schon eine Behinderung entsteht. Bei der Bewertung geht man im allgemeinen von der Brocaschen Formel aus (Sollgewicht in kg = Körperlänge in cm minus 100). Diese vernachlässigt den Konstitutionstyp, der naturgemäß für den Ansatz von wesentlicher Bedeutung ist. Die hierin gegebene Willkürlichkeit wird durch Verwendung anderer Formeln verringert, aber nicht beseitigt. Für das Cushing-Syndrom würde man dabei häufig noch in dem angegebenen Schwankungsbereich liegende Werte erhalten und verkennen, daß es hierbei zu einem ganz erheblichen, abnormen Fettansatz gekommen sein kann, der lediglich durch den Abbau im Bereich des Muskelsystems und des Skelettes getarnt wird. Hochgradige Gewichtsüberschreitungen erübrigen die Anwendung solcher Schemen.

Vor allem der Verschleiß von Herz und Kreislauf ist dann in ungünstiger Weise verändert. Die Lebenserwartung sinkt, nach Grafe ist sie im Mittel um 7 Jahre verringert. Die Mortalität steigt bei einem Übergewicht von 4,5 kg um 8%, verglichen mit dem Durchschnitt der entsprechenden Altersklasse, bei einem solchen von 40 kg beträgt sie sogar 116% (Newburgh [19]). Die Begünstigung einer Diabetesmanifestation wurde vor allem durch Joslin (20) gezeigt, der von 1000 untersuchten Diabetikern 77% übergewichtig fand. Bei Fettsüchtigen findet man häufig pathologische Glucose-Belastungskurven. Im allgemeinen dürften diese kaum Ausdruck eines Insulinmangels sein, viel eher die Folge einer Steigerung diabetogener Einflüsse, etwa bei erhöhter Tendenz zur Neoglucogenie. Nicht immer wird man daraus einen latenten Diabetes diagnostizieren dürfen, wenngleich die Bereitschaft zu einem solchen bei der Übergewichtigkeit nicht bestritten werden kann. ZÖLLNER meint, daß auch das vermehrte Fettangebot bzw. eine vermehrte Fettverbrennung und die hierdurch bedingte verzögerte Verbrennung der Hexosen ihre Ursache sein könne. Ähnlich neigen Fettsüchtige zum Hochdruckleiden, die Abhängigkeit der Blutdruckwerte von der Überernährung ist nach den Kriegs- und Nachkriegserfahrungen heute ja unbestritten. Daß dann ebenfalls eine Neigung zu Gallen- und Pankreaserkrankungen besteht, entspricht der täglichen ärztlichen Erfahrung. Diese Veränderungen hängen weitgehend mit der andersartigen Stoffwechselsituation zusammen. Entsprechend der Pathogenese können dann auch noch neurovegetative und endokrine Begleitsymptome beeinträchtigend wirken.

So entscheidet, abgesehen von extremen Fällen, der Grad der Übergewichtigkeit meist nicht den der Erwerbsminderung. Dieser wird vielmehr durch das *Hinzukommen verschiedenster krankmachender Auswirkungen*, die pathogenetisch eng miteinander zusammenhängen, bestimmt. Daher ist es nicht möglich, zur Festlegung der Erwerbsminderung allgemeinverbindliche Richtlinien zu geben. Nach Abwägung der vorhandenen Schäden ist nur für den Einzelfall eine Beurteilung möglich.

Entscheidend wirkt sich gelegentlich die erhöhte Neigung der Adipösen zur Entwicklung von *Thrombose* und *Phlebitis* auf einen Krankheitsverlauf aus, wenn nämlich Embolien zu bedrohlichen Zwischenfällen führen oder wenn als ihre Folge ein variköses Syndrom zustande kommt. Das fast völlige Verschwinden dieser Zweitkrankheit in der Hungerzeit der Kriegs- und Nachkriegsjahre und ihr Wiederauftreten nach Normalisierung der Ernährung, die Fettsucht, Hypertonus und Diabetes u. a. wieder in alter Häufigkeit entstehen ließ, hat diese Beziehungen außerordentlich verdeutlicht.

Meist ist es also nicht die Adipositas als solche, die durch Schwerbeweglichkeit, durch das Gefühl des Kraftschwundes zur Leistungsminderung führt, erst die Auswirkung auf bestimmte Organsysteme verringert die Erwerbsfähigkeit. Der *Kreislauf* ist nicht nur durch den größeren Körper mehr belastet, es kommt zum vorzeitigen Verschleiß am Herzmuskel, an den Gefäßwänden der Arterien. Die früh auftretende *Arteriosklerose* ist die Regel. Ebenso nimmt die Häufigkeit des *Hypertonus* zu. Das hat RAUSCHE (21) beispielsweise gezeigt, als er 500 Amputierte des ersten Weltkrieges untersuchte und fand, daß nur bei den fettleibig gewordenen der Hochdruck doppelt so häufig war wie bei nicht Amputierten. Die örtlichen Fetteinlagerungen als Behinderung des Herzens spielen demgegenüber nur eine untergeordnete Rolle. Der Fettleibige neigt fernerhin besonders zu *Katarrhen der Luftwege, auch zum Emphysem*. Der Zwerchfellhochstand verursacht nicht allein Herzsensationen, er verringert die Atemfähigkeit und die Vitalkapazität. Bekannt ist dann noch die *Abnahme der Resistenz gegenüber akuten Infektionskrankheiten*. Begreiflich, daß schon rein statisch die Entstehung *arthrotischer Veränderungen* an den belasteten Gelenken begünstigt wird. Die Neigung zur *Arthritis* gehört ohnehin zur gleichen Konstitution.

Nicht allein der Zustand der durch erhöhten Fettansatz verursachten Übergewichtigkeit birgt Gefahren. Diese können bei spontanem oder therapeutisch veranlaßtem schnellen *Gewichtssturz* noch erheblich gesteigert sein. Die veränderte Kreislaufsituation kann zu akuten Zwischenfällen führen. Mit solchen ist vor allen Dingen dann zu rechnen, wenn eine erhebliche Flüssigkeitsmobilisation stattfindet. In dieser Zeit kommt es weiterhin, unter Umständen schon bei geringfügigen körperlichen Belastungen, bei offenen Bruchpforten leicht zur Entstehung von Hernien, besonders im Leistenbereich. Für deren Zustandekommen ist dann im allgemeinen weniger die körperliche Belastung anzuschuldigen, als der Übergang von einer Über- zur Normalgewichtigkeit, d. h. das Schwinden der Fettlager.

Örtliche Fettansammlungen haben demgegenüber kaum einmal erwerbsmindernde Folgen, so etwa die *multiplen Lipome* bei älteren Frauen. Sie können gelegentlich durch ihren Sitz und durch ihre Größe, beispielsweise an den Oberschenkeln, hinderlich sein. Seltener ist eine familiär vorkommende Lipomatose, die zwischen dem 20. und 40. Lebensjahr beginnt. Bei dieser sind die Fettgeschwülste meist kleiner, so daß sie für den Träger mehr eine kosmetische als eine sonstige Beeinträchtigung bedeuten. Bei der DERCUMschen Krankheit allerdings, der *Adipositas dolorosa,* die vorwiegend Frauen in der Menopause befällt, ist die allgemeine Fetteinlagerung in der Subcutis deswegen so hinderlich, weil die einzelnen Fettwülste ungemein druckempfindlich sind. Spontan oder bei den geringsten Berührungen kann es dabei zu erheblichen Beschwerden kommen. Diesen Individuen wird man eine Minderung der Erwerbsfähigkeit ohne weiteres zubilligen müssen.

Sehr viel auffälliger ist eine andere Störung des lokalisierten Fettansatzes, die *Lipodystrophia progressiva* SIMONS, bei der es in der oberen Körperhälfte zu einem unter Umständen extremen Schwund des Fettgewebes kommt, in der unteren dagegen zu einer erheblichen Anreicherung desselben. Da besonders auch die Subcutis im Gesicht schwindet, ensteht ein groteskes, sehr eindrucksvolles Bild, das PARKES WEBER (22) so gekennzeichnet hat: „Oben Erinnye oder Hexe, unten Ultra-Rubens-Stil." Neben dieser extremen Ausprägung gibt es alle Grade von formes frustes, die häufig nicht als krankhaft empfunden werden und die im übrigen auch familiär vorkommen können (KEHRER [23]). Im allgemeinen wird man diesen Individuen keine wesentliche Minderung der Erwerbsfähigkeit zusprechen können. Lediglich in den Fällen höchstgradiger Fettverschiebung kann man wohl nicht umhin, die psychische Belastung der von dieser Krankheit betroffenen Frauen anzuerkennen (BAHNER [24]).

Schrifttum

1. *Bartelheimer, H.:* Ärztl. Wschr. 1952, 1193 — 2. *Glatzel, H.:* in: Hdb. d. inn. Med. Hrsg. Bergmann-Staehelin, Berlin 1941, 6, 1, 477 — 3. *Zondek, H.:* Die Krankheiten der endocrinen Drüsen. Basel 1953 — 4. *Bansi, H. W.* und *G. Warninghoff:* Medizinische, 1956, 549 — 5. *Grosse-Brockhoff, F.:* Pathologische Physiologie, Springer, 1950 — 6. *Zöllner, N.:* in: Thannhauser, Lehrbuch des Stoffwechsels usf. Stuttgart 1957 — 7. *Armstrong, D. B.:* J. Amer. Med. Ass. 1951, 1007 — 8. *Veil, W. H.* und *A. Sturm:* Die Pathologie des Stammhirns usf. Jena 1946 — 9. *Rostocki, O.:* Dtsch. Gesd.wes. 1952, 1281 — 10. *Zülch, K. I.:* Zbl. Neurochir. 1950, 73 — 11. *Bodechtel, G.* und *H. Sack:* Med. Klin. 1947, 133 — 12. *Wedler, H. W.:* Verh. dtsch. Ges. inn. Med. 1955, 61, 44 — 13. *Mayer, J.* and. *R. J. Barnett:* Science (Lancaster) 1955, 599 — 14. *Klotz, H. P., Et. Fournier, M. Saint-Saens, J. Bonnefoy* et *H. Elmaleh:* Semaine Hôp. 1956, 3362 — 15. *Herschberg, A. D. et A. Creff:* Presse méd. 1955, 325 — 16. *Hoff, F.:* Dtsch. med. Wschr. 1941, 25 und 26 — 17. *Rynearson:* zit. nach *Zöllner, N.* in: Thannhauser, Lehrbuch des Stoff-

wechsels usf. Stuttgart 1957 — *18. Grafe, E.: in:* Hdb. d. inn. Med. Hrsg. Bergmann-Staehelin, Berlin 1944 u. Zschr. ärztl. Fortbild. 1938, 459 — *19. Newburgh, L. H.:* Physiol. Rev. 1944, 24, 18 — *20. Joslin, E. P.* und Mitarb.: Treatment of diabetes. Philadelphia 1952 — *21. Rausche:* zit. n. *Meyeringh,* Versicherungsärztliche Beurteilung innerer Khtn. Hamburg 1951 — *22. Weber, P.:* zit. nach *Kehrer* — *23. Kehrer, F. A.* und *S. Nölle:* Fortschr. d. Med. 1953, 387 — *24. Bahner, F.:* in: Hdb. d. inn. Med. Berlin 1955, VII, 1, 978.

Magersucht und Magerkeit

Von diesen kann man erst sprechen, wenn die Werte der dazugehörigen Untergewichtigkeit, die etwa nach der Brocaschen Formel errechnet wurden, um 10% (REINWEIN [1]), erniedrigt sind. Berücksichtigt man, daß schon anlage- oder rassenmäßig begründet bei leptosomem Habitus derartige Variationen vorkommen, so ist ein pathologisches Ausmaß im allgemeinen wohl erst bei einer Senkung von 20% gegeben. Dabei hat die Magerkeit oft weit mehr als die Fettleibigkeit den Charakter eines Symptoms. Ebenso wie dort kommt es darauf an, die auslösenden Faktoren zu analysieren, endogene und exogene. Erstere sind oft Vorbedingung, aber letztere interessieren den Gutachter mehr, der entscheiden soll, ob kausale Zusammenhänge mit angeschuldigten Einflüssen bestehen.

Während die Magerkeit verschiedenste Ursachen haben kann, *unzureichende Nahrungsaufnahme, Resorptionsstörungen* im Magen-Darm-Kanal, *konsumierende Krankheiten,* wie Infektion oder Carcinom, steht bei der Magersucht die Steuerungsstörung ausgesprochen im Vordergrund, sei sie psychisch ausgelöst oder vom Zwischenhirn, dem Hypophysenvorderlappen oder der Nebennierenrinde bewirkt. Dabei ist nicht allein ein Fettschwund vorhanden, auch die übrigen Gewebe sind substanzgemindert. Das gilt in ganz besonderem Maße bei der extremsten Ausprägung, bei der Kachexie. Einerseits ist also die Erwerbsminderung mit von der Grundkrankheit abhängig, zum anderen hängt sie neben dem Grad der Untergewichtigkeit entscheidend auch davon ab, ob gleichzeitig Skelett- und Muskelsystem wesentlich betroffen sind.

Die Magersucht ist also auch eine *Regulationskrankheit!* Dazu führende vegetative Umstellungen wurden bereits im Endokrinologie-Teil beschrieben, auch die das *Zwischenhirn* angehenden. Man spricht dann ja von einer Anorexia nervosa oder mentalis. DECOURT (2) und BANSI (3) haben die dazu gehörigen vielfältigen Funktionsstörungen kürzlich eingehend dargestellt. Bei dieser sind nicht so sehr die somatischen, sondern die psychischen, u. a. von ZUTT (4) und BENEDETTI (5) besprochenen Erscheinungen für den Krankheitsverlauf bestimmend. Daß eine Störung der Stoffwechselsteuerung vorliegt, wird dann besonders deutlich, wenn Fettsucht und Magersucht miteinander wechseln (HOFF [6], FEUCHTINGER [7]); das kann zum Beispiel auch postpartual der Fall sein (SCHMITZ[8]). Diese Form der Magersucht stellt in der Praxis neben der in oder nach der Pubertät auftretenden ja einen großen Prozentsatz der Fälle. Leider wird dieser Zusammenhang häufig nicht erkannt, da ein Monate oder Jahre dauerndes Intervall gelegentlich solche Beziehungen kachiert. Die eingetretene HVL-Insuffizienz bildet dann die Ursache. Bei den durch psychische Besonderheiten gekennzeichneten Patienten pflegt eine Zwischenhirnveränderung maßgeblicher zu kein. Sie kann, wie in den Pubertätsfällen, fast zur unüberwindlichen Anorexie führen. Schüpbach (9) meint, daß hierbei die Funktionsminderung des Hypophysenvorderlappens sekundär entstünde. Einzelheiten finden sich im übrigen in dem Handbuchbeitrag von Glatzel (10). In der Begutachtung ist noch wesentlich zu berücksichtigen, ob man es voraussichtlich mit einem Dauerzustand zu tun hat oder ob durch therapeutische Maßnahmen ein Wandel herbeigeführt werden kann. Dementsprechend sind meist Nachuntersuchungen zu empfehlen.

Diese können zu sehr unterschiedlichen Ergebnissen führen. Beispielsweise fand Kay (11) bei 25 nach 5 und mehr Jahren kontrollierten Patienten, die wegen Anorexia nervosa klinisch behandelt worden waren, nur 4 Heilungen. 7 Kranke waren verstorben, davon 5 an organischen Erkrankungen infolge der Magersucht. 1 Patientin hatte Suicid begangen, die restlichen zeigten eine nur teilweise Heilung. Ganz anders berichteten aus der Kopenhagener Medizinischen Universitätsklinik Beck und Bröchner-Mortensen (12) über 25 Kranke mit Anorexia nervosa, von denen 20 geheilt waren, sich 4 noch in einem chronischen Hungerzustand befanden und nur ein Todesfall aufgetreten war.

Gerade bei dem Syndrom der Magersucht zeigt sich, wie diagnostische Gründlichkeit und therapeutische Intensität in somatischer und psychischer Hinsicht für den Erfolg bestimmend sind. Entsprechend ist die dem Gutachter zu empfehlende Prognose davon abhängig, inwieweit Behandlung und Nachbehandlung alle Möglichkeiten erschöpfen.

So hochgradige Gewichtsabnahmen führen fast immer zu einer *Änderung der Kreislaufregulation, zur Hypotonie* bei verringerter Anpassungsfähigkeit, die sich im Schellong-Versuch zeigt. *Akrozyanose* und *Enteroptose* können weitere Beschwerden mit sich bringen. *Hypoglykämien* zeigen die Kh-Stoffwechselbeeinflussung und allerdings nicht immer vorkommende *Grundumsatzerniedrigungen* die des Sauerstoffverbrauchs. Hinzu kommen bei den ganz überwiegend betroffenen Frauen *Amenorrhoe* und sonstige *Zyklusstörungen*. Eine besondere Gefahr entsteht durch eine *Resistenzminderung* weniger gegenüber der Tuberkulose als gegenüber anderen Infektionen. Die leichter in der Auffütterungszeit entstehende Tbc kann sehr symptomenarm und schnell progredient verlaufen.

Schrifttum

1. *Reinwein, H.:* in: Lehrb. d. inn. Med. Stuttgart 1952 — 2. *Decourt, J.:* Dtsch. med. Wschr. *1953*, 1619 und 1661 — 3. *Bansi, H. W.:* Med. Klin. 1955, 49 — 4. *Zutt, J.:* Med. Welt 1944, 559 — 5. *Benedetti, G.:* Schweiz. med. Wschr. *1950*, 1129 — 6. *Hoff, F.:* Klinische Physiologie und Pathologie. Stuttgart 1950 — 7. *Feuchtinger, O.:* Dtsch. med. Wschr. *1942*, 1045; Nervenarzt *1943*, 428 — 8. *Schmitz, C. A.:* Zschr. Geburtsh. *134*, 18 (1950) — 9. *Schüpbach, A.:* Schweiz. med. Wschr. *1951*, 610 — 10. *Glatzel, H.:* in: Hdb. d. inn. Med. Hrsg. Bergmann-Staehelin, Berlin 1954 — 11. *Kay, D. W. K.:* Proc. Roy. Soc. Med. *46*, 669 (1953) — 12. *Beck, J. C.* und *Bröchner-Mortensen, K.:* Acta med. Scand. (Stockh.) *149*, 409 (1954).

STÖRUNGEN DES EIWEISSHAUSHALTES

Erst Hungerzeiten in und nach dem ersten Weltkrieg und mehr noch nach dem letzten haben gezeigt, welchen Umfang und welche Bedeutung Störungen des Eiweißstoffwechsels gewinnen können. Die Dystrophie, vorwiegend durch Eiweißmangel verursacht, wurde zu einem allgemein bekannten und gebräuchlichen Begriff. Jedoch kommen solche Zustände — wenn auch meist als Minorformen — zu allen Zeiten vor, nicht nur bei exogen verursachter Inanition, sondern auch bei kachektisierenden oder zu Resorptionsstörungen führenden Krankheiten. Nur werden sie dann meist durch die Grundkrankheit überdeckt. Solche dystrophischen Züge können aber Verlauf und Ausgang derselben bestimmen. Demgegenüber haben entgegengerichtete Abweichungen in diesem Stoffwechselgebiete für die Fragen der Begutachtung noch kein Interesse, wenn sie auch pathogenetisch immer größere Beachtung erlangen. Erst vereinfachte Verfahren der Eiweißbestimmung und der Elektrophorese-Untersuchungen im Blutserum haben dieses Gebiet des Metabolismus in seinem ganzen Umfang für die Klinik erschlossen.

Dystrophie

So bezeichnet man heute allgemein die Hungerkrankheit, für die die *Auswirkung des Eiweißmangels* entscheidend ist, für die aber auch eine *unzureichende Fett- und Lipoidzufuhr, auch ein Mangel an Vitaminen und Mineralien* in wechselndem Maße mitbestimmend sein kann. Dadurch verursachte Krankheitserscheinungen dürfen nicht übersehen werden.

In krasser Weise wird das deutlich, wenn man Darstellungen über die Erfahrungen aus den Hungergebieten Asiens liest. Dort charakterisieren *Vitamin-Mangelsyndrome* die Dystrophie. Der Bericht von SMITH und Mitarbeitern (1) über Mangelkrankheiten in den japanischen Kriegsgefangenenlagern verdeutlicht das in anschaulicher Weise. In Afrika dagegen findet man wie in Europa bevorzugt die Symptomatik des Eiweißmangels, wie auch das Kwashiokor-Syndrom zeigt. Unter anderem findet sich bei diesem sehr häufig eine Leberverfettung, die evtl. in eine Cirrhose übergehen kann, ähnlich unserer Hungercirrhose (TROWELL [2]). In der heutigen Zeit der verkürzten Verkehrswege kann die Kenntnis solcher Erfahrungen auch einmal für den deutschen Begutachter von Bedeutung sein.

Über die Dystrophie geben umfassend die Monographien von BERNING (3) und von BANSI (4) Auskunft. Man unterscheidet neben einer *trockenen*, mit allgemeiner Abmagerung und Atrophie einhergehenden, besonders ältere Individuen befallenden Form eine *ödematöse*, bei jungen Menschen schon frühzeitig sich einstellende, von der in der Wiederauffütterungsphase mehr oder weniger deutlich zur Ausprägung gelangenden *lipophilen Dystrophie.*

Die *trockene, atrophische Form* geht weitgehend in der schon früher besprochenen, durch mangelhafte Nahrungszufuhr oder gestörte enterale Resorption verursachten Magerkeit auf. Sie ist oft das Vorstadium zur *Hungerwassersucht.* Diese bildet ein *charakteristisches Bild* mit Entwicklung eines vollen Gesichtes, das die Betroffenen sich mehr und mehr ähnlich werden läßt. Ein stumpfer, oft teilnahmsloser oder ängstlicher Ausdruck desselben begünstigt diesen Eindruck. Oft ist der Leib, manchmal sind mehr die unteren Extremitäten betroffen. Der Substanzschwund läßt dabei die oberen Extremitäten abgemagert erscheinen. Ein Hydrops in den verschiedenen Körperhöhlen kann eine wesentliche Beeinträchtigung der Organfunktionen hervorrufen. Die Verquellung der Gewebe wirkt sich besonders im Gehirn und am Herzen aus. Die Resistenzminderung läßt banale Infektionen auf der Haut, im Respirations- und Intestinaltrakt, aber auch die gelegentlich hemmungslose Ausbreitung einer Tuberkulose oder die Entwicklung einer Endocarditis lenta verstehen. Diese Anfälligkeit ist noch einige Jahre später vorhanden. Welche Bedeutung Eiweißverlust und mangelndes Calcium- und Phosphorangebot haben, indem sie zur Entwicklung von Osteoporose bzw. Osteomalazie führen, habe ich (5) früher ausführlich gezeigt, ebenso wie die unter den Partialschäden gelegentlich in den Vordergrund tretende Symtomatologie der Vitamin-B-Mangel-Syndrome, deren Ausprägung mit vom Eiweißmangel abhängt (6). Daß Leberschäden in allen Graden von einer Teilstörung, die etwa beim Mann durch unzureichenden Abbau der Östrogene eine Feminisierung verursacht, über Zustandsbilder mit Bilirubinämie, pathologischem Ausfall der Leberfunktionsprüfungen bis zur Auslösung einer Lebercirrhose führen können, haben Kalk (7), Koszolka (8) und viele andere beschrieben. Wenn sich auch meistens dieser Leberparenchymschaden völlig zurückbildet, so kann gelegentlich der zeitweilige Eiweißmangel für die Entwicklung einer Lebercirrhose ein wesentlich mitbestimmender Faktor sein. Mit Recht hat Meyeringh (9) darauf hingewiesen, daß in solchen Fällen mit besonderer Sorgfalt auch nach einer durchgemachten Hepatitis gefahndet werden muß. Für die Bewertung eines Gefangenschafts- oder Haftschadens wird es allerdings oft gleichgültig sein, ob dieser alimentär oder durch eine Infektion während der hygienisch ungünstigen Haftbedingungen verursacht wurde. Ebenso läßt der Ausfall hochwertiger Eiweißkörper und Lipoide verstehen, daß endokrine Unterfunktionssyndrome zustandekommen. Unter diesen sind besonders die gleichzeitig einen Sparmechanismus darstellende Hypothyreose und das Vorkommen einer Nebennierenrindeninsuffizienz hervorzuheben. Die neurovegetative, zunächst im Sinne eines Vagotonus mit Bradykardie einhergehende Umstellung wirkt ähnlich ausgleichend. Bei den Frauen zeigt sich die Funktionsminderung der Ovarien in der kaum einmal fehlenden Amenorrhoe, beim Manne die der Keimdrüsen in einer Hodenatrophie und zum Teil auch in der Impotenz. Eine Achylie deutet auf die oft rückbildungsfähige, möglichst nachzuweisende Afermentie. Letztere fördert, vor allem wenn auch eine solche des Pankreas eingetreten ist, die Entstehung leicht chronisch werdender Enteritiden und Kolitiden. Damit kann in einem circulus vitiosus die unmittelbare vitale Bedrohung einsetzen.

Haben diese Erfahrungen aus den Kriegs- und Nachkriegsjahren in eindrucksvollster Weise die Folgen der ausgebildeten Dystrophie gezeigt, so darf darüber nicht vergessen werden, daß *in geringeren Graden ein solches alimentär ausgelöstes Krankheitsgeschehen* auch vorkommen kann, wenn zum Beispiel aus religiösen Gründen, bei Anhängern von Sekten oder besonderen Lebensgemeinschaften eine strikte Einseitigkeit und Kalorienarmut der Nahrung lange Zeit eingehalten wird. Nicht als Ursache zu vergessen sind weiterhin eingreifende einseitige Diätkuren, die, von Fanatikern mißverstanden, gelegentlich als Dauervorschrift durchgeführt werden. Besonders häufig wird dann vergessen, daß die Eiweißzufuhr nicht nur kalorienmäßig, sondern auch qualitativ ausreichend sein muß.

Die Errechnung einer genügenden N-Zufuhr als Voraussetzung einer ausreichenden Kost allein genügt nicht. Eine hochwertige Kost ist am besten gesichert, wenn sie etwa zur Hälfte aus tierischem Eiweiß besteht. Dabei spielt nicht nur ein ausreichender Gehalt an essentiellen Aminosäuren eine Rolle, es dürfen auch einzelne Aminosäuren nicht zu stark überwiegen, wie es bei den meisten Eiweißhydrolysaten der Nachkriegsperiode der Fall war. Empfindliche Fermentgleichgewichte des Organismus werden sonst gestört und führen zu Partialsyndromen der Eiweißmangelkrankheit. Die Arbeiten von Lang und Mitarbeitern (10), Kühnau (11) und Täufel (12) vermitteln hiervon eine Vorstellung.

Zur Bewertung eines *Ernährungsregimes* wird gelegentlich auch einmal der Gutachter das individuelle Kalorien- und Eiweißsoll nach dem Körpergewicht und den Arbeits- und Milieuanforderungen der zu beurteilenden Personen zu schätzen haben. Hinweise hierzu finden sich bei Wacholder (13) und bei Täufel (12).

Der Zusammenhang dystrophischer Krankheitserscheinungen mit dem Nahrungsentzug ist selbstverständlich. Bei Soldaten und Kriegsgefangenen liegt unter einer solchen Voraussetzung natürlich eine Wehrdienstbeschädigung vor, bei in Zwangslagern Festgehaltenen ein Verfolgungsschaden. Auch wenn der Konstitution entsprechend bei gleichermaßen Betroffenen in der Schnelligkeit der Krankheitsentwicklung Unterschiede bestehen, so ist ausschließlich das exogene Moment entscheidend. Der Astheniker neigt mehr zur trockenen, der Pykniker mehr zur feuchten Dystrophie. Beiden Formen muß in diesem floriden Stadium eine 100%ige Erwerbsminderung zugebilligt werden. Eigentlich handelt es sich dabei allerdings mehr um eine Krankheitssituation.

Eine besondere Gefahrenzone für jeden Dystrophiker bedeutet die *Wiederauffütterungsphase*. Je krasser der Wechsel des Ernährungsregimes ist, um so leichter kommt es zu Stoffwechselkatastrophen. Gelegenheit zu solchen Beobachtungen gaben die Heimkehrer besonders in der Zeit kurz nach der Währungsreform. Aber auch schon ein kürzer dauerndes, plötzlich reichliches oder überreichliches Nahrungsangebot, wie etwa während der Paketaktion in die Kriegsgefangenenlager, hat zu solchen Erfahrungen geführt. Die pathophysiologische Situation dieses Übergangsstadiums ist prinzipiell so zu sehen, daß ein völlig auf Sparmechanismus eingestellter Organismus vor eine Stoffwechselaufgabe gestellt wurde, die er nicht bewältigen konnte und nun in meist inadäquater Weise zu kompensieren neigte. In dieser Phase wurde auch bei einem Nahrungsangebot in physiologischer Menge ein besonderes Syndrom evident, die *lipophile Dystrophie*. Zuletzt wurde sie von Gülzow und Müting (14) aus der Katschschen Klinik noch einmal in einem kritischen Überblick dargestellt. Der im Vordergrund stehende Ansatz eines wasserhaltigen Fettgewebes täuscht gar zu leicht über das Krankhafte des Zustandes hinweg. Die häufigen neurovegetativen Symptome wirken sich besonders am peripheren Kreislauf, aber auch in Störungen der Schweißsekretion und am Intestinaltrakt aus. Die Feminisierung kann bei

Männern gerade in diesem Stadium in der Entwicklung einer Gynäkomastie, aber auch in Wandlungen der psychischen Struktur besonders deutlich werden. Die häufig vorkommende Parotishypertrophie gibt einen Eindruck von der tiefgreifenden Stoffwechselstörung. Besonders bei Frauen kann dann die Ausprägung eines hypophysär-interrenalen Bildes im Sinne des Cushing-Typs auffällig sein. Sicher sind Abweichungen des Wasser- und Mineralhaushaltes im interzellulären Raum in einem derartigen Zustand auch für zahlreiche Organveränderungen bedeutungsvoll. Die letztgenannten Autoren zeigen in ihrer Arbeit, in welchem Umfang überall die Stoffwechselabläufe verändert werden.

Die Begutachtung in der Wiederauffütterungsphase stößt naturgemäß auf besondere Schwierigkeiten. Einerseits handelt es sich hierbei noch um das Endstadium der ausklingenden Dystrophie, zum anderen liegt aber eine Situation vor, die dem Betroffenen das Krankhafte der Veränderungen häufig nicht mehr so eindrucksvoll erscheinen läßt. Man wird also im Einzelfall nach dem Ausmaß der oben geschilderten Veränderungen zu entscheiden haben, wieweit die Leistungsfähigkeit noch nicht wiederhergestellt ist und wie hoch der Grad der E.M. einzusetzen wäre.

Noch weit schwieriger wird die Beurteilung der *späten Folgezustände der Dystrophie.* Mit diesen haben wir uns heute in größtem Umfang auseinanderzusetzen. Die Auffassungen hierzu haben sich im letzten Jahrzehnt sehr gewandelt. Während man zunächst geneigt war, die Auswirkung dieser Schädigung nicht so hoch zu bemessen, und vor allen Dingen annahm, daß sie sehr bald wieder vollständig verschwindet, haben weitere Erfahrungen und Untersuchungen immer deutlicher werden lassen, daß diese Schlußfolgerungen den wirklichen Verhältnissen nicht ganz gerecht werden. Man überschätzte die Wiederherstellungsfähigkeit des Organismus. Es genügt nicht, Ernährung und Gewicht zu normalisieren und dann zu erwarten, daß sich die frühere Funktion der Organe wieder in gleichem Umfang einstellt. Die Entscheidung über den Grad der wiedererreichten Leistungsfähigkeit wird gar nicht selten dadurch erschwert, daß eine Dissimulation des zu Beurteilenden den wirklichen Zustand nicht klar werden läßt. Verallgemeinerungen führten dann zu verhängnisvollen grundsätzlichen Festlegungen. Erst in den letzten Jahren hat man sich bemüht, zu einer individuellen Bewertung zu kommen, vor allen Dingen, als man feststellen mußte, daß in Einzelfällen erhebliche nachhaltige Schäden bestehen blieben, wie sie bei dem Gros der Betroffenen erfreulicherweise nicht zu finden waren.

Wenn die alimentär bedingten Schädigungen damals auch den gesamten Organismus trafen, so wurde im Einzelfall doch, je nach den besonderen Belastungen des Milieus oder auch nach der Konstitution des Betroffenen, gelegentlich dieses oder jenes Organ schwerer beeinträchtigt. Das wird sofort verständlich, wenn man sich vor Augen hält, wie verschiedenartig die Anforderungen an das Herz oder an die Lunge beispielsweise bei einer Aufsichtsperson oder bei einem vor Ort arbeitenden Bergarbeiter während der Kriegsgefangenschaft waren. Solche Beispiele ließen sich natürlich noch leicht vermehren. Sie sind für die Bewertung der Auswirkung einer Dystrophie sicherlich von größerer Bedeutung als man bisher angenommen hat. Andererseits waren im allgemeinen bei einer Verwendung in der Landwirtschaft oder gar in der Küche die Voraussetzungen zur Entstehung einer Dystrophie sicher geringer. Um ihr Ausmaß und die durch sie erfolgte Gefährdung und Schädigung richtig zu beurteilen, ist es also außerordentlich wichtig, die Anamnese in dieser Hinsicht zu ergänzen. Daß die Dauer einer Hungerzeit erfragt werden muß, versteht sich von selbst.

Eine Revision oder noch besser gesagt eine Ergänzung der Richtlinien in der Begutachtung solcher Kriegsfolgeschäden findet ihren Niederschlag in den von MICHEL (15) veröffentlichten Kopenhagener Erfahrungen und vor allem auch in der letzten Arbeit von BANSI (16). Fragt man sich nun, an welchen Organen besonders mit der Möglichkeit von Spätfolgen gerechnet werden muß, so mag die folgende, nach Organen geordnete Übersicht die Beurteilung erleichtern. Ein ähnlicher Überblick wurde übrigens kürzlich auch von DIETZE (17) gegeben.

Schwierig ist natürlich die Beurteilung von älteren Patienten, bei denen regressive und gefäßbedingte Prozesse überlagert werden. Seitdem aber festzustehen scheint, daß im Gegensatz zum Dystrophiestadium, das die Gefäßsklerose und Atheromatose eher zurückdrängte, das der Wiederauffütterung für diese Krankheiten eher ein förderndes Moment darstellte, müssen solche Beziehungen ernsthaft geprüft werden. SCHULTE (19) warnt deshalb bei der Beurteilung solcher Mischformen ausdrücklich vor der Formulierung „alters-“ oder „schicksalsbedingt“ und empfiehlt die weitere Beobachtung. Meines Erachtens sollte in solch schwierigen Entscheidungen ganz individuell besonderer Wert auf die Berücksichtigung des Ausmaßes der erlittenen Unbilden gelegt werden, wobei nicht allein der Nahrungsmangel, sondern auch durchgemachte Infektionskrankheiten, ungewöhnlich hohe körperliche und seelische Belastungen und, wie schon gesagt, die Dauer dieser Einwirkungen vor allem beachtet werden müssen.

Über manche bei Heimkehrern beobachteten psychischen Abweichungen, denen zum Teil doch wohl auch organische Veränderungen in der Hirnsubstanz zugrundeliegen, berichteten besonders GAUGER (21/22), MICHEL (23) und HOFF (24). Zusammen mit den vegetativen Regulationsstörungen (DIETZE [25], FROMMELT [26], SCHEID [27]), die ja sehr häufig noch nachzuweisen sind und die sich dem Konstitutionstyp des ehemaligen Dystrophikers entsprechend auszubilden pflegen, führen sie nicht selten zu dauernd verminderter Libido und Potenz. Diese stellt sich meist früh, schon zu Beginn des akuten dystrophischen Stadiums, ein. Auch wir haben ebenso wie GILLMANN (28) den Eindruck, daß diese Schädigung besonders bei älteren Jahrgängen eine bleibende sein kann. In jedem Falle ist es bei Vorhandensein solcher Störungen Aufgabe des Gutachters, sich zu versichern, daß nicht außerdem organische Schäden an den Fortpflanzungsorganen vorliegen. Wenn Fertilitätsstörungen als Dystrophiefolge bei Mann und Frau auch lange nicht so häufig wie Potenz- und Libidostörungen sind, so ist es doch zweckmäßig, stets an ihre Möglichkeit zu denken (KLEBANOW [29], NIKOLOWSKI [30]). Auch VAISHWANAR (31) erwähnt an Hand von Beispielen aus Deutschland und Indien den Zusammenhang zwischen sinkender Fertilität und eingetretenem Hunger. Wir selbst sahen ebenfalls bei Männern anscheinend dystrophiebedingte Störungen der Fertilität.

Zentralnervensystem, vegetatives Nervensystem, Sinnesorgane. Während bei Nachuntersuchungen von Kriegsgefangenen aus dem asiatischen Raum (CLARKE und SIRCUS [18]) wegen der Häufigkeit des Mangels bestimmter Vitamine Schäden an den Sinnesorganen oft noch nach Jahren festgestellt werden konnten, finden sich diese in unseren Breitengraden kaum. Dagegen beobachtet man hier ebenfalls die oft verkannte Minderung der Leistungsfähigkeit des Zentralnervensystems, insbesondere eine Herabsetzung der Intelligenz, aber auch charakterliche Veränderungen sowie verschiedenartige Störungen im Bereich des vegetativen Nervensystems, die sich manchmal besonders eindrucksvoll im Bereich der Sexualsphäre ausprägen.

Für die organischen Hirnschädigungen nach schwerer Hungerdystrophie läßt sich zuweilen, aber nicht immer, ein objektivierender encephalographischer Befund als Hinweis auf die Hirnatrophie feststellen, wie Schulte und Stiawa (19) in ihrer letzten Arbeit erneut hervorgehoben haben. Entscheidend ist bei gesicherter, schwerer, früherer Dystrophie die Bewertung des Gesamtbildes, der Vergleich mit dem früheren Zustand. Wenn jetzt eine vorzeitige Alterung und eine Ausmergelung mit den Symptomen eines allgemeinen Abbaus nachzuweisen sind und die Angabe glaubhaft ist, daß es sich ursprünglich, vor der Mangelzeit, um tatkräftige, ausgeglichene und leistungstüchtige Menschen gehandelt hat, wird man nicht umhin können, deren tragische Auswirkung anzuerkennen. Enthemmungssymptome fehlen fast immer. Die Herabsetzung von Libido und Potenz finden sich häufig, sie werden von den Betroffenen in überaus unterschiedlicher Weise beklagt. Selbstmordhandlungen und forensische Komplikationen sind selten, letztere dann meist auf sexuellem Gebiet. Apoplektiforme Insulte können besonders in der Wiederauffütterungsphase während der hypertonen Regulationsstörung, die ein noch ernährungsgeschädigtes Gefäßsystem antrifft, vorkommen. Auf diese Weise oder auch schon durch direkte Hirnschädigungen während des floriden Stadiums der Dystrophie finden Epilepsien ihre Erklärung, wie Vogt (20) sowie Schulte und Stiawa (19) schreiben. Für die einzelnen speziellen Fragestellungen hinsichtlich organischer derartiger dystrophischer Schäden findet sich bei den letztgenannten Autoren im übrigen ein ausführliches Schrifttumverzeichnis.

Was die Einstufung des Schädigungsgrades rein neurovegetativer Dysregulationen im Sinne einer sich am Gefäßapparat oder Magen-Darmtrakt manifestierenden Labilität angeht, möchten wir Bansi (32) beipflichten, der auf Grund sorgfältiger, langjähriger Nachbeobachtungen zu der Meinung kommt, daß ihr Erwerbsminderungsgrad in der Regel nicht über 25% hinausgehen dürfte. Bei schwereren derartigen Störungen spielt offenbar nicht der in der durchgemachten Dystrophie liegende Faktor, sondern eine entsprechende konstitutionelle Bereitschaft die Hauptrolle.

Während die Hungerphase eine Verminderung von vegetativ beherrschten Magen-Darmstörungen und damit einen Rückgang der Häufigkeit der Ulcuskrankheit brachte, findet sich während der Wiederauffütterungsphase ein Emporschnellen der Quote der Ulcus-Kranken. Bansi (32) hält deshalb für das Magengeschwür während der Wiederauffütterung auch die einmalige Anerkennung der Verschlimmerung eines solchen vegetativ-konstitutionell bedingten Leidens für gerechtfertigt. Ähnlich gegensätzlich sind die Verhältnisse hinsichtlich der Blutdruckregulation: Während der Hungerphase Hypotonie, zur Zeit der Wiederauffütterungsphase dagegen eher Neigung zur Hypertonie und damit gehäuftes Auftreten von Coronar- und Hirninfarkten. Bansi (16, 32) konnte, was besonders überzeugend ist, durch Nachuntersuchungen von 200 Heimkehrern nach 6—8 Jahren nachweisen, daß diese hypertone Regulationsstörung fast ausnahmslos verschwindet. Entsprechend gleicht sich auch die Zahl der Coronarinfarkte und Hirnapoplexien dann wieder dem Alters- und Bevölkerungsdurchschnitt an. Weiter wurde aber festgestellt, daß die

Neigung zur Fettsucht, besonders bei Frauen, bleibend sein kann, besonders wenn sich dabei Zyklus- und Sexualstörungen oder eine Ödemneigung an den Extremitäten, wie von KALK (33) beobachtet, einstellen.

Abschließend wäre bei der Besprechung der in diesem Bereich zustandegekommenen Folgeschäden noch kurz auf die Möglichkeit von solchen der Sinnesorgane einzugehen. Sie können bei der außereuropäischen, durch Vitaminmangel gekennzeichneten Dystrophie sogar in den Vordergrund treten; in unseren Breitengraden jedoch sind sie seltener. Bei Durchsicht der Literatur fanden wir lediglich die Erwähnung von Augenhintergrundsbefunden durch HEINSIUS (34). Ihre Entstehung wird mit den allgemeinen Gefäßveränderungen in Zusammenhang gebracht. Verständlicherweise ist es möglich, daß auf Grund der allgemein erhöhten Infektionsanfälligkeit während des dystrophischen Stadiums zum Beispiel Narben nach Keratitiden als Restschäden zurückbleiben können. Außerdem diskutiert GLATZEL (35) an Hand eines Falles ausführlich die Frage einer dystrophischen Schädigung des Innenohres, die allerdings in dem besprochenen Falle negativ entschieden wurde. GLATZEL (35) führt dazu an, daß Beeinträchtigungen des Innenohres als Dystrophiefolge im allgemeinen rückbildungsfähig seien und bringt in einer Diskussion zahlreiche Literaturhinweise. Ausführlichere Angaben zu den in unseren Breitengraden seltenen und sich fast immer wieder zurückbildenden Dystrophiefolgen an Ohren, Nase, Hals und Augen finden sich auch in zwei neueren Arbeiten von SCHUBERT (36) und JAENSCH (37).

Haut: Während des akuten Stadiums der Dystrophie auftretende Pyodermien und ein in dieser Zeit erfolgtes frühzeitiges Ergrauen (PEVNY [38]) werden den Gutachter kaum beschäftigen. Das gleiche gilt von den Hautveränderungen des Wiederauffütterungsstadiums mit der Entwicklung von Striae cutis distensae, von Hyperkeratosen, Rhagaden und Nagelwuchsstörungen (GÜLZOW und MÜTING [14]).

Endokrinium: In diesem Bereich vorkommende Dystrophieschäden und -folgen wurden bereits in den entsprechenden Kapiteln des ersten Teiles dieser Monographie erwähnt.

Das Wiederauffütterungsstadium, das in den Nachkriegsjahren mit Recht das größte Interesse gefunden hat, wird durch die Auswirkung einiger diencephal-endokrin bedingter Fehlsteuerungen besonders charakterisiert, voll ausgeprägt sieht man es zwar heute nicht mehr, wohl aber gelegentlich noch als forme fruste nach Inanitionszuständen verschiedenster Ursache. Eine Feminisierung kann bei Männern gerade in diesem Stadium in der Entwicklung einer Gynäkomastie, aber auch in Wandlungen der psychischen Struktur deutlich werden. Parotishypertrophien sind nicht selten. Fett- und Wasseransatz erfolgen nicht immer in einer Weise, die zu bestimmten endokrinen Syndromen Beziehung hat.

Ein Teil der Spätfolgen an den endokrinen Organen kündigt sich sicherlich schon in diesem Auffütterungsstadium an. Die einzelnen endokrinen Ausfälle, die als Dystrophiefolge auftreten können, hängen am ehesten mit solchen des Hypophysen-Zwischenhirns zusammen. Da während des Krieges und auch in der ersten Nachkriegszeit noch keine speziellen endokrinologischen Teste durchgeführt werden konnten, sind die von ZUBRIAN und Mitarbeitern (39) in Mexiko kürzlich angestellten Untersuchungen für das Verständnis dystrophisch bedingter akuter und chronischer endokriner Schäden von besonders großer Bedeutung. Autoptisch wie auch klinisch stellten diese Autoren Involutionen und Atrophien des Hypophysenvorderlappens, der Nebennierenrinde, der Testes, der

Ovarien und der Schilddrüse fest. Im übrigen fanden sie Atrophien der Mammae und Amenorrhoen bei 50% der Frauen, die Männer waren impotent. Die Nebennierenrindenfunktion, gemessen am Keplerschen Wasserversuch, der Glucose-Toleranzkurve und der 17-Ketosteroidausscheidung, war bei den Dystrophikern meist vermindert. Während der Wiederaufbauperiode trat auch in Mexiko bei den Männern Gynäkomastie häufig als vorübergehendes Zeichen eines Überschusses in der Leber nicht abgebauter Östrogene auf. Die Hypothyreose war pathologisch-anatomisch augenfälliger als klinisch. Bei allen Hungernden fand sich auf ACTH eine schwächere Reaktion als bei Normalernährten, sie verlief jedoch in der gleichen Richtung. Wesentlich ist, daß diese Autoren die Reversibilität der Veränderungen hervorheben. Möglicherweise kann diese auf Grund einer konstitutionellen Unterwertigkeit im Einzelfall einmal ausbleiben. Interessant ist fernerhin, daß Zubrian und Mitarbeiter (40) diese Störungen nur mit tierischem, dagegen nicht mit pflanzlichem Eiweiß ausgleichen konnten. Auch Perloff und Mitarbeiter (41) betonen das Überwiegen einer Hypophysenunterfunktion.

Es ist naheliegend, die bereits geschilderten Störungen der Sexualfunktion nicht nur unter dem Gesichtspunkt der beeinträchtigten Funktion des vegetativen Nervensystems, sondern auch der des Hypophysenvorderlappens zu sehen und daran zu denken, daß es dabei zu einer mehr oder weniger auch baustoffmangelbedingten Involution ihrer Erfolgsorgane kommt.

Über die Neigung zur Hypothyreose finden sich bei Gerhartz (42) spezielle Angaben. Ebenso wie Schliack (43) sind wir der Meinung, daß für den Diabetes während des Hungerstadiums die manifestationshemmenden Einflüsse überwiegen. Endokrinologisch gesehen könnte allerdings während eines Teils des Wiederauffütterungsstadiums die zeitlich begrenzte Verschlimmerung einer Zuckerkrankheit durch Überwiegen diabetogener Einflüsse in Betracht gezogen werden. Mohnicke (44) hat übrigens beschrieben, daß während einer solchen Phase ein Katarakt auftrat.

Schließlich wäre noch zu diskutieren, ob die an den Extremitäten geklagten Parästhesien allein auf Neuritiden zurückgeführt werden müssen und ob nicht auch tetanische Störungen auf Grund einer Epithelkörpercheninsuffizienz zu erwägen wären. Die von Schäfer (45) veröffentlichten positiven AT-10-Versuche und der Nachweis einer verlängerten QT-Strecke deuten in diese Richtung.

Knochen und Blut: Ähnlich den Beobachtungen von Sassen (46) habe auch ich in früheren Arbeiten darauf hingewiesen, daß der Eiweißmangel bei gleichzeitigem Mineralmangel, insbesondere bei ungenügendem Angebot und behinderter Resorption von Calcium- und Phosphor zur Entwicklung von Osteoporose und Osteomalazie führen kann. In einem gesonderten Kapitel von Störungen in diesem Bereich wird darauf noch eingegangen.

Hinsichtlich der Blutbildveränderungen sagt Pevny (38), daß während des akuten Stadiums keine typischen Befunde zu erheben gewesen wären. Die Pneumonien seien zwar symptomenarm, aber mit entzündlichem Blutbild in noch normaler Reaktionsweise verlaufen. Hansen (47) berichtet über Beobachtungen, die er während der Kriegsgefangenschaft in den Jahren 1945/46 machte. Das Knochenmark wäre bei Dystrophikern dünnflüssig, zellarm und leicht aspirierbar gewesen. Bei vermehrten reticulären Zellelementen lieferte die Erythrozytopoese nur 15% der Zellen. Auch glaubt er eine Reifungshemmung gesehen zu haben. Ähnliche Angaben stammen von TÜNNERHOFF (48). Parallel den Veränderungen des Kwashiokor-Syndroms (MEHTA und GOPALAN[49]) waren auftretende Anämien eher hyper- als hypo- oder normochrom. Ebenso wie TÜNNERHOFF (48) machte mein Mitarbeiter GRUNZE die Erfahrung, daß das lymphatische Gewebe gegenüber den Hungereinflüssen resistenter als das myeloische war. Hinsichtlich bleibender Restschäden dieser Frühveränderungen sind uns keine Berichte bekannt geworden.

Lunge: Unter den entschädigungspflichtigen Komplikationen der Hungerdystrophie überwiegt bei weitem die Lungentuberkulose (MÄKELT [50]). In dem so geschwächten und resistenzgeminderten Organismus kann es sowohl zur endogenen wie zur exogenen Reinfektion kommen.

Ausführliche Richtlinien für die Begutachtung Lungentuberkulöser gibt RICKMANN (51) in dem Handbuch der Versicherungsmedizin von *Fischer-Molineus-Herget. Bartelheimer* und GRUNZE sind auf die hier erörterten Fragen auch in dem Stoffwechselbeitrag des Handbuches der Tuberkulose von HEIN-KLEINSCHMIDT-ÜHLINGER eingegangen.

Gerade bei der Tuberkulose sollte man sich hinsichtlich der Anerkennungspflicht vor der Aufstellung zu begrenzter Fristen hüten. Ein so kritischer Gutachter wie HERMANNSDORFER (52) sagt ausdrücklich, daß bestimmte Zeiten, innerhalb deren eine Lungentuberkulose als Schädigungsfolge angesehen werden kann, der Vielfalt des Lebens nicht gerecht werden. Durch solche Abgrenzungen werde das gründliche Durchdenken des Einzelfalles verhindert. Zu dieser Frage müssen gerade die von MICHEL (15) referierten Ergebnisse der Kopenhagener Tagung über die Pathologie der ehemaligen Deportierten und Internierten (1954) berücksichtigt werden. So sind in Dänemark alle Tuberkulosefälle, die bis zu 5 Jahren nach der Repatriierung auftraten, vom Direktorat für Unfallversicherung als entschädigungspflichtig anerkannt worden, nachdem man an Hand von umfassenden statistischen Untersuchungen festgestellt hatte, daß die Quote tuberkulös Erkrankter 12mal so hoch lag wie in einem Vergleichsmaterial aus der übrigen Bevölkerung. Dabei ist besonders bemerkenswert, daß die innerhalb des Fünfjahreszeitraumes erkrankten Dystrophiker am Tage der Heimkehr noch keine feststellbare Lungentuberkulose hatten. WETZEL (53) fand 1948 bei 10% der Heimkehrer eine aktive Tuberkulose. Die gutachterliche Bewertung gründet sich letzten Endes auf die allgemeine, fortdauernde postdystrophische Resistenzminderung. Hier ist es wohl nicht nötig, die bei RICKMANN (51) angeführten möglichen Kriterien für den Einzelfall aufzuzählen. Bei der Begutachtung sollte vor allem nicht versäumt werden, die als Folge resultierenden Atemeinschränkungen, die oft über die natürlichen Alterungsvorgänge weit hinausgehen, exakt spirometrisch festzulegen und in der Beurteilung zu berücksichtigen.

Für die extrapulmonalen Tuberkuloseformen können die Latenzzeiten, innerhalb deren eventuell die Anerkennung als Wehrdienstbeschädigung erfolgen muß, noch weit über 5 Jahre hinausgehen. BANSI (32) gibt beispielsweise für die Nierentuberkulose einen Zeitraum von 15 Jahren an.

Herz und Gefäße: Über die klinischen Veränderungen am Herzen, einschließlich der elektrokardiographischen Befunde, während der akuten mit Ödem einhergehenden Hungerphase geben unter anderen die Arbeiten von SCHENETTEN (54), OVERZIER (55) und

Rosinsky (56) Auskunft. Periphere und praecordiale Niederspannung wurden neben Bradykardie, ST-Senkung (Overzier [55]), aber auch ST-Elevation (Rosinsky [56]), Abflachung von T, QRS-Verbreiterung und QT-Verlängerung gesehen. Nach Rosinsky (56) sind diese EKG-Veränderungen reversibel, wenn nicht schon schwere Myocardschädigungen vorlagen. Autoptisch fanden sich Pericarderguß, peripheres Mantelödem der Herzmuskelfasern und degenerative Veränderungen des Myocards, alles Befunde, die bei Rest- und Ausheilungsstadien lediglich EKG-Veränderungen verursachen, wie sie denen nach anderen Schädigungen entsprechen. Es gibt daher keinen „typischen EKG-Befund für Dystrophiefolgen". Der Gutachter muß mittels anamnestischer Brückensymptome und per exclusionem anderer Myocarderkrankungen eine Beurteilung finden. Bei den Heimkehrern der Jahre 1953/54, die sich nur noch zum kleinen Teil in der Wiederauffütterungsphase befanden, sahen Meyeringh und Mitarbeiter (57) bei 13,8% „uncharakteristische EKG-Veränderungen", die sie übrigens in erster Linie als Folge von Durchblutungsstörungen auf dem Boden dystrophiebedingter vegetativer Fehlregulationen deuteten.

Ähnlich verhält es sich mit dem peripheren Kreislauf. Bansi (16) konnte bei der nach 6—8 Jahren erfolgenden Nachuntersuchung von 200 Heimkehrern feststellen, daß die Hypotonie des akuten Hungerstadiums und die relativ häufige Hypertonie während der Wiederauffütterung wieder auf solche Werte zurückgekehrt waren, wie sie bei einer nicht geschädigten, zum Vergleich herangezogenen Bevölkerung vorlagen.

Wieweit man im Einzelfall gelegentlich einmal ein Sklerose- und Atheromatose-förderndes Element in den Veränderungen der Wiederauffütterungsphase annehmen kann, ist noch umstritten. Der Standpunkt Meyeringhs (58), die Gefäßsklerose grundsätzlich als WDB-Folge abzulehnen, ist nach den neuesten Kenntnissen über die Pathogenese dieser Krankheit, die offenbar nicht nur schicksals-konstitutionsbedingt abläuft, sondern die auch wesentlich von exogenen Einflüssen abhängt, mehr und mehr angegriffen worden. Diese Problematik stellt die gutachterliche Bewertung vor eine besonders schwierige Aufgabe. Zumindest möchten wir uns der von Bansi (32) und Schulte (19) vertretenen Ansicht anschließen, daß das Ödemstadium mit seiner Endothelquellung für die Gefäße eine beachtenswerte Noxe darstellte. Nicht jede Schädigung der peripheren Gefäße muß auf eine Atheromatose oder Sklerose bezogen werden! Einzelheiten hierzu sowie Literaturnachweise finden sich in den Veröffentlichungen der genannten Autoren.

Die in den Frühstadien der Dystrophie nachweisbare Minderung der zirkulierenden Blutmenge (Hippke [59]) besitzt für die Beurteilung von Spätdystrophiefolgen keine Bedeutung mehr.

Leber: Über die Möglichkeit einer dauernden Leberschädigung als reiner Dystrophiefolge, also ohne hinzugetretene Hepatitis, besteht heute nach den Veröffentlichungen über hungerbedingte Cirrhosen von Kalk (60), Wildhirt (61), Gross (62) und Fischer (63) sowie Siede (64) kein Zweifel mehr. Besonders leichtere Formen lassen sich nicht immer mit Hilfe der üblichen Serumlabilitätsproben und Clearenceverfahren erkennen (Gross [62]). Den zu Begutachtenden sind dann in ihrem eigenen Interesse Laparoskopie und Leberpunktion anzuraten, die fast stets eine sichere Entscheidung herbeiführen können.

Innerhalb der cirrhotischen Leber kann es zu ungewöhnlichen Verkalkungen (FRANK und SCHULZE [65]) und besonders häufig zu starken Eisenablagerungen kommen (BRÜGEL [66], BRÜGEL und PIETZONKA [67]).

Die Feststellung des Grades der Erwerbsminderung ergibt sich aus der Schwere der Leberinsuffizienz, aber auch aus der Progredienz der dem Leiden anhaftenden Schicksalshaftigkeit, der durch prophylaktische Maßnahmen soweit wie möglich gesteuert werden sollte.

Nieren: Wenn man von Nierenerkrankungen tuberkulöser und solchen nephritischer Genese — letztere auf dem Boden einer allgemein erhöhten dystrophiebedingten Infektanfälligkeit — absieht, ergeben sich keine besonderen Gesichtspunkte für die Beurteilung von Nierenkrankheiten als Folge einer Dystrophie.

Magen-Darmtrakt, exkretorisches Pankreas: Das Magenulcus der Wiederauffütterungsphase wurde bereits erwähnt, desgleichen die Auswirkung der ausgelösten vegetativen Dystonien auf kinetische gastroenterale Störungen. Besonders sind Zustände von Salzsäure- und Fermentmangel zu beachten, die ja während der Hunger- und auch noch während der Wiederauffütterungsperiode sehr ausgesprochen waren (GÜLZOW und MÜTING [14], SEDLMAYR [68], SCHWANZ [69]). Spezielle Untersuchungen der dann veränderten Pankreassekretion stammen von DANOPOULOS und LINARDAKIS (70) sowie VEYHELYI und Mitarbeitern (71). Besonders die Diastase- und Lipase-Abgabe war vermindert, die des Trypsins noch normal. Trotz verminderten Fermentgehaltes fanden sich bei Ödemkranken die Saftmengen sogar erhöht. Erst bei völliger „Erschöpfung ohne Ödeme", bei der trockenen Form der Dystrophie, gingen diese zurück.

Bei Jugendlichen sollen sich nach SCHWANZ (69) solche Störungen wieder ausgleichen. PASCHLAU (72) dagegen meint, daß die Salzsäuremangelzustände in etlichen Fällen auch von Dauer sein können. Besonders bei gleichzeitiger Leberschädigung muß man das wohl annehmen.

Schwangerschaft: Für den Fall einer gutachterlichen Aussage sind vielleicht einmal Angaben von TOMPKINS und WIEHL (73) beachtenswert. Sie fanden bei der Unterernährung gehäuft Frühgeburten und Toxikosen. Das kindliche Gewicht wird erst beeinflußt, wenn das Untergewicht der Mutter mehr als 20% beträgt. Eine besondere Studie zu diesem Thema stammt von GLATZEL (74).

Infektabwehr, Geschwulstmanifestation: Uns allen steht aus der Zeit der allgemeinen Unterernährung noch die Häufigkeit von Myo-Endocarditiden, auch die der klassischen Lentasepsis, vor Augen. Welche Bedeutung für das Zustandekommen derselben die Resistenzlage des Individuums beansprucht, haben u. a. BARTELHEIMER und ENGERT (75) gezeigt. Der Zusammenhang zwischen Mangelernährung und erhöhter Infektionsanfälligkeit wurde immer wieder sichtbar und von FISCHER (63) auch am Sektionsmaterial nachgewiesen.

Die Entscheidung einer dystrophiebedingten erhöhten Infektionsanfälligkeit wird jetzt vom Gutachter eigentlich nur noch in Aktengutachten gefordert. Dabei ließ sich am Beispiel der Lentasepsis, übrigens ähnlich wie bei der Tuberkulose, zeigen, daß die Latenzzeit sehr lang sein kann, die Verlaufsweise entsprechend langsam und von stillen Phasen unterbrochen.

Wir hatten deshalb auch keine Bedenken, bei einem 33jährigen Mann eine Lentasepsis noch 2½ Jahre nach Entlassung aus der Kriegsgefangenschaft als WDB-Folge anzuerkennen, nachdem einerseits feststand, daß eine schwere Dystrophie durchgemacht war und andererseits am Tage der Erkennung der Endocarditis bereits eine Anämie von 50 % bestand. Das deutete darauf hin, daß die schleichende Sepsis bereits länger bestand und vermutlich schon in dem Zeitraum zwischen 1945 und 1947 begonnen hatte. Ohne Zweifel lagen während dieser Periode, zwei Jahre nach schwerer Dystrophie und mit weiterem Hunger in der Heimat, keine ausreichenden Möglichkeiten zur völligen Restitution vor. Die daher noch anzunehmende allgemein erhöhte Infektionsanfälligkeit war offenbar für das Entstehen der Lentasepsis das dominierende Element, das entsprechend gutachterlich berücksichtigt werden mußte.

Die Frage, ob die Dystrophie einen disponierenden Faktor für die Krebsentstehung darstellt, muß man, vielleicht bis auf eine Ausnahme, negativ beantworten. Diese betrifft den primären Leberkrebs auf dem Boden einer Cirrhose. Schon Roulet (76) hat hierfür sprechende experimentelle Befunde vorgelegt und darauf hingewiesen, daß Lebercirrhose und Lebercarcinom bei den Eingeborenen Afrikas, die viel unter Eiweißmangelerscheinungen leiden, besonders häufig seien.

Diese Aufzählung der einzelnen, sich später auswirkenden Organmanifestationen der Dystrophie sollte in erster Linie dazu dienen, dem Gutachter die verschiedenen Schädigungsmöglichkeiten vor Augen zu führen, an die er zu denken hat, wenn er sich über die Folgen einer langdauernden Hungerzeit äußern muß. Es ist klar, daß sich die einzelnen Läsionen gegenseitig beeinflussen können. Nicht selten kam es vor, daß Heimkehrer erst relativ spät Schäden an einem Organ merkten, die sie mit der durchgemachten Dystrophie in Zusammenhang brachten. Die Anerkennung eines WDB-Schadens kann dann auch einmal ohne den Nachweis von Brückensymptomen an demselben Organ möglich sein, wenn erstens dieser auf Grund der wissenschaftlichen Lehre grundsätzlich möglich ist, wenn zweitens die durchgemachte Dystrophie gesichert ist und besonders, wenn drittens ehemalige oder noch festzustellende damit zusammenhängende Schäden an anderen Organen die Schwere des Hungerzustandes bestätigen.

So war bei einem Heimkehrer eine erst 4 Jahre nach der Heimkehr aus der Kriegsgefangenschaft festgestellte Lungentuberkulose als WDB anzuerkennen (Grunze [77]), weil nicht nur eine durchgemachte Dystrophie gesichert war, sondern vor allem seit der Rückkehr Störungen der Sexualfunktion bestanden, die mit einem durch das Spermogramm zu objektivierenden Fertilitätsverlust verbunden waren. Dadurch gewannen seine Beteuerungen, daß er sich schon 2—3 Jahre vor der Entdeckung der Tuberkulose schwach gefühlt und Beschwerden im Lungenbereich gehabt habe, einen erhöhten Argumentationswert. Der brückensymptomlose Zeitraum von erst 4 Jahren schmolz so zu einem Jahr zusammen und fiel nun in ein Stadium, in dem die Entstehung einer Tuberkulose auf dem Boden einer allgemeinen dystrophiebedingten Resistenzschwächung ohne Zweifel noch möglich war.

Ebenso wie Hoff (78) in einem Diskussionsbeitrag auf der Tagung des ärztlichen Sachverständigenbeirates für Fragen der Kriegsopferversorgung im Jahre 1956 möchte ich dringend empfehlen, bei der Prüfung von Dystrophiefolgen in erster Linie die individuellen Bedingungen jedes einzelnen Gutachtenfalles zu berücksichtigen. „Der Einzelfall ist das Problem. Die Statistik ist für die gesamte Betrachtung wichtig, im Einzelfall aber manchmal geradezu schädlich.“

Schrifttum

1. Smith, D. A. a. M. F. A. Woodruff: Majesty's Stat. Off. 1951, VIII, 209 — *2. Trowell, H. C.:* Trans. Roy. Soc. trop. Med. Lond. *42*, 417 (1949) — *3. Berning, H.:* Die Dystrophie. Stuttgart 1949 — *4. Bansi, H.:* Das Hungerödem und andere alimentäre Mangelerkrankungen. Stuttgart 1949 — *5. Bartelheimer, H.:* Ärztl. Wschr. *1951, 606;* Klin. Wschr. *1949*, 521 — *6. Bartelheimer, H.:* Zschr. klin. Med. *146*, 480 (1950); Verh. Dtsch. Ges. Inn. Med. (Köln) *1949*, 282 — *7. Kalk, H.:* Dtsch. med. Wschr. *1950*, 225 — *8. Koszolka, M. F.:* Dtsch. med. Wschr. *1950*, 470 — *9. Meyeringh, H.:* Ärztl. Wschr. *1950*, 889 — *10. Lang, K.* und Mitarbeiter: Die Ernährung. 1952 — *11. Kühnau, J.:* Verh. d. Ges. Inn. Med. 1952, *30* — *12. Täufel, K.:* Umschau *57*, 242 (1957) — *13. Wachholder, K.:* Dtsch. med. Wschr. *1955*, 1463 — *14. Gülzow, M.* u. *D. Müting:* Die lipophile Dystrophie. Wissenschaftl. Z. Univ. Greifswald 1, H. 4/7, Math.-nat. Reihe Nr. 3/6, 46—88 (1952) — *15. Michel, M.:* Zusammenstellung der Referate und Ergebnisse der Internationalen Sozialmedizinischen Konferenz über die Pathologie der ehemaligen Deportierten und Internierten 5.—7. Juni 1954 in Kopenhagen und ergänzender Referate und Ergebnisse. Frankfurt a. M. 1955 — *16. Bansi, H.:* Die interne Klinik der Heimkehrer. Beitr. Z. Sexualforschung. Heft 11, Stuttgart 1957 — *17. Dietze, A.:* in: „Die Dystrophie". Stuttgart, 1958, 16 — *18. Clarke, C. A.* and *W. Sircus:* Lancet *1952*, II, 113 — *19. Schulte, W.* und *R. Stiawa:* Organische Hirnschädigungen nach schwerer Hungerdystrophie. Fortschritte der Neurologie und Psychiatrie und ihrer Grenzgebiete. Heft 2, 66 (1958) — *Schulte, W.:* Hirnorganische Dauerschäden nach schwerer Dystrophie. Berlin—Wien—München 1953 — *20. Vogt, U.:* „Der Nervenarzt", 6. Heft (1953) — *21. Gauger, K.:* Die Dystrophie als psychosomatisches Krankheitsbild. München, Berlin 1952 — *22. Gauger, K.:* 4. Lindauer Psychother.-Woche 1954, 7 — *23. Michel, M.:* Beitr. Z. Sexualforschg., Heft 11 (1957) p. 56. Stuttgart — *24. Hoff, H.:* Beitr. Z. Sexualforschung, Heft 11, 59. 1957 — *25. Dietze, A.:* Münch. med. Wschr. *1955*, 1733 — *26. Frommelt, E.:* Verhdlg. dtsch. Ges. Inn. Med. *1953*, 402 — *27. Scheid, Gerhard:* Med. Wschr. 7, 701 (1953) — *28. Gillmann, H.:* Med. Klin. *1950*, 18 — *29. Klebanow, D.:* Ztschr. f. Geburtshilfe u. Frauenheilkunde *9*, 420 (1941) — *30. Nikolowski, W.:* Medizinische *1953*, 531 — *31. Vaishwanar, P. S.:* Internat. J. Sexology *8*, 34 und 40 (1954) — *32. Bansi, H. W.:* Materia Medica Nordmark VIII/5—6/7—8/9, 1956 — *33. Kalk, H.:* Über eine Spätfolge der Mangelernährung. Med. Klin. *1950*, 1312 — *34. Heinsius:* Dtsch. med. Wschr. *1950*, 419 — *35. Glatzel, H.:* Ärztl. Wschr. *1955*, 1085 — *36. Schubert:* „Die Dystrophie". Stuttgart 1958, 183 — *37. Jaensch:* „Die Dystrophie". Stuttgart 1958, 194 — *38. Pevny:* Schweiz. med. Wschr. *1947*, 1306 — *39. Zubrian, S., F. Gomez-Mont* und *J. Laguna:* Rev. Invest. clin. (Mexico) 6, 395 (1954) — *40. Zubrian, S. and F. Gomez-Mont:* Ann. Int. Med. 42, 1259 (1955) — *41. Perloff, W. H., M. Eunice, J. H. Nodine, G. Schneeberg* and *C. B. Vieillard:* J. Amer. Med. Assoc. *155*, 1307 (1954) — *42. Gerhartz, H.:* 2. Symp. d. Dtsch. Ges. f. Endokrinol. *1955*, 178 — *43. Schliack, V.:* Z. klin. Med. *151*, 382 (1954) — *44. Mohnicke, G.:* Wiss. Zschr. Univ. Greifswald *1*, 202, (1951/52) — *45. Schäfer, E. L.:* Med. Klin. *1949*, 1028 — *46. Sassen, G.* und *K. Schenkelberg:* „Die Dystrophie". Stuttgart 1958, 157 — *47. Hansen, F.:* Fol. haemat. (Lpz.) *71*, 215 (1953) — *48. Tünnerhoff, F.:* Arch. Kl. Med. *196*, 697 (1950) — *49. Mehta, G.* and *C. Gopalan:* Indian J. Med. Res. *44*, 727 (1956) — *50. Mäkelt, G.:* Med. Klin. *1950*, 1302 — *51. Rickmann, L.:* Das ärztl. Gutachten im Versicherungswesen 1955 — *52. Herrmannsdorfer, A.:* Berliner Gesundheitsblatt, *1953*, 4 — *53. Wetzel:* zit.: n. *Bansi* Nr. 16 — *54. Schenetten, F. P. N.:* Das Elektrokardiogramm bei Dystrophie, Berlin 1951; Cardiologia (Basel) *18*, 279 (1951) — *55. Overzier, C.:* Med. Klin. *1950*, 1316 — *56. Rosinsky, U.:* Med. Klin. *1950*, 204 — *57. Meyeringh, H., A. Dietze* und *W. Haeseler:* Dtsch. med. Wschr. 1955, 1606 — *58. Meyeringh, H.:*

Ärztl. Wschr. 1950, 889 — *59. Hippke, H.:* Z. klin. Med. *145*, 488 (1949) — *60. Kalk, H.:* Dtsch. med. Wschr. *1950*, 225 — *61. Wildhirt, E.:* Med. Klin. *1955*, 1093 — *62. Gross, H.:* Die Medizinische *1954*, 1041 — *63. Fischer, H.:* Münch. med. Wschr. *1957*, 250 — *64. Siede, W.:* Die Hepatitis und ihre Folgezustände. Leipzig 1957 — *65. Frank, A.* und *G. Schulze:* Dtsch. Arch. klin. Med. *202*, 726 (1956) — *66. Brügel, H.:* Acta hepatol. 3, I/186 (1955) — *67. Brügel, H.* und *H. Pietzonka:* Dtsch. med. Wschr. *1955*, 1002 — *68. Sedlmayr, G.:* Med. Klin. *1949*, 1223 — *69. Schwanz, G.:* Ärztl. Forsch. *1949*, 577 — *70. Danogoulus, E.* und *B. Linardakis:* Klin. Wschr. *1952*, 700 — *71. Veghelyi, P., T. Kemeny, Pozsonyi* und *J. Sos:* Orv. Hetil. *91*, 833 (1950) — *72. Paschlau, G.:* Münch. med. Wschr. *1955*, 1201 — *73. Tompkins, W. T. and D. G. Wiehl:* Amer. J. Obstetr. *62*, 898 (1951) — *74. Glatzel, H.:* Dtsch. med. Wschr. *1955*, 1879 — *75. Bartelheimer, H.* und *W. Engert:* Antibiotica et Chemotherapeutica. Basel-New York 1954, 46 — *76. Roulet, F. D.:* Rev. méd. Suisse rom. *12*, 841 (1955) — *77. Grunze, H.:* In Bearbeitung — *78. Hoff, F.:* „Die Dystrophie". Stuttgart 1958, 143.

STÖRUNGEN DES CALCIUM- UND PHOSPHATHAUSHALTES

Der Calcium-Phosphathaushalt wird durch ein *komplexes Regulationssystem* gesteuert, das in seinen wesentlichen Gliedern aus dem Aufnahmeorgan Darm, dem Hauptausscheidungsorgan Niere und dem Depotorgan Knochen besteht, wobei Ein- und Ausfuhr in erster Linie vom Vitamin D und dem Parathormon, aber auch von den pH-Verhältnissen, den Bedürfnissen des Organismus entsprechend, eingestellt werden, zur Sicherung des für zahlreiche metabolische Abläufe in den Zellen, vor allem denen des Nervensystems, wichtigen physiologischen Ca- und PO_4-Spiegels und zur Erhaltung genügender Mineralmengen im statischen Apparat, im Knochen. In diesem Stoffwechselbereich ergibt sich eine Reihe von Störungsmöglichkeiten, deren Kenntnis für die gutachterliche Praxis immer wesentlicher wird.

Störungen in der Aufnahme der Kalksalze sind mannigfacher Art. Schon das Vorhandensein einer Achylia gastrica führt zu einer Minderung der Resorption von Calcium-Ionen (MAURER und Mitarbeiter [18]), die im übrigen ja häufig mit einer Subfermentie des Pankreas verbunden ist (MEULENGRACHT [20], BARTELHEIMER [2]), die sich über eine mangelhafte Resorption von Fett, Eiweiß und fettlöslichen Vitaminen, insbesondere von Vitamin D, ungünstig auf die Ca-P-Resorption auswirkt. Auch von diesem Gesichtspunkt aus gilt also das Augenmerk den chronischen Magen-Darmerkrankungen unter Einbeziehung einer begleitenden exkretorischen Pankreasinsuffizienz, wie sie vor allem bei und nach chronischen Pankreatitiden vorkommt. Exogener Mangel an Vitamin D, etwa infolge zu geringer Fettzufuhr, spielt wohl nur in Hungerzeiten eine größere Rolle, endogen bewirkter kann in Breiten und in Zeiten mit geringer Einstrahlung ultravioletten Lichts, aber auch unter in dieser Hinsicht unphysiologischen Lebensbedingungen, dann vor allem in früher Jugend und in hohem Alter, bedeutungsvoll sein. Kommt durch ein solches Defizit eine Verarmung an Kalksalzen zustande, so muß der Organismus in dem Bestreben, die lebensnotwendige Konstanz vor allem des Blutcalcium-Wertes im Blutserum aufrechtzuerhalten, die vorhandenen Mineralreserven mobilisieren.

Diese sind aus dem Knochengewebe verfügbar, dessen Ionendepot sich mit den Ionen der Gewebssäfte und des Blutes in einem Gleichgewicht befindet, das einem Serum-Calciumwert von 7 mg% entspricht (MCLEAN [19]). Um den für die physiologische Funktion des Nervensystems erforderlichen Blutcalcium-Spiegel von 9—11 mg% zu erreichen bzw. aufrechtzuerhalten, muß bei unzureichender Kalksalzaufnahme, etwa infolge Mangels an Vitamin D, in erhöhtem Maße Parathormon zur Mobilisierung von Calcium-Phosphat aus dem Knochen produziert werden. Die intensive Wirkung dieses Hormons, besser dieser in den Nebenschilddrüsen gebildeten Hormongruppe, wird verständlich, wenn man bedenkt, daß es nach WOOD und ARMSTRONG (26) auch aus den festen Anteilen der Hydroxylapatit-Kristalle des Knochens Ca und P zu mobilisieren vermag und nicht nur aus den etwa 12% betragenden locker an der Oberfläche der Kristalle gebundenen Ionen (HENDRIKS und HILL [16]). Mangel an Vitamin D führt zu einem Abfall des Blut-Calciumspiegels, der die Abgabe von Parathormon aus den Epithelkörperchen auslöst und damit einen Mechanismus, der die Selbsteinsteuerung eines Blutcalciumspiegels von etwa 10 mg% auch unter pathologischen Bedingungen zu garantieren vermag („Feedback"-Mechanismus nach McLean [19]).

Das Parathormon greift aber nicht nur am Mineraldepot Knochen an, sondern auch am Tubulus-Apparat der Nieren. Allerdings nimmt man neuerdings — entgegen der Ansicht einer dort bewirkten Hemmung der Rückresorption des Phosphats (Harrison und Harrison [14]) — an, daß die durch Parathormon ausgelöste verstärkte Phosphaturie indirekt, durch den auch PO_4-mobilisierenden Effekt am Knochen, zustandekommt (Neumann und Neumann [21]). Ohne diese würde es zu einem unphysiologischen Anstieg des Phosphatspiegels im Blut kommen. Hinsichtlich der Auswirkungen einer krankhaft gesteigerten Parathormonproduktion beim primären oder sekundären Hyperparathyreoidismus sei auf das Kapitel über die Nebenschilddrüsen verwiesen, in welchem auch die entgegengesetzten, zu tetanischen Erscheinungen führenden Störungen abgehandelt sind.

Bedeutungsvoll für die gutachterliche Tätigkeit ist die Kenntnis einer in diesem Zusammenhang erwähnenswerten Gruppe von *Nierenerkrankungen rein tubulärer Art*, wie sie Fanconi (11) sowie De Toni (10) und Debré (9) in den dreißiger Jahren aufgestellt haben, denen eine vermehrte Ausscheidung von Phosphat gemeinsam ist. Diese Krankheitsformen sind pathologisch-anatomisch nicht durch eine Schrumpfniere gekennzeichnet, sondern durch degenerative Veränderungen der Tubulusepithelien nephrotischer Art bei großer Niere (Lit. bei Schmitt-Rohde [24]). Die zur Hypophosphatämie führende Hyperphosphaturie scheint bei einem Teil dieser Krankheitsbilder auf einer angeborenen Anomalie des Tubulusapparates zu beruhen. Im einzelnen ist ihre pathogenetische Klärung noch nicht vollständig gelungen, die meisten Fälle weisen neben der Störung im Mineralstoffwechsel auch eine solche im Zuckerstoffwechsel auf, der wahrscheinlich eine mangelhafte Phosphorylierung der Glucose zugrundeliegt. In diese Gruppe der rein tubulären Nierenerkrankungen gehören die *Vitamin D-resistente Rachitis* und das *Fanconi-Syndrom, auch Amindiabetes genannt*, bei dem neben der Hyperphosphaturie eine renale Glucosurie und eine chronische Aminoacidurie vorhanden sind. Derartige nicht nur im Mineralhaushalt, sondern auch im Zucker- und im Eiweißhaushalt angreifende Störungen müssen sich in einem vielgestaltigen klinischen Syndrom ausprägen, je nach der Prävalenz der einzelnen Abweichungen. Neben schwer beeinträchtigenden Krankheitsbildern gehören dazu kaum erkennbare, etwa vorwiegend den Knochenaufbau betreffende Zustände. Allen diesen tubulären Insuffizienzen ist ein Kalksalzverlust des Knochengewebes gemeinsam, der in der klinischen Symptomatologie ganz im Vordergrund stehen kann.

Die Erfassung derartiger Störungen im Ca-P-Haushalt ist leicht zu bewerkstelligen. Das Vorhandensein von Neutralfetten im Stuhl zeigt die Pankreasinsuffizienz an, seine lehmig-gelbe Farbe kommt durch Kalkseifenbildungen zustande. Im Urin läßt sich eine vermehrte Calcium-Ausscheidung einfach mit der Sulkowitsch-Probe nachweisen (s. Kapitel Nebenschilddrüsen), ähnlich gelingt die Feststellung einer vermehrten Ausscheidung von Phosphaten. Abweichungen im Ca- und P-Serumspiegel sind immer auf einen primären oder sekundären Hyperparathyreoidismus verdächtig.

Wie gezeigt wurde, führen alle derartigen Störungen im Ca-P-Haushalt mehr oder weniger zu einer Beanspruchung des Depotorgans Knochen. Störungen seines Stoffwechsels vermindern seine Statik. Die Ausbildung *generalisierter calcipenischer Osteopathien* macht sie gutachterlich bedeutsam. Sie können im Beschwerdekomplex des zu Beurteilenden völlig in den Vordergrund treten und einen wesentlichen oder gar den größten Anteil der vorhandenen Erwerbsminderung bedingen. Dabei bestimmen Ausmaß und Lokalisation der verminderten Statik des Stützgerüstes den Krankheitswert der Osteopathie wie auch das klinische Bild, dessen Kenntnis aus ärztlichen, aus therapeutischen Gründen wesentlich ist. Die Prognose entscheidet je nach der Wiederherstellungsmöglichkeit die Erwerbsfähigkeit für die Zukunft. Es überrascht immer wieder, wie wenig das Bild der generalisierten calcipenischen Osteopathien bekannt ist. Sehr anschaulich zeigt das eine häufig zitierte Zusammenstellung der Einweisungsdiagnosen von FEHRE und ESCHBACH (12) aus dem Jahre 1949, nach der nur in 5 von 70 Fällen die richtige Diagnose gestellt worden war. Das entspricht auch heute noch unseren und den Erfahrungen von HELLNER (15), JESSERER (17) und vielen anderen.

Bei den generalisierten calcipenischen Osteopathien sind grundsätzlich zwei pathogenetisch völlig verschiedene Formen zu unterscheiden Der ersten liegt eine der eben kurz skizzierten Störungen im Ca-P-Haushalt zugrunde, sie wird unter dem Begriff der *Osteomalazie* zusammengefaßt. Hier ist der normale Einbau von Kalksalz in das organische Knochengewebe gestört, sei es infolge eines Mangels an Ca-P-Angebot oder infolge einer pathologisch gesteigerten Mobilisierung dieser Mineralsalze. Das Ergebnis einer derartigen Verminderung des Kalksalzgehaltes ist immer die Knochenerweichung, über die mein Mitarbeiter SCHMITT-ROHDE jetzt eine Übersichtsdarstellung gegeben hat (25). Die zweite Hauptform der calcipenischen Osteopathien ist die *Osteoporose,* der eine quantitative Verminderung der organischen Knochenmatrix zugrundeliegt. Der Kalksalzgehalt des einzelnen Knochenbälkchens ist dabei normal oder, wie im Senium, sogar im Verhältnis zur vorhandenen organischen Substanz erhöht. Das Charakteristikum dieser calcipenischen Osteopathie ist die erhöhte Brüchigkeit des Knochens. Die Störung liegt hier also genau genommen nicht im Ca-P-Haushalt, sondern in der Bilanz von Knochenan- und -abbau, was das organische Gerüst anlangt. Im einzelnen sei zur Pathogenese auf unsere kürzlich gemeinsam mit SCHMITT-ROHDE (4) veröffentlichte Zusammenstellung in den Ergebnissen der Inneren Medizin verwiesen. Nach der Ätiologie der Osteoporose lassen sich 5 große Gruppen aufstellen, solche:

1. infolge Osteoblasten-Insuffizienz wie die Osteogenesis imperfecta, die Inaktivitätsosteoporose, die senile Osteoporose, die postmenopausische Osteoporose, die hypogonadale Osteoporose;
2. aus alimentären Ursachen, wie die Hungerosteoporose, die Osteoporose durch Resorptionsstörung (bei der es sich immer um eine Mischform von Malazie und Porose handelt), die Osteoporose infolge Mangels an Vitaminen (C, B) und Spurenelementen;
3. infolge Überproduktion von Hormonen mit antianaboler oder kataboler Wirkung auf das Knochengewebe, die Osteoporose beim Glucocorticoidismus (Morbus Cushing), die Osteoporose bei der Akromegalie und beim Morgagni-Syndrom, die Osteoporose bei der Hyperthyreose;
4. infolge Stoffwechselkrankheiten wie bei der Hypothyreose, beim Diabetes mellitus, beim Fanconi-Syndrom, bei chronischen Leberkrankheiten, bei der Alkaptonurie;
5. bei Blutkrankheiten, die lange bestehen und mit einer Hyperplasie des Markes einhergehen.

Aus dieser Übersicht ist zu ersehen, daß in der Osteoporosegenese die Umwandlung des organischen Grundgerüstes des Knochengewebes eng vom Eiweiß- und vom Zuckerstoffwechsel abhängt. Insbesondere nach dem zweiten Weltkrieg hat man bei dem erneuten Studium der Dystrophie als Eiweißmangelkrankheit die Auswirkung des Fehlens hochwertigen Eiweißes auf den Knochenaufbau erkannt (SCHOEN und TISCHENDORF [23]) und den Anteil der Porose bei der Mischform *Hungerosteopathie* hervorgehoben (BARTELHEIMER [3]). Diese Osteopathie war in der Nachkriegszeit, aber sie ist auch heute noch gutachterlich besonders bedeutungsvoll. Das wird oft übersehen.

Bei langanhaltendem Hunger kommt es mit dem Eiweißabbau in den verschiedensten Systemen und Organen auch zu einem Entzug aus dem Eiweißanteil des Knochens, selbst wenn der Bluteiweißspiegel noch gar nicht beeinflußt ist. Sobald die Aufrechterhaltung des Bluteiweißgehaltes nicht mehr gelingt, jedenfalls dann, wenn eine Hypoproteinämie eingetreten ist, besteht in der Regel eine meist schon klinisch oder röntgenologisch in Erscheinung tretende Osteoporose. Eiweißmangel und unzureichende Zufuhr der Faktoren des Vitamin B-Komplexes begünstigen dyspeptische Störungen. Jede Beeinträchtigung der intestinalen Resorption begünstigt die Osteoporose. Sie findet sich häufig schon nach einer Magenresektion, besonders wenn eine Sturzentleerung zur Entwicklung des Dumping-Syndroms führt. Wir haben wiederholt bei derartigen, sich in einem Kümmerstadium befindlichen Patienten eine als Krankheit empfundene calcipenische Osteopathie festgestellt.

Aus der Fülle der klinischen Erfahrungen über die Mangelosteopathie in den Nachkriegsjahren (Lit. s. BARTELHEIMER und SCHMITT-ROHDE [4]) kam man bald zu der Erkenntnis, daß nicht allein das im Vordergrund stehende verminderte Nahrungsangebot die Entwicklung der Osteopathie bestimmt, sondern daß meist noch andere porosebegünstigende Faktoren mitwirkten. Erst die Notwendigkeit des Zusammentreffens des exogenen Mangels mit endogenen Ursachen erklärt die relative Seltenheit des ausgeprägten klinischen Syndroms in Hungerzeiten. So machten wir in jenen Jahren die Beobachtung, daß die Menschen der zweiten Lebenshälfte, bei denen Afermentien häufig sind, bevorzugt betroffen waren, besonders solche, die in Lagern oder in der Gefangenschaft eine Dystrophie durchgemacht hatten. Unter den endogenen porosebegünstigenden Faktoren nehmen der Altersabbau und die inkretorischen Änderungen der Postmenopause eine überragende Stellung ein. Sowohl im Senium wie vor allem bei der Frau in der Postmenopause (50.—60. Lebensjahr) findet man an sich schon recht oft die Osteoporose, die besonders große Häufigkeit der Hungerosteopathie beim weiblichen Geschlecht in diesem Alter wird hieraus erklärlich. Gleicherweise wirkte sich der Hunger auf die Manifestation der Osteopathie bei Menschen mit einem Hypogonadismus, etwa bei einem Spätkastraten oder bei einem weiblichen Eunuchoidismus aus. Es ist leicht verständlich, daß der gesteigerte Grundumsatz bei der Hyperthyreose oder beim Morbus Basedow unter Hungerbedingungen schneller zu einer negativen Stickstoffbilanz führt und auf diese Weise ebenfalls die Entwicklung der Osteoporose fördert. Daß die antianabole Wirkung der glucocorticoiden Steroide sich dann bei entsprechenden interrenalen Syndromen gleichartig auswirkt, versteht sich von selbst.

Vor allem durch die Arbeiten ALBRIGHTS und seiner Schule (1) wissen wir, daß die Sexualhormone auf das Knochengewebe einen anabolen Effekt haben, daß sie also den Knochenanbau fördern und daß die glucocorticoiden Steroide aus der Nebennierenrinde den Knochenanbau hemmen, ihn antianabol beeinflussen. Von REIFENSTEIN (22) kürzlich aufgestellte Schemata veranschaulichen diese Zusammenhänge.

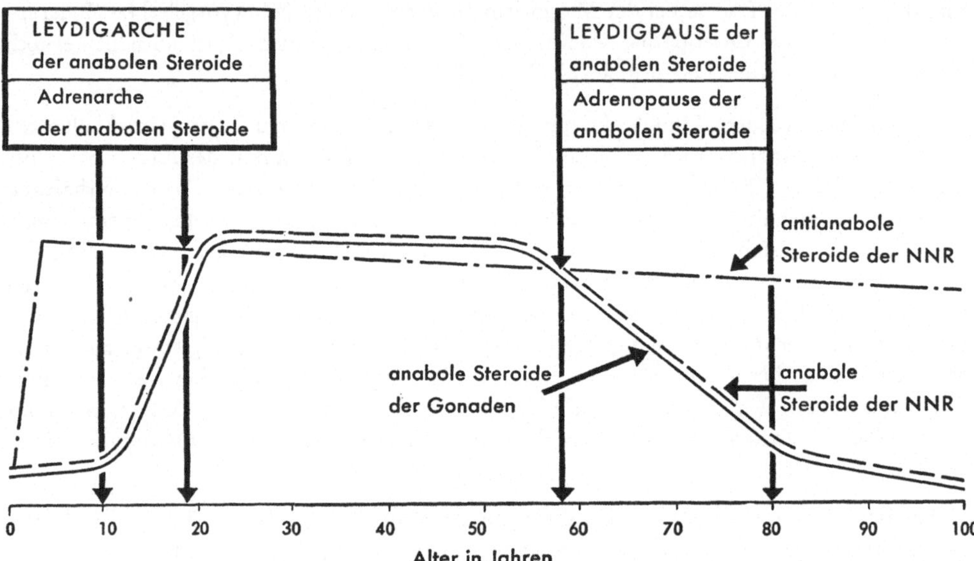

Abb. 2. Lebensablauf der anabolen und antianabolen Steroide beim Manne (nach REIFENSTEIN 1957)

Abb. 2. zeigt den Ablauf der anabolen und antianabolen Steroide im Leben des Mannes. Schon in den ersten Lebensjahren erreicht die Produktion der antianabolen Steroide der NNR ihren Höhepunkt, die fast das ganze Leben hindurch in gleicher Höhe beibehalten wird. Erst etwa vom 60. Lebensjahr an kommt es zu einem allmählichen geringfügigen Absinken. Die anabolen Steroide der Gonaden hingegen sowie auch die anabolen Steroide der NNR (die androgenen Corticoide) nehmen nach dem 10. Lebensjahr, also in der Pubertät, sehr zu, etwa im 20. Lebensjahr erreichen sie einen Höhepunkt ihres Spiegels, der bis zur Mitte des 6. Lebensjahrzehnts beibehalten wird und dann allmählich im Greisenalter bis auf das frühkindliche Niveau wieder absinkt. Damit resultiert etwa vom 60. Lebensjahr an beim Manne ein relatives Überwiegen der antianabolen Glucocorticoide der NNR, es überwiegt also der Abbau des Knochengewebes gegenüber dem Anbau. *Abb. 3* zeigt den Ablauf der anabolen und antianabolen Steroide bei der Frau. Während die Kurve der antianabolen Steroide in gleicher Weise wie beim Mann verläuft, also schon in der Frühkindheit schnell den Höhepunkt erreicht und erst im hohen Alter allmählich geringfügig absinkt, ist der Verlauf der in den Gonaden und in der NNR gebildeten anabolen Steroide verschieden. Erstere steigen in der Pubertät schnell bis zum Höhepunkt an und fallen aber schon in der Menopause, zwischen dem 40. und 55. Lebensjahr, steil wieder bis zum frühkindlichen Niveau ab, während die Produktion der anabolen Steroide der NNR wie beim Manne noch bis etwa zum 60. Lebensjahr in gleicher Höhe anhält und erst dann allmählich im Greisenalter auf das anfängliche Niveau absinkt. Bei der Frau kommt es also schon früher als beim Mann zum Verlust eines wesentlichen Anteiles der anabolen Steroide und damit vorzeitig zu einem relativen Überwiegen der antianabolen Steroide. Es liegt auf der Hand, daß bei einem Hypogonadismus, der angeboren oder frühzeitig erworben wurde, auch der Zeitpunkt der Manifestation einer calcipenischen Osteopathie wesentlich früher liegen kann. Wir werden an Hand einiger Beispiele hierauf noch zurückkommen.

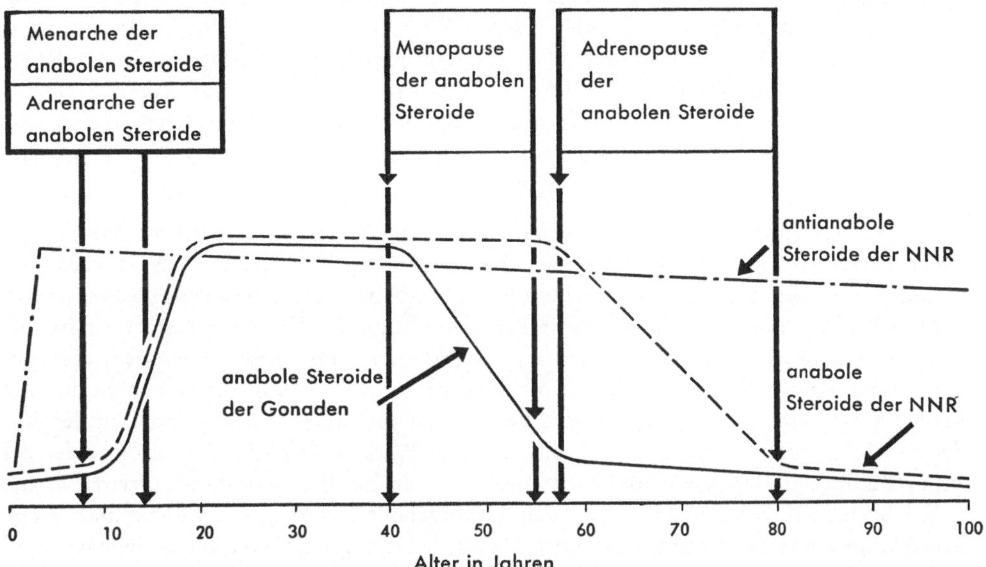

Abb. 3. Lebensablauf der anabolen und antianabolen Steroide bei der Frau (nach Reifenstein 1957)

Hält man sich diesen Lebensablauf der anabolen und antianabolen Steroide beim Manne und vor allem bei der Frau vor Augen, so ergeben sich wichtige Einblicke in die Pathogenese, insbesondere auch therapeutische Ansatzpunkte. In der Tat hat sich die Anwendung der Sexualhormone zur Behandlung der Osteoporose neben der Beseitigung alimentärer Unzulänglichkeiten und der eventuell erforderlichen Substitution mit Verdauungsfermenten bei den Mischformen mit einer Malazie in hohem Maße bewährt und die Prognose der Wiederherstellung der Erwerbsfähigkeit von derartigen Kranken oft äußerst günstig gestaltet.

Aus der oben gegebenen Aufstellung der 5 großen Gruppen der Osteoporosen sei wegen ihrer fast klassischen Stellung zu diesen Fragen und wegen ihres Schweregrades die Osteoporose beim Hypercorticoidismus, beim Cushing-Syndrom, herausgegriffen. Ihre Pathogenese ergibt sich zwanglos aus der schematischen Darstellung von Reifenstein (22), der in einer Zusammenstellung von 139 Fällen mit Cushing-Syndrom in 85% die Osteoporose fand. In ihrem Ausmaß bedeutungsvoll und relativ häufig ist weiterhin die meist nicht miterfaßte calcipenische Osteopathie bei chronischen Lebererkrankungen, wobei es sich meist um eine Mischform von Malazie und Porose handelt (Bartelheimer und Schmitt-Rohde [4]). Ihre Entstehung erklärt sich einmal aus den einem großen Teil der chronischen Lebererkrankungen zugrundeliegenden, zu Resorptionsstörungen führenden Erkrankungen im oberen Verdauungstrakt, zum anderen durch die infolge der Insuffizienz des Leberparenchyms eintretenden Veränderungen im Eiweißhaushalt. Hierbei können, mehr noch als beim Cushing-Syndrom, die Erscheinungen einer statischen Insuffizienz des Skeletts schon zu einem Zeitpunkt in den Vordergrund treten, in dem durch die Lebererkrankung an sich noch keine Erwerbsunfähigkeit besteht. Bei den meisten der übrigen System- und Organerkrankungen, wie sie in den 5 Gruppen aufgezählt wurden, werden in der Regel hochgradige, für die Bewertung der Erwerbsfähigkeit wesentliche Grade einer calcipenischen Osteopathie kaum erreicht. Sie können lediglich einmal bei schwer körperlich Arbeitenden zu Beschwerden führen, die bei der Begutachtung in Rechnung gestellt werden sollten.

Nicht unerwähnt bleiben dürfen jene Formen der generalisierten Osteopathien, bei denen es infolge einer übermäßigen Knochenbildung zu Einengungen des Markraumes kommt, wie etwa bei der *Osteomyelosklerose* oder bei der *Marmorknochenkrankheit*. Auch bei diesen Osteopathien ist die statische Funktion des Knochens gestört, er ist unelastisch und brüchig. Schließlich muß an die *Skelettcarcinose* gedacht werden, die zum Beispiel bei einem Prostata-Carcinom oft als erstes durch die Knochenschmerzen auf das Leiden aufmerksam macht. In gleicher Weise ist an das diffuse Plasmocytom zu denken, das so häufig ebenfalls zuerst durch die statischen Beschwerden zum Arzt führt oder bei dem plötzlich ohne einen entsprechenden mechanischen Insult eine Fraktur auftritt. Gerade in der Begutachtung kann gar nicht genug hervorgehoben werden, wie wichtig die richtige Einschätzung von Beschwerden bei körperlicher Belastung oder von aus geringem Anlaß eingetretenen Frakturen für die Aufdeckung zugrundeliegender Osteopathien ist. Die Erfahrung lehrt den Kliniker nur zu häufig, daß derartige Symptome oder Zwischenfälle in der ärztlichen Betreuung wie in der Begutachtung vernachlässigt werden. Den Kranken wird Unrecht getan, weil ihre ossär verursachten Schmerzen nicht geglaubt werden.

Wie ist nun das *klinische Bild der calcipenischen Osteopathien?* Welche Symptome weisen auf sie hin? Schon die Erhebung der Anamnese ist von wesentlicher Bedeutung. Oft stehen ganz allgemeine Beschwerden, wie Müdigkeit, Adynamie, Mangel an Initiative, leichte Erschöpfbarkeit und Neigung zu depressiven Verstimmungen im Vordergrund. Verdächtiger sind rheumatoide Beschwerden vor allem im Bereich der Wirbelsäule, dumpfe Rückenschmerzen bei längerem Sitzen oder bei einseitiger Haltung sowie mehr oder weniger heftig auftretende Schmerzen bei plötzlichem Lagewechsel im Bett. Derartige Empfindungen werden als im Laufe der Jahre zunehmend geschildert, mit Übergängen zu nervalen Wurzelschmerzen, Ischialgien, heftigsten blitzartig einschießenden Schmerzen bei unvorsichtigen Bewegungen, die lumbagoartigen Charakter, aber auch einmal infolge etwa des Zusammenbruches eines Brustwirbels die Symtome eines Angina-pectoris-Anfalls haben können. Über dumpfe, anhaltende, meist als rheumatisch verkannte Knochenschmerzen im Bereich des Brustkorbes, der Wirbelsäule und des Beckens wird besonders bei der Osteomalazie geklagt. Ausgeprägte derartige Sensationen werden allerdings erst bei den Spätformen beobachtet, bei denen die Umwandlung des Skeletts zur Ausbildung eines typischen Syndroms führen kann. Die fortgeschrittenen calcipenischen Osteopathien entwickeln nämlich einen charakteristischen Habitus, wie wir ihn schon 1949 beschrieben haben. Bei diesem stehen die Auswirkungen der Wirbelsäulenumformungen durch die Verkürzung derselben und die Ausbildung einer BWS-Kyphose im Vordergrund. Es kommt zu einem Hineinsacken der unteren Rippen in das Becken hinein, unter Ausbildung einer queren Bauchfalte über dem Nabel und schräger, von der unteren Brustwirbelsäule zu den Beckenkämmen laufender Lendenfalten. Die LWS-Partie wirkt schildartig-starr, der Brustkorb bekommt Glockenform, auch wenn kein stärkeres Emphysem vorliegt. Die verminderte Belastungsfähigkeit kennzeichnet das motorische Verhalten der Kranken, die sich vorsichtig unter Vermeidung von Erschütterungen und plötzlichen Drehungen bewegen. Das Beklopfen der Wirbelsäule wird schmerzhaft empfunden, desgleichen die seitliche Kompression des Brustkorbes oder gar die des Beckens. Häufig läßt sich ein deutliches Rippenfedern feststellen. Entsprechend der bevorzugten Lokalisation des Knochenabbaus bei den calcipenischen Osteopathien findet man Keil- und Plattwirbelbildungen, manchmal auch aus geringem Anlaß entstandene oder gar spontan eingetretene Frakturen. Kennzeichnend für die Osteoporose ist die auffallende Schmerzlosigkeit derselben. Für die Malazie sind Verformungen, wie Kartenherzbecken, Fischwirbelbildungen, Verbiegungen der langen Röhrenknochen, Loosersche Umbauzonen an den Rippen, an den Beckenknochen, speziell den Schambeinästen und an den stammnahen Teilen der Extremitäten und bei Porosemischformen Frakturen nach Art der Grünholzfrakturen charakteristisch.

Hat man aus derartigen mehr oder weniger ausgeprägt vorhandenen Veränderungen den Verdacht auf eine calcipenische Osteopathie geschöpft, dann ist für die Begutachtung die *Durchführung von Röntgenuntersuchungen* unerläßlich. Als besonders ergiebig hat sich uns dabei die seitliche Aufnahme der Wirbelsäule als dem am stärksten und ehesten betroffenen Skelettanteil bewährt. Sie ist im Verein mit den klinischen Symptomen oft schon für das Vorliegen einer calcipenischen Osteopathie beweisend und ausreichend. Allerdings versagt sie bei erst im Beginn stehenden Formen. Das wird durch die Tatsache verständlich, daß die Verringerung der durch die Kalksalze bedingten Schattengebung und eine Auflockerung der Struktur erst dann röntgenologisch nachweisbar wird, wenn etwa 30% des Kalksalzgehaltes des Knochens geschwunden sind. Dann aber bietet das Röntgenbild typische Befunde und läßt bis zu einem gewissen Grade auch die Unterscheidung malazischer und porotischer Osteopathien zu. Bei ersteren zeigen sich an den Wirbelkörpern verwaschene Strukturen, die wie überradiert aussehen, während bei der Osteoporose der Knochen bei Vergröberung der Spongiosazeichnung und feinerer Compactadarstellung glasartig durchsichtig erscheint, die Konturen wirken wie mit dem Stift nachgezogen. Der röntgenologische Nachweis von Looserschen Umbauzonen an statischen Spannungsspitzen, etwa im oberen Drittel des Femur, im Schenkelhals, an den Schambeinästen, in den seitlichen Partien der Rippen, ist praktisch für das Vorliegen einer Malazie beweisend. Die Umbauzonen finden sich häufig symmetrisch angeordnet, wie das am ausgeprägtesten beim Milkman-Syndrom der Fall ist. Am zuverlässigsten läßt sich natürlich die Knochenbeschaffenheit durch die histologische Untersuchung eines durch Punktion oder Probeexcision gewonnenen Partikels beurteilen. Wir haben zu diesem Zweck ein inzwischen sehr bewährtes Verfahren entwickelt, das leicht das Ausstanzen eines ca. 3 mm dicken, etwa 1 cm langen Zylinders gestattet. Über die erzielten differentialdiagnostisch, therapeutisch und prognostisch wichtigen Ergebnisse der *Knochen-Biopsie* haben wir mehrfach berichtet (Bartelheimer und Schmitt-Rohde [5], Bartelheimer, Pahlke und Schmitt-Rohde [6]). Auf diese Weise lassen sich vor allem auch Frühformen der Osteopathien erfassen. Uns hat sich dieses Vorgehen auch in der Begutachtung als außerordentlich nützlich erwiesen.

Was die *Lokalisation des Kalkschwundes* bei den verschiedenen calcipenischen Osteopathien anlangt, so ist das Cushing-Syndrom in besonders ausgeprägtem Maße durch die Osteoporose des Stammskeletts gekennzeichnet, was im übrigen auch für die postmenopausische Osteoporose zutrifft. Beim Hyperparathyreoidismus ist der Schädel besonders beteiligt. Die senile Osteoporose ist am ganzen Skelett nachweisbar, zunächst unter Auslassung des Schädels.

Demgegenüber findet sich die Strukturauflockerung und Rarefizierung bei der diffusen Form des Hyperparathyreoidismus, bei der *Osteodystrophia generalisata,* auch in den distalen Abschnitten der Extremitätenknochen. Als für eine schnelle Information geeignetes Kennzeichen schwindet die sogenannte Lamina dura der Zahnalveolen. Auf dem Deutschen Kongress für innere Medizin 1956 habe ich über die Besonderheiten dieser Osteopathie referiert.

Für die *diabetische Osteopathie,* die selten einen wesentlichen Krankheitswert erreicht, ist die Verteilung ähnlich wie bei der Osteoporose beim Cushing-Syndrom, aber auch Hand- und Fußknochen sind häufig betroffen, wobei neben porotischen Veränderungen hyperostotische, lakunär-resorptive und Paget-artige Abwandlungen in der Struktur kennzeichnend sein können (Butturini und Baronchelli [8]), vor allem wurden arthrotische Veränderungen am Fußskelett hervorgehoben (Boulet, Mirouze und Pellisier [7], Günther [13]). Derartig schwere Veränderungen am Skelettsystem finden sich beim schlecht geführten Diabetes mellitus als Spätkomplikationen, sie sind in ihrer Vielgestaltigkeit neben der Störung im Zuckerhaushalt auf die chronische Acidose zurückzuführen.

Wie bedeutungsvoll für die gutachterliche Bewertung die verschiedenen Formen der calcipenischen Osteopathien sein können, soll an zwei Beispielen demonstriert werden, über die wir im Einzelnen gemeinsam mit Schmitt-Rohde (4) auch mit Wiedergabe von Abbildungen kürzlich berichtet haben.

In einem Falle handelte es sich um eine 54jährige Frau, die wir wegen einer Berentung zu begutachten hatten und bei der in mehreren Vorgutachten der typische Habitus eines weiblichen Eunuchoidismus mit Hochwuchs, kaum entwickelten sekundären Geschlechtsmerkmalen, Fettpolstern am mons veneris, Genua valga sowie mit den ausgeprägten Umformungen infolge einer generalisierten Osteoblasten-Osteoporose mit Rumpfverkürzung, scheinbarer Überlänge der Extremitäten und BWS-Kyphose nicht erkannt worden war. Röntgenologisch fanden sich Abflachungen der glasartig durchscheinenden Wirbelkörper und eine angedeutete Keilwirbelbildung des 5. BWK, am vorgewölbten Bauch bestand die typische quere Bauchfalte über dem Nabel. Die Kranke klagte über diffuse „rheumatische“ Beschwerden, insbesondere im Rücken, und über eine allgemeine Kraftlosigkeit. Auf den ersten Blick schien sich die Frau in einem altersentsprechenden Allgemeinzustand zu befinden, sie machte keinen wesentlich vorgealterten oder kranken Eindruck. Nach Feststellung der den geklagten Beschwerden zugrundeliegenden hochgradigen calcipenischen Osteopathie mußte das Vorliegen einer Berufsunfähigkeit zuerkannt werden. Dabei war aber darauf hinzuweisen, daß wahrscheinlich eine Wiederherstellung der Erwerbsfähigkeit durch eine gezielte langfristige Substitutionstherapie mit Sexualhormonen zu erreichen ist.

Im zweiten Falle, bei einem 57jährigen Lehrer, war es infolge einer Spätkastration durch Kriegseinwirkung im 22. Lebensjahr zur Entwicklung einer schweren generalisierten calcipenischen Osteopathie gekommen. Die Wiederherstellung der Berufsfähigkeit gelang innerhalb eines halben Jahres. Der Patient bezog seit Jahren wegen bisher nicht zu beeinflussender „rheumatischer“

Beschwerden schwerster Art neben seiner Pension eine Rente. Antirheumatische Behandlungsmethoden, u. a. intensive Massagen, die übrigens zu einer Rippenfraktur geführt hatten, waren nicht imstande, das Leiden zu bessern, sie hatten dem Kranken nur zusätzliche Schmerzen bereitet. Er kam zu einem meiner Mitarbeiter, Priv.-Doz. Dr. Schmitt-Rohde, zur Renten-Nachuntersuchung und wurde auf seine Veranlassung einer sachgemäßen Sexualhormontherapie zugeführt. Es bot sich das typische Bild eines Spätkastraten mit breitem Becken, femininer Behaarung, überlagert durch das ausgeprägte Syndrom einer generalisierten calcipenischen Osteopathie mit absoluter Rumpfverkürzung, BWS-Kyphose, querer Bauchfalte und schrägen Lendenfalten. Dabei fanden sich deutliches Rippenfedern, Druckschmerzhaftigkeit der Knochen und Klopfschmerz der Wirbelsäule. Die Bewegungen waren vorsichtig, ängstlich sich vor jeder Erschütterung oder plötzlichen Drehung hütend. Die Muskulatur erwies sich als hypoton, die Haut zeigte einen herabgesetzten Turgor. Unter der Sexualhormontherapie wurde der Patient innerhalb von 3 Monaten fast beschwerdefrei. Nach weiteren 3 Monaten mit einer ausgesprochenen allgemeinen Besserung des Befindens nahm er seine Tätigkeit als Lehrer wieder auf. Röntgenologisch fand sich auch bei diesem Fall der typische Befund einer fortgeschrittenen Osteoporose der Wirbelsäule mit starker Strahlendurchlässigkeit der Wirbelkörper, scharfer Zeichnung ihrer Deckplatten und einer Plattwirbelbildung.

Diese beiden Beispiele zeigen, wie durch Verkennung einer calcipenischen Osteopathie einmal einer solchen Kranken in einem langen Kampf um die Zuerkennung der Rente infolge Nichtbeachtung der geklagten Beschwerden und Unkenntnis des zugrundeliegenden Syndroms Unrecht getan war, zum anderen, wie durch Aufdeckung der den Beschwerden zugrundeliegenden calcipenischen Osteopathie und klarer Erkenntnis ihrer Ätiologie von der Begutachtung her die entscheidende Hilfe veranlaßt werden kann. Dadurch gelang die Wiederherstellung der Berufsfähigkeit.

Grundsätzlich sollen *unklare rheumatische Beschwerden* diffuser Art, vor allem aber *jede Fraktur, bei der die Einwirkung der Gewalt in ihrem Ausmaß als alleinige Ursache nicht überzeugend erscheint,* Anlaß zu der *Suche nach einer Systemerkrankung des Skeletts* sein. Hierbei müssen dann alle diagnostischen Möglichkeiten erschöpft werden. Der *Blutchemismus* soll überprüft, insbesondere der Ca- und der P-Spiegel bestimmt werden. Abweichungen sprechen gegen das Vorliegen einer einfachen Osteoporose. Die alkalische Phosphatase im Blut als Hinweis auf die Aktivität der Osteoblasten ist zu untersuchen, ihre Erhöhung spricht für malazische Vorgänge. Durch die Messung der *Calcium-Ausscheidung im Urin* gewinnt man einen Einblick in die Calciumbilanz, auf für eine chronische Nierenerkrankung sprechende Urinbefunde ist besonders zu achten. Natürlich muß eine starke Blutsenkungsbeschleunigung an das Vorliegen einer Skelettcarcinose oder eines Plasmocytoms denken lassen. Selbstverständlich ist gerade dann für Begutachtungsfragen die Röntgenuntersuchung des Skelettsystems unerläßlich. Meist wird man mit einer seitlichen Röntgenaufnahme der Wirbelsäule, etwa der meist befallenen B- oder LWS-Partie, auskommen. Oft werden sich weitere Röntgenaufnahmen nicht ersparen lassen, so etwa eine Spezialaufnahme des Unterkiefers zum Nachweis eines für den Hyperparathyreoidismus sprechenden Schwundes der Lamina dura oder eine Beckenübersichtsaufnahme oder gezielte Aufnahmen von Stellen besonderer Druckschmerzhaftigkeit zum Nachweis Looserscher Umbauzonen. Daß die Biopsie, die morphologische Untersuchung eines Knochenpunktates, bei manchen Störungen am besten ein Urteil über die Beschaffenheit des Skeletts gestattet, wurde schon gesagt. Sie kann auch Hinweise auf die mutmaßliche Ätiologie geben. — Hinsichtlich der Begutachtung von Knochengeschwülsten sei auf die Monographie von HELLNER (H.: Knochenerkrankungen und -geschwülste in der Begutachtung. Hefte zur Unfallheilkunde 1955, Heft 50; Springer-Verlag, Berlin-Göttingen-Heidelberg) verwiesen.

Schrifttum

1. Albright, F. and E. C. Reifenstein: The parathyroid glands and metabolic bone diseases. Baltimore, USA 1948 — *2. Bartelheimer, H.:* Ärztl. Wschr. *1951*, 606 — *3. Bartelheimer, H.:* Klin. Wschr. *1949*, 521 — *4. Bartelheimer, H.* und *J. M. Schmitt-Rohde:* Erg. Inn. Med. N.F. *7*, 454 (1956) — *5. Bartelheimer, H.* und *J. M. Schmitt-Rohde:* Klin. Wschr. *1957*, 429 — *6. Bartelheimer, H., G. Pahlke* und *J. M. Schmitt-Rohde:* Das medizinische Bild. 1959 — *7. Boulet, P., J. Mirouze et M. Pelissier:* Semaine Hôp. *1954*, 38 — *8. Butturini, V. und A. Baronchelli:* Giorn. clin. med. *34*, 1143 (1953) — *9. Debré:* zit. nach *Fanconi:* Schwz. med. Wschr. *29*, 757 (1950) — *10. De Toni:* zit. nach *Fanconi:* Schwz. med. Wschr. *29*, 757 (1950) — *11. Fanconi, G.:* Dtsch. med. Wschr. *1936*, II, 1169; Schwz. med. Wschr. *29*, 757 (1950) — *12. Fehre, W.* und *H. Eschbach:* Z. inn. Med. *4*, 129 (1949) — *13. Günther, O.:* Osteopathie als Diabetes-Spätkomplikation. Klinische Studien, Heft 5. Halle (Saale) 1956 — *14. Harrison, H. E.* and *H. C. Harrison:* J. Clin. Invest. *20*, 47 (1941) — *15. Hellner, H.:* Med. Klin. *1952*, 217, 249, 283, 314 — *16. Hendricks, S. B. and W. L. Hill:* Proc. Nat. Acad. Sci. *36*, 731 (1950) — *17. Jesserer, H.:* Z. Rheumaforsch. *12*, 261 (1953) — *18. Maurer, W., H. Basten, W. Becker, A. Niklas* und *H. Puchtler:* Klin. Wschr. *1951*, 89 — *19. McLean, F. C.:* Epithelkörperchen und Knochengewebe. In: Chemie und Stoffwechsel von Binde- und Knochengewebe. Berlin-Göttingen-Heidelberg 1956 — *20. Meulengracht, E.:* Wien. klin. Wschr. *1939*, 31 — *21. Neumann, W. F.* and *M. W. Neumann:* Am. J. Med. 22, 123 (1957) — *22. Reifenstein, E. C.:* Clin. Orthopaedics *10*, 206 (1957) — *23. Schoen, R.* und *W. Tischendorf:* Krankheiten der Knochen, Gelenke und Muskeln. In: Handbuch der inneren Medizin, 4. Aufl., 1. Teil, S. 647 ff. Berlin-Göttingen-Heidelberg 1954 — *24. Schmitt-Rohde, J. M.:* Berliner Medizin *9*, 38 (1958) — *25. Schmitt-Rohde, J. M.:* Erg. inn. Med. N.F. *10*, 383 (1958) — *26. Wood, N. V. and W. D. Armstrong:* Proc. Soc. Exper. Biol. Med. *91*, 255 (1956).

STÖRUNGEN DES LIPOIDSTOFFWECHSELS

Speicherungskrankheiten, essentielle xanthomatöse Hypercholesterinämie, essentielle Lipämie, Arteriosklerose

Erst in neuerer Zeit hat die Analyse des Lipoidstoffwechsels größere Beachtung gefunden, seit man erkannte, daß Abweichungen desselben nicht nur für einige, als Raritäten zu bezeichnende Krankheitssyndrome Bedeutung besitzen, sondern eine so generalisierte und häufige Veränderung wie die Arteriosklerose enge Beziehungen zu dieser metabolischen Sparte hat. Diese Krankheitszustände sind in hohem Maße von der Konstitution, von der Erbanlage, abhängig, das gilt besonders für die Speicherungskrankheiten, aber auch für die Arteriosklerose darf dieser Gesichtspunkt nie aus dem Blickfeld verschwinden. Damit ist die Bedeutung dieses Gebietes für die gutachterliche Bewertung, die ja immer eingehend nach den exogenen Einflüssen zu suchen hat, erheblich eingeengt.

Bei den *klassischen Speicherungskrankheiten* läßt sich die Erblichkeit fast immer nachweisen, so bei dem *Morbus Gaucher*, bei dem Kerasin in den Reticulumzellen und Histiocyten gespeichert wird. Die Diagnose ist nicht schwer, wenn man an eine derartige Möglichkeit denkt und neben dem großen Milztumor die Anämie, die Leukopenie, den Kleinwuchs mit häufiger Osteoporose findet und wenn man dann durch Punktion des Knochenmarks oder der Milz die Gaucher-Zellen nachweist. Bei der Frühform, beim Auftreten in der Kindheit, werden vor allen Dingen Gehirn und Lunge betroffen, der Verlauf ist immer ungünstig. Nicht ganz so selten sind die chronischen Formen des Erwachsenen, sie lassen sich durch die vorhin genannten Symptome aufdecken. Bei ihnen kommen die Veränderungen der Knochenstruktur besonders eindrucksvoll am Humerus und am Femur zum Ausdruck. Nicht selten treten Spontanfrakturen auf, bevorzugt am Oberschenkelkopf. Gefahren drohen durch interkurrente Infekte infolge der verringerten allgemeinen Resistenz. Die Prognose ist um so besser, je später die Krankheit beginnt. Noch seltener ist die *Niemann-Picksche Krankheit*, bei der es zur Speicherung von Sphingomyelin kommt. Der Verlauf ist immer besonders bösartig, die Speicherung läßt sich eigentlich in allen Organen nachweisen, Leber- und Milzvergrößerung und vor allen Dingen eine Lungenfibrose (bei der Erwachsenenform) charakterisieren das klinische Bild. Fehlbildungen sind häufige Begleiterscheinungen. Bei der *Tay-Sachs*schen und der *Hurler-Pfaundler*schen Krankheit wurde eine Vermehrung der Ganglioside des Gehirns festgestellt. Cholesterin wird bei der *Hand-Schüller-Christian*schen Krankheit, der Cholesteringranulomatose, die häufig mit einem Diabetes insipidus kombiniert ist, gespeichert. Die Prognose ist auch hier in erster Linie vom Alter des Kranken bei der Manifestation, vom Ausmaß einer solchen Einlagerung und von etwaigen interkurrenten Infektionen abhängig. Bei all diesen nur der Vollständigkeit halber genannten Syndromen der Thesaurismosen werden kaum gutachterliche Schwierigkeiten auftreten, sie bedingen bei charakteristischer Ausprägung Erwerbsunfähigkeit. Vielleicht ist besonders beachtenswert, daß alle Infektionen den Ablauf ungünstig beeinflussen können, wie bereits erwähnt wurde.

Die dominant erbliche, nicht so ganz seltene *essentielle xanthomatöse Hypercholesterinämie* ist durch die hochgradige Erhöhung des Cholesterins und in geringerem Maße auch die der Phosphorlipoide im Serum bei normalem oder nur gering erhöhtem Neutralfettgehalt charakterisiert. Die Stoffwechselabweichung bleibt häufig lange Zeit klinisch latent, erst nach mehr oder minder langer Zeit stellen sich tuberöse, xanthomatöse Ablagerungen in der Haut, in den Sehnen und Arterien, vor allem in den Coronarien, ein. Ihre graduelle Ausprägung und ihre Lokalisation bedingen den Grad der Erwerbsminderung. Begreiflich, daß es dann zu akuten Zwischenfällen kommen kann, zu Coronarinfarkten in frühen Lebensphasen.

Xanthombildung mit bevorzugter Lokalisation an den Knien und Ellbogen, am Gesäß und den Handinnenflächen kommt auch bei der *essentiellen Lipämie vor,* die jedoch im Gegensatz zur xanthomatösen Hypercholesterinämie in den meisten Fällen mit einer Vergrößerung von Leber und Milz einhergeht. Häufig sind Oberbauchkoliken. Kardinalsymptom ist die Hyperlipämie mit milchiger Trübung des Nüchternserums, die Neutralfette sind stark, Cholesterin und Phosphorlipoide weniger deutlich darin vermehrt. Kranke mit essentieller Hyperlipämie neigen anscheinend weniger zu arteriosklerotischen Gefäßkomplikationen als solche mit Hypercholesterinämie. Die Gefahr, frühzeitig an Arteriosklerose zu erkranken, ist jedoch auch hier, besonders nach neueren Mitteilungen, zweifellos vorhanden.

Für den Gutachter bestimmt gelegentlich der Nachweis solcher Krankheiten, wenn es zu Komplikationen, vor allem zu Infarkten, gekommen ist, die Entscheidung, wie Schettler (1) erst kürzlich berichtet hat. Das Vorhandensein hiermit in Zusammenhang stehender regressiver Gefäßveränderungen in relativ jungen Jahren erlaubt es nicht, solche Zwischenfälle auf die meist angegebenen Auslösungsereignisse zu beziehen.

Bei einem 39jährigen Mann mit einer essentiellen Hyperlipämie, bei dem es 1944 durch einen Kopfschuß zu einer Verletzung des Stirnhirns gekommen war, trat ein Hinterwandinfarkt auf. Die Anerkennung des Infarktes als Spätfolge der Kriegsschädigung wurde abgelehnt. Ebenso konnte bei einem 34jährigen Mann, der einen Vorderwandinfarkt auf ein 3 Monate vorher erfolgtes Trauma zurückführte, der ursächliche Zusammenhang mit dem angeschuldigten Trauma verneint werden, nachdem eine ausgeprägte essentielle xanthomatöse Hypercholesterinämie diagnostiziert worden war. Dagegen kam bei einem 48 Jahre alten Mann, der an essentieller Lipämie und Gicht (!) litt, für die Entwicklung eines Infarktes bei gewahrtem zeitlichen Zusammenhang zu einem erheblichen seelischen Trauma eine teilweise Anerkennung des Unfallereignisses in Betracht.

Daß *Abhängigkeiten des Lipoidstoffwechsels von endokrinen Einflüssen* bestehen, weiß man seit langem. Besonders ist ja bekannt, daß bei der Schilddrüsenüber- und unterfunktion die Cholesterinwerte im Serum häufig in charakteristischer Weise abweichen. Während es bei der *Hyperthyreose* zu einer Hypocholesterinämie zu kommen pflegt, entsteht bei der *Hypothyreose* eine Hypercholesterinämie, eventuell auch eine Hyperlipämie. Diesen beiden entgegengesetzten endokrinen Funktionsabweichungen entspricht auch ein unterschiedliches Verhalten gegenüber der Arteriosklerose, deren Abhängigkeit vom Stoffwechsel in neuester Zeit mehr und mehr an Interesse gewinnt. Die Hypothyreose begünstigt fraglos ihre Entstehung, während man immer wieder überrascht ist, wie wenig sie bei Vorliegen einer Schilddrüsenüberfunktion ausgeprägt ist. Ähnlich sind wohl auch Beziehungen zur Funktion der Nebennierenrinde vorhanden, die Hypercholesterinämie gehört ebenso zur Symptomatologie des *Morbus Cushing* wie die vorzeitige, im allgemeinen verhältnismäßig stark entwickelte Arteriosklerose. In gewissem Maße gilt das ebenfalls für geringere Ausprägungen eines Glucocorticoidismus. Bekannt ist auch die Erhöhung des Serumcholesterins bei zahlreichen *Diabetikern,* wobei eine gewisse Relation zwischen den erhöhten Cholesterinwerten und der Entwicklung späterer diabetischer Schäden vorhanden ist (Lundbaek [2]). Auch sonst lassen sich Veränderungen der Lipoide ebenso wie solche der Plasmaproteine sowie der Serumglucoproteine und Serumpolysaccharide nachweisen, ohne daß sie jedoch regelmäßig vorlägen und ihnen eine kausale Bedeutung für die Entstehung des spätdiabetischen Syndroms zugesprochen werden könnte. Nach Lundbaek ist bis heute noch nicht entschieden, ob die vasculären Schäden des Diabetikers sekundäre Folgen der Stoffwechselabnormität sind, oder ob sie mit dem Diabetes auf andere, nicht kausale Weise, nur als Glied im diabetischen Syndrom, verbunden sind. Sicher ist nur, daß die allerdings problematische, schlecht faßbare Diabetes-Dauer von großer, sowie die Diabetes-Kontrolle von gewisser Bedeutung für die Entwicklung der vasculären Schäden einschließlich der Atheromatose ist (Lundbaek).

Überblickt man diese Zusammenhänge, so wird deutlich, daß offenbar enge Beziehungen des Lipoidstoffwechsels zu endokrinen, regulativen Einflüssen bestehen, ohne daß es jetzt schon möglich wäre, diese genau zu charakterisieren. Daß die Arteriosklerose *von den Störungen des Zwischenstoffwechsels abhängig* ist, wird man heute nicht mehr bezweifeln können. Die Zeit ist vorüber, sie nur als *Alterungs- und Abnutzungskrankheit* zu bewerten und die anlagemäßige Voraussetzung zu ihrer Manifestation als allein entscheidend anzusehen, auch wenn diese für einen großen Teil der in hohem Alter auftretenden Sklerosen wohl als gegeben und bestimmend angenommen werden darf, ebenso bei ausgesprochen familiärem Auftreten. Man verliere aber auch dann nicht aus den Augen, daß für die Entstehung der Arteriosklerose noch eine ganze Reihe anderer Faktoren notwendig sind. *Rheumatische Schübe* in der Vorgeschichte oder eine *allergische Disposition* verdienen neben den Stoffwechselstörungen Beachtung. Daneben spielt der erhöhte Blutdruck zumindest für die Lokalisation eine wichtige Rolle, ohne daß sich allerdings hierzu schon Abschließendes sagen ließe. Solche Fragen tauchen natürlich besonders bei jüngeren Arteriosklerotikern auf, bei denen die konstitutionelle Bereitschaft als alleinige Erklärung nicht befriedigen kann.

Ähnlich wie diese Abhängigkeit des Lipoidstoffwechsels vom endokrinen und metabolischen Regulationssystem und die damit fraglos gegebene Begünstigung der Entstehung einer Arteriosklerose ist deren *Abhängigkeit von alimentären Einflüssen* in letzter Zeit immer häufiger betont worden. Aus einer solchen Empirie heraus hat man schon eine aktive Therapie derselben eingeleitet. Wieweit sie erfolgreich ist und wieweit sie wirklich eine Berechtigung hat, wird man wahrscheinlich erst in einigen Jahrzehnten verläßlich beurteilen können. Immerhin sollte man gelegentlich derartige, etwa beruflich erzwungene alimentäre Einflüsse als richtunggebenden Teilfaktor, der zumindest für den Manifestationszeitpunkt mitbestimmend ist, anerkennen.

Obgleich es heute kaum möglich ist, dem Gutachter gerade für die Beurteilung dieser so häufigen Krankheit verbindliche Richtlinien in die Hand zu geben, so erschien es mir doch wichtig, ihn darauf hinzuweisen, daß es nicht mehr genügt, bei dem Nachweis einer frühzeitigen Arteriosklerose einfach davon zu sprechen, daß es sich um ein nur konstitutions- oder schicksalsbedingtes Leiden handelt. Selbst wenn ihre Entstehung durch Erbfaktoren sehr begünstigt ist, so kann man wohl nicht mehr bestreiten, daß daneben noch eine Reihe anderer Faktoren für den die Krankheit entscheidenden Grad maßgeblich mitverantwortlich sein kann. Je jünger das betroffene Individuum ist, um so wesentlicher ist die Auseinandersetzung mit diesen Fragen. Komplikationen des Gefäßleidens Arteriosklerose hier zu besprechen, würde den Rahmen dieser Monographie überschreiten.

Schrifttum

1. Schettler, G.: Dtsch. med. Wschr. 1957, 610 — *2. Lundbaek, K.:* Ergebn. inn. Med. u. Kinderheilkunde. 1957, 8 — weitere Literatur bei: *Adlersberg, D.:* Arch. of Patho. 1955, 60, 481 — *Bansi, H. W.* und *G. Schettler:* in: Hdb. inn. Med. 1955 — *Bürger, M.:* Altern und Krankheit. Leipzig 1954 — *Martin, E.:* Dtsch. med. Journ. 1957, 283 — *Schettler, G.:* in: Fischer-Herget-Molineus, Das ärztliche Gutachten im Versicherungswesen, 1955, Ergebn. inn. Med. u. Kinderheilkunde. Berlin, 6, 278 (1955); Hdb. inn. Med. 1955; Klin. d. Gegenw. 1956, 275; Dtsch. med. Wschr. 1958, 1. *Thannhauser, S. J.*, Lehrbuch des Stoffwechsels und der Stoffwechselkrankheiten, Stuttgart 1957, „Lipidoses“, New York 1958.

STÖRUNGEN DES PURINSTOFFWECHSELS

Während Anomalien im qualitativen Eiweißabbau, wie sie bei der Alkaptonurie, bei der Cystinurie oder der Cystinspeicherkrankheit, auch bei den Porphyrinopathien vorliegen, ausgesprochen selten und wenig bekannt sind, hat eine Stoffwechselkrankheit, die ebenfalls weitgehend anlagebegründet ist, die Gicht, die auf einem fehlerhaften Abbau der Nucleoproteide beruht, seit jeher unverhältnismäßig großes Interesse gefunden. Dabei kommt sie heute ebenfalls sehr selten vor. Diese Diagnose wird zu oft gestellt. Die Abgrenzung besonders gegenüber bestimmten chronischen Arthropathien kann auf erhebliche Schwierigkeiten stoßen, jedenfalls bei mangelnder Ausnutzung der diagnostischen Möglichkeiten.

Bei der Gicht tritt die *Störung nicht im Eiweißmolekül, sondern in dem mit ihm verknüpften Polynucleotid auf.* Neben der anlagebedingten metabolischen Anomalie übt die Ausscheidungsstörung normal gebildeter Stoffwechselschlacken eine manifestationsbegünstigende Wirkung aus. In der Symptomatik findet man, wenn auch nicht zu allen Zeiten, die Erhöhung des Harnsäurespiegels im Serum. Kennzeichnend ist daneben die Ablagerung von Uraten, vor allem in verschiedenen mesenchymalen Geweben und Organen. Es besteht eine Harnsäureübersättigung des Organismus. Das eigentliche Krankheitsgeschehen kann entweder chronisch, oft schleichend, verlaufen oder dramatisch durch akute Exacerbationen modifiziert sein, durch den klassischen akuten Gichtanfall.

Die Bereitschaft zu einem solchen ist nicht unbedingt von der Höhe des Blutharnsäurespiegels abhängig. So versuchten Berliner und Mitarbeiter (1) diesen durch intravenöse Harnsäurezufuhr zu provozieren. Damit erreichten sie Werte bis zu 26 mg⁰/₀, ohne daß es ihnen im allgemeinen gelang, derartige klinische Exacerbationen zu erzeugen. Auch die bei einer Niereninsuffizienz nicht selten zu beobachtende beträchtliche Steigerung des Harnsäurespiegels führt kaum zu Gichtanfällen. Analog senkt ein neuerlich viel verwandtes Pharmakon (Benemid) den Uratspiegel im Blut, ohne damit aber immer den Gichtanfall zu verhüten oder zu unterbrechen. Colchicin dagegen, das nach wie vor eine große Rolle in der Therapie dieser Krankheit spielt, kann geradezu als Diagnostikum ex juvantibus gelten, weil es recht zuverlässig imstande ist, solche Zwischenfälle zu koupieren oder sie zu verhindern. Dabei übt es keinerlei Einfluß auf die Höhe des Harnsäurespiegels aus. Aus diesen wenigen Beispielen ist bereits zu ersehen, wie kompliziert die pathogenetischen Verhältnisse bei dieser Stoffwechselstörung gelagert sind. Anscheinend müssen noch besondere Einflüsse hinzukommen, die eine Bereitschaft zum akuten Gichtanfall schaffen. Die Anschauungen, um welche Stoffe es sich hierbei handelt, gehen auch heute noch nicht über Mutmaßungen hinaus. Sie zu kennen, wäre naturgemäß gerade für eine gutachterliche Beurteilung von Bedeutung, da der akute Gichtanfall zur sofortigen Unterbrechung der Arbeitsfähigkeit führt.

Für die Beurteilung der an dieser Stoffwechselkrankheit Leidenden ist für gutachterliche Gesichtspunkte eine Einteilung von Gutman (2) interessant, die zwischen *einer primären und einer sekundären Gicht* unterscheidet. Die erstere ist seiner Auffassung nach eine hereditäre Stoffwechselanomalie, bei der eine gesteigerte Purinsynthese vorliegt. Die sekundäre sei dagegen eine erworbene Nucleoproteid-Stoffwechselstörung, die, wie der Name sagt, im allgemeinen sekundär, d. h. als Folge- bzw. Begleiterkrankung von solchen Krankheiten auftritt, die einen erhöhten Nucleoproteidstoffwechsel bedingen, zum Beispiel Polycythämien oder Leukämien. Die Harnsäurevermehrung hätte also bei diesen beiden Formen verschiedene Gründe. Nach den Untersuchungen von BENEDICT, YÜ, BIEN, GUTMAN und STETTEN (3) besteht Anlaß zu der Annahme, daß bei der primären Gicht stickstoffhaltige Substanzen zur Harnsäuresynthese verwertet werden, die beim Gesunden der Harnstoffbildung dienen.

Ohne Zweifel spielt bei der *primären Gicht* die genetisch begründete Bereitschaft die entscheidende Rolle. Daher ist der Nachweis des Vorkommens von Harnsäurestoffwechselstörungen in der Familie von besonderer Bedeutung. Neuere Untersuchungen berichten über das Vorhandensein asymptomatischer, sogenannter *idiopathischer Hyperuricämien* bei Verwandten dieser Kranken (TALBOTT [4], SMYTH, COTTERMANN und FREYBERG [5], STECHER, HERSH und SOLOMON [6]). Die Häufigkeit einer solchen Harnsäurespiegelerhöhung betrug bei den Blutsverwandten etwa 12—25%, während sie in der Gesamtbevölkerung nur auf 0,1—0,88% zu schätzen sei. Man darf wohl annehmen, daß es sich hierbei im allgemeinen um Menschen handelt, die eine latente Gichtanlage besitzen. SMYTH (5) schätzt das Verhältnis solcher Fälle mit idiopathischer Hyperuricämie zu denen mit manifester Gicht auf 10:1. Entsprechend ist man heute der Auffassung, daß die primäre Gicht und die idiopathische Hyperuricämie höchstwahrscheinlich durch dasselbe autosomale dominante Gen übertragen werden, das beim weiblichen Geschlecht allerdings eine geringere Penetranz und Expressivität aufweisen muß als beim männlichen, wobei zu beachten ist, daß die Penetranz die Manifestationshäufigkeit, die Expressivität die Manifestationsstärke der Erbanlage bedeutet. Weshalb die Erbanlage bei der Frau weniger in Erscheinung tritt, ist unbekannt. Fest steht jedenfalls, daß bei klinisch eindeutiger Gicht etwa 95%, bei der idiopathischen Hyperuricämie etwa 80% der Betroffenen Männer sind. Ganz besonders selten ist das Auftreten gichtischer Gelenkerscheinungen bei Frauen vor der Menopause. Man nimmt an, daß der normale Menstruationszyklus die klinischen Zeichen der Gicht unterdrückt. Auch die Beachtung des Lebensalters ist von besonderer Bedeutung, da die Krankheit sich im allgemeinen in den mittleren Jahren zu manifestieren pflegt, am häufigsten zwischen dem 35. und 70. Lebensjahr. Jugendliche Gichtiker sind außerordentlich selten.

Auch die *Disposition bestimmter Berufsgruppen* ist immer wieder in den Vordergrund gestellt worden. Sie zeigt die Bedeutung exogener Faktoren für die Manifestation dieser Stoffwechselkrankheit. Erhöhte Fleischzufuhr, schon die allgemeine Überernährung und offenbar auch ein hoher Alkoholkonsum begünstigen die Entstehung und Verschlimmerung von krankhaften Veränderungen. Vielleicht verdient auch die fehlende körperliche Betätigung, wie sie bestimmten Berufen, Geistes- und Büroarbeitern, eigen ist, besondere Beachtung. Bevorzugt betroffen sind also Fleischer, Gastwirte, dann auch Berufsgruppen, die besonderes Gewicht auf eine derartig einseitige Ernährung bei mangelnder körperlicher

Bewegung legen, wie zum Beispiel früher die gutgestellten Pensionäre, in deren Kreisen Podagra und Chiragra kein so seltenes Vorkommnis waren. Überhaupt liest man immer, die Gicht sei mehr eine Krankheit der Wohlhabenden, was die Wertigkeit der exogenen, besonders der alimentären Faktoren noch unterstreicht. Anscheinend hängt die Krankheitsbereitschaft auch vom Konstitutionstyp ab, sthenische Individuen sind bevorzugt befallen. Sie neigen zu den akut rezidivierenden Formen der Erkrankung. Aus voller Aktivität und scheinbar bester Gesundheit werden diese im Leben besonders leistungsfähigen „agilen Pykniker" plötzlich von den heftigsten gichtischen Beschwerden betroffen. Natürlich treten diese gelegentlich ebenfalls bei mageren Individuen auf. Wahrscheinlich verlaufen sie bei diesem Habitus häufiger larviert. Einer Abhängigkeit von vegetativen Einflüssen ist wohl zuzuschreiben, daß im Frühjahr und im Herbst eine Manifestationshäufung besteht, woran bei der Erhebung der Anamnese gedacht werden sollte.

Was die Stellung der Diagnose und ihre differentialdiagnostische Abgrenzung anlangt, so bestehen kaum Schwierigkeiten, solange das *Krankheitsbild* typisch und voll ausgeprägt ist. Podagra und Chiragra können allerdings zu örtlichen Veränderungen führen, die wie eine akute Entzündung wirken und leider gelegentlich als solche fehlgedeutet werden, so daß ich mehrfach feststellen mußte, daß Incisionen gemacht waren. Man hatte bei dem geschwollenen Gelenk mit hochgradigem Rubor und Dolor an ein Empyem und nicht an die Möglichkeit einer Gicht gedacht. Sehr viel schwieriger ist es, oligosymptomatische Formen, die chronische Gicht, zu erkennen oder doch sicher abzugrenzen. Aber auch bei diesen hört man nicht selten von zeitweiligen Exacerbationen, ebenso ist die Auswertung der Familienvorgeschichte noch besonders wichtig. Auf der Suche nach einer Erhöhung des Harnsäurespiegels ist es übrigens empfehlenswert, mehrfach Bestimmungen durchzuführen. Ein normaler Wert schließt eine Gicht nicht aus und ein erhöhter beweist sie nicht. Für die Bewertung ist ohnehin zu beachten, daß drei Tage vorher eine Purin-freie Kost durch geführt werden soll. Speziellen diagnostischen Wert haben lokalisierte Uratablagerungen, wie sie in Form der sogenannten Tophi vor allem an den Ohrmuscheln vorkommen. Diese sind absolut pathognomonisch. Man findet sie allerdings meist erst nach mehrjährigem Verlauf der Krankheit. Der Inhalt eines derartigen Tophus sollte mikroskopisch und vor allem chemisch untersucht werden. Schon unter dem Mikroskop kann man die Uratkristalle erkennen. Wertvoll ist die Murexid-Probe, die mit einfacher Methodik eine sichere Beurteilung gestattet. Bei den in der Umgebung von betroffenen Gelenken als rundliche Knochendefekte röntgenologisch imponierenden Tophi entstehen allerdings leicht Fehldeutungen, da andere chronische Gelenkerkrankungen zu ähnlichen Röntgenbefunden führen können, die durch cystische Aufhellungen verursacht werden. Gerade dann ist die Bestimmung der Harnsäureausscheidung im Urin nützlich, die allerdings über längere Zeit durchgeführt werden sollte. Ähnlich kann eine alimentäre Purinbelastung auch schon die Zusammenhänge erhellen. Daß die Colchicintherapie unter Umständen geeignet ist, mit hoher Wahrscheinlichkeit das Vorliegen einer Gicht nahezulegen, wurde schon gesagt. Differentialdiagnostisch ist gegenüber den chronischen Arthritiden vielleicht noch hervorzuheben, daß eine geringe Senkungsbeschleunigung und die fehlende oder wenig ausgeprägte Leukocytose im akuten Anfall mehr im Sinne einer Stoffwechselätiologie sprechen. Das gleiche gilt bei Ausbleiben einer Fieberreaktion.

Dem Gutachter wird gelegentlich die Frage gestellt, ob eine *primär chronische Polyarthritis gichtischer Genese* sei. Im allgemeinen besteht ja die Neigung, eine solche Ätiologie häufiger anzunehmen als sie vorliegt. Gemeinsam ist beiden Erkrankungen die Lokalisation vorwiegend an den kleinen Gelenken und die Manifestation im späteren Lebensalter. Auch Mutilationen können in beiden Fällen vorhanden sein, die im Falle der Gicht durch Uratablagerungen verursacht werden. Natürlich wird das Fehlen akut rezidivierender Phasen gegen eine Gicht und eher für eine primär chronische Polyarthritis rheumatica sprechen. Von Interesse ist in diesem Zusammenhang vielleicht eine Beobachtung von BATTERMANN und TRAEGER (7), die eine irreführende Hyperuricurie nach der Cortisonbehandlung einer chronischen Polyarthritis feststellten. Weniger Schwierigkeiten macht die große Gruppe der Arthrosen, auch wenn diese in der gleichen Lebensphase zustandekommen. Bei dieser sind bevorzugt die großen Gelenke und die Wirbelsäule befallen. Das Röntgenbild kann dann schnell die völlige Klärung bringen.

Den Gutachter interessiert meist als erstes die Frage, wie eine Störung zustandekommt. Hierzu wurde schon anfangs gesagt, daß die entscheidend endogene Entstehung der primären von einer *sekundären Gicht* zu trennen wäre, bei der es fraglich ist, ob überhaupt die konstitutionelle Bereitschaft zu einer solchen vorliegt. Dafür ist bei der letzteren immer nachzuweisen, daß ein besonders großer Zell- und damit auch Kernzerfall besteht, der zur Hyperuricämie führt und damit das Bild einer solchen Stoffwechselabweichung verursacht. Die gutachterliche Anerkennung einer derartigen symptomatischen Form hätte zu berücksichtigen, daß diese letzten Endes lediglich die Komplikation eines das Schicksal bestimmenden Grundleidens ist. Liegt andererseits der endogene Charakter einer Gicht fest, so können trotzdem exogene Einflüsse für die Manifestation eine absolut überwiegende und richtunggebende Bedeutung erlangen, so daß man sie entsprechend in der Beurteilung zu bewerten hat. Die Anfallshäufigkeit hängt bei der Gicht ganz ohne Frage wesentlich von exogenen Einflüssen ab, wie schon erwähnt wurde. Der Grad der Ausprägung des Leidens ist ebenfalls von diesen abhängig und damit natürlich auch das Ausmaß und die Art der Komplikationen, mit denen man im Verlaufe der Stoffwechselstörung zu rechnen hat.

Welche Faktoren kommen nun für die Manifestation eines Gichtleidens bzw. für die richtunggebende Verschlimmerung eines schon vorhandenen in Frage?

Schon LINIGER-MOLINEUS (8) gestehen die Möglichkeit zu, daß ein *Unfall* bei entsprechender Disposition einen Gichtanfall auslösen oder die gichtischen Krankheitserscheinungen verschlimmern kann. Dieser soll erheblich sein. Er soll das später gichtische Gelenk betroffen haben, vor allem muß sich die gichtische Erkrankung unmittelbar nach dem Unfallereignis entwickeln. Die Verschlimmerung einer solchen auf diese Weise ist dann anzunehmen, wenn erstens eine erhebliche Verletzung des bereits so erkrankten Gelenkes eingetreten ist, und zweitens, wenn die Gicht einen besonders schweren Verlauf genommen hat. Nun, diese Möglichkeiten werden nur ganz selten zur Diskussion stehen, da Individuen mit einem derartig verändertem Bewegungsapparat meist nicht mehr im Arbeitsprozeß tätig sein werden und nur noch Gelegenheitsunfälle in Frage kommen. Grundsätzlich kann man solchen Ereignissen dann allein eine vorübergehende Bedeutung beimessen, da sie nur zeitweilig die Gesundheit und die noch vorhandene Arbeitsfähigkeit zu beeinträchtigen pflegen. Man kann eine Anerkennung nur für die Zeit der Verschlimmerung zubilligen.

Die Abhängigkeit des Auftretens eines akuten Gichtanfalles von der *Nahrungs- und Genußmittelaufnahme* ist allgemein bekannt. Besonders wenn opulente Mahlzeiten mit reichlichem Fleischverzehr und größeren Alkoholmengen aufgenommen werden, scheint die Bereitschaft zu dem Anfallsereignis sehr zuzunehmen. Wie bekannt, sind besonders jene Fleischsorten, die von sehr kernhaltigen parenchymatösen Organen stammen, in dieser Hinsicht gefährlich. Man nimmt allerdings auch an, daß gewisse Gemüsesorten, zum Beispiel Tomaten, Gurken und Spargel in gleicher Weise wirken können. So hat man gelegentlich festgestellt, daß auch Vegetarier an Gicht leiden. Der Alkohol scheint die Bereitschaft zum Anfall sehr zu vergrößern. Ob dabei nun bestimmte Weinsorten eine besondere Bedeutung haben, beispielsweise Champagner oder Portwein, bleibt dahingestellt. Im allgemeinen werden diese Zusammenhänge nur für die Erklärung des Krankheitszustandes Bedeutung haben und weniger für eine Begutachtung.

Immer wieder ist der Versuch unternommen worden, die Gicht *als allergische Krankheit* aufzufassen. Dabei wird geltend gemacht, daß unter Patienten dieser Art zahlreiche Allergiker zu finden sind. Wohl ohne Zweifel kann man die Entstehung einer Arthritis urica nicht allein auf einen solchen Mechanismus zurückführen. Daß allerdings allergisierende Einflüsse nicht doch abgegrenzte Verschlimmerungen herbeiführen können, auch die Auslösung eines Anfalls, kann man nicht mit der gleichen Sicherheit ablehnen.

Ältere Autoren berichten, als Beispiel einer Idiosynkrasie, darüber, daß verhältnismäßig häufig eine Gichterkrankung mit einer chronischen *Bleivergiftung* zusammenträfe. Ob hier die durch das Metall bewirkte Nierenschädigung auslösend ist, wäre zunächst zu diskutieren. Minkowski (9) hat seinerzeit darauf hingewiesen, daß bei Gichtpatienten relativ oft die Zeichen einer Bleivergiftung vorhanden sind, andererseits die Gicht aber nur eine sehr seltene Komplikation der Bleivergiftung wäre. Hier entscheidet also offenbar auch die endogene Bereitschaft. Bei der zuverlässigen gewerbehygienischen Betreuung aller bleiverarbeitenden Betriebe wird man wohl kaum noch vor diese Frage gestellt werden.

Nach älteren Darstellungen sind bei vorhandener Gicht *Quecksilberdiuretica,* aber auch kräftige *Laxantien* sowie besonders eiweißhaltige Präparate kontraindiziert. ACTH, das den akuten Anfall meist sehr gut zu koupieren vermag, soll im Intervall gelegentlich einmal einen Anfall ausgelöst haben. Das gilt auch für *physikalische Faktoren,* so besonders für die Einwirkung von Nässe und Kälte. Körperliche Überanstrengungen sind ebenso wie Badekuren geeignet, zur Exacerbation zu führen.

Besonders große praktische Bedeutung haben Erkrankungen, bei denen es aus irgendwelchen Gründen zu einem Gewebs- also Kernzerfall in größerem Umfang kommt. Das ist schon eine sehr alte Erfahrung, die man früher vor allem bei *Infektionskrankheiten,* beispielsweise bei der Pneumonie, gemacht hat. Nach Gutman (2) kann eine dadurch bewirkte Hyperuricämie auch ohne das Vorhandensein einer Gichtkonstitution zu einer ähnlichen Symptomatik, zur sekundären Gicht, führen. Wie gesagt, besteht eine derartige Situation vor allem bei Leukämien und echten oder symptomatischen Polycythämien. Begreiflich, daß auch die Zellzerstörung bei der Strahlen- und bei der modernen Chemotherapie in diesem Zusammenhang zu nennen ist. Fernerhin ist aus der praktischen Erfahrung bekannt, daß Operationen gichtkranker Individuen anfallsauslösend wirken können. So beobachteten Linton und Talbott (10) bei 85 solcher Patienten postoperativ ein derartiges Ereignis. *Blutverlust und Bluttransfusionen* wirken in gleichem Sinne.

Diese Aufzählung mag genügen, um die wichtigsten Faktoren, die für diese Stoffwechselstörung begünstigend sein können, aufzuführen. Von weiterer Bedeutung bei der gutachterlichen Beurteilung ist dann noch, welche *Folge- oder Begleiterkrankungen* bei dieser Diathese eine beeinträchtigende Bedeutung gewinnen können, in erster Linie Veränderungen am Herzen und am Gefäßsystem, an den Nieren und auch an den ableitenden Harnwegen. Daß ein Zusammentreffen mit anderen Stoffwechselerkrankungen, wie mit dem Diabetes mellitus oder der Fettsucht, gehäuft zu beobachten ist, wäre gelegentlich zu bedenken.

Schon seit langem ist bekannt, daß die Gicht in einem ungewöhnlich hohen Prozentsatz mit einer sich klinisch ausprägenden *Arteriosklerose der großen* und kleinen Arterien verbunden ist (GUDZENT [11], MINKOWSKI [9], MOORE[12]). Diese atheromatösen Veränderungen finden sich beim Gichtiker in wesentlich früheren Jahren. Daß dadurch die Möglichkeit zur Entwicklung eines Elastizitätshochdruckes entsteht, daß weiterhin die Coronareinengung den Zustand ungünstig beeinflussen kann, versteht sich eigentlich von selbst. Besonders wesentlich ist naturgemäß auch die Auswirkung auf die Nieren, über die gleich noch zu sprechen sein wird. Durch diese Gefäßveränderungen findet man nicht selten eine Linkshypertrophie des Herzens. Spezifisch gichtische Veränderungen kommen aber an diesem Organ nicht vor. Welche Bedeutung die genannten Gefäßkomplikationen haben, geht daraus hervor, daß Herzinsuffizienz, Coronarinfarkt, Schlaganfall und Urämie die häufigsten Todesursachen des Gichtikers bilden (HENCH [13], LÖFFLER und KOLLER [14]). Bei der Begutachtung wird man also besonders auf die Beschaffenheit des arteriellen Gefäßsystems zu achten haben, dessen Veränderungen unter Umständen für die Bewertung der Erwerbs- und Berufsunfähigkeit eine entscheidende Bedeutung gewinnen können.

Wie schon gesagt, wirkt sich die Umwandlung der Gefäße in regressivem Sinne in einem so stark vascularisierten Organ wie den *Nieren* nicht selten ungünstig aus. Nicht allein durch die Elastizitätsminderung des arteriellen Systems kann somit beim Gichtiker ein Hochdruck zustande kommen. In späteren Stadien wirkt sich eine Einengung der Nierenfunktion zuweilen maßgeblich aus. Schon früh kann man gelegentlich bei der Gicht eine Albuminurie sowie die Verminderung des Konzentrationsvermögens im Volhardschen Wasserversuch finden. Späterhin entwickelt sich eine arteriosklerotische Schrumpfniere, gelegentlich auch eine Glomerulosklerose. Die charakteristischen Uratablagerungen in diesen Organen können vielleicht auch noch durch die Beeinträchtigung der tubulären Funktion Folgen haben. So muß die Entwicklung einer Niereninsuffizienz, auf welche Weise sie auch entstanden sein mag, als Folgekrankheit der Gicht Anerkennung finden. Daß auch primäre Nierenerkrankungen durch ungenügende Harnsäureausscheidung die Manifestation einer Gicht vorverlegen oder überhaupt im Sinne der sekundären Form zu einer solchen Symptomatologie Anlaß sein können, ist behauptet worden. Einem solchen harnsäureretinierenden Modus wird man bei erheblicher Einengung der Nierenfunktion die Anerkennung in abgegrenztem Sinne nicht absprechen können. Übrigens kommt es auch nicht selten bei der erhöhten Uratausscheidung zur *Nierensteinbildung,* in etwa 10—25% der Fälle. Dadurch bewirkte Komplikationen wären sinngemäß als Folgen der Gicht zu bewerten. Andererseits sind Uratsteine allein natürlich keine Argumente für das Vorliegen einer gichtischen Diathese.

Eine besondere Besprechung verdient das nicht seltene Zusammentreffen eines *Diabetes mellitus mit einer Gicht*. Besonders in der älteren Literatur findet man derartige Hinweise in einem uns heute eigentlich unverständlichem Umfang. v. Noorden und Isaac (15), Umber (16), neuerdings Löffler und Koller (14) haben über derartige Beobachtungen berichtet, während ich mich an ein gleichzeitiges Vorkommen nur in seltenen Einzelfällen erinnern kann. Möglicherweise verhindert das heute bei der Zuckerkrankheit übliche Diätregime die Manifestation einer Arthritis urica. In der Literatur findet man Angaben über einen Diabetes bei Gichtkranken zwischen 1 und 50% (Violle [17], Ishmael [18]). Wenn man Gichtiker auf latente diabetische Störungen untersucht, wie ich es in orientierender Weise getan habe, so kommt man auf eine ungefähre Häufigkeit von 10—20%. Die älteren Autoren geben erstaunlich hohe Zahlen von Gichtikern unter ihren Zuckerkranken an, so Naunyn (19), v. Noorden (15) und Kuelz (20), die Werte zwischen 2,3 und 8,8% beschreiben. Minkowski (9) weist darauf hin, daß die Gicht die erste der beiden Stoffwechselstörungen zu sein pflege. Der Diabetes ist meist leicht und gutartig, er hat den Charakter eines Altersdiabetes. Daß konstitutionell erbliche Faktoren für dieses Zusammentreffen eine Rolle spielen, geht schon daraus hervor, daß in der gleichen Familie beide Stoffwechselstörungen nebeneinander vorkommen, zu denen sich gar nicht so selten die Fettsucht hinzugesellt.

Was nun die *Prognose der Gicht* angeht und damit auch die Bewertung der Arbeitsfähigkeit auf längere Sicht, so muß man dabei berücksichtigen, daß es sich um ein Leiden handelt, dessen Heilung im eigentlichen Sinne nicht möglich ist. Um so eher gelingt es aber bei genügender Einsicht und Selbstdisziplin der Betroffenen, die Störung in ein Latenzstadium zu bringen. Damit wird vor allem die Neigung zur Entwicklung von Begleit- und Folgekrankheiten erheblich verringert. Schwere und Dauer der Stoffwechselstörungen bestimmen natürlich das Ausmaß der Destruktion der betroffenen Gelenke. Die Gicht allein ist ja keine lebensgefährliche Erkrankung, nach Ungerleider (21) weicht die Lebenserwartung nicht von der der übrigen Bevölkerung ab, nach anderen amerikanischen Statistiken soll sie im Verhältnis zum Durchschnitt um etwa 5 Jahre verkürzt sein (Löffler und Koller[14]). Natürlich ist die Prognose auch der Arbeitsfähigkeit von vornherein wesentlich ungünstiger, wenn sich schon die genannten Folgekrankheiten nachweisen lassen. Ganz allgemein sei die Prognose um so schlechter, je früher die Störung zur Manifestation gelange.

Bei der Gicht wird die Beurteilung des Grades der *Erwerbsminderung* einmal davon abhängen, ob nur Anfälle die Arbeitsfähigkeit behindern. Während einer solchen Phase besteht naturgemäß eine 100%ige E.M., während diese in der Zwischenzeit kaum verringert sein muß. Ist es erst zu Deformationen der Gelenke gekommen, so wird man entsprechend den Gesichtspunkten, wie sie bei rheumatischen oder arthrotischen Affektionen gelten, zu verfahren haben. Für ein Hochdruck-, Gefäß- oder Nierenleiden als Folgekrankheiten gelten die für diese üblichen Gesichtspunkte der Bewertung.

Schrifttum

1. Berliner, R. W., J. G. Hilton, T. F. Yü and *T. J. Kennedy jr.:* J. Clin. Invest. *29,* 386 (1950) — *2. Gutman, A. B.:* Am. intern. Med. 39, 1062 (1953) — *3. Benedict, J. D., T. F. Yü, E. J. Bien, A. B. Gutmann and D. Stetten jr.:* J. Clin. Invest. 32, 775 (1953) — *4. Talbott, J. H.:* J. Clin. Invest. *19* (1940) — *5. Smyth, C. J., C. W. Cotterman and R. H. Freyberg:* J. Clin. Invest. *27,* 749 (1948) — *6. Stecher, R. M., A. H. Hersh and W. M. Solomon:* Ann. intern. Med. *31,* 595 (1949) — *7. Battermann, R. C. and C. H. Traeger:* J. Clin. Invest. *32,* 553 (1953) — *8. Liniger-Molineus:* Der Unfallmann, 7. Aufl. München 1951 — *9. Minkowski, O.:* In Nothnagels Handbuch d. speziellen Pathologie u. Therapie Bd. VII, Teil 3. Wien 1903 — *10. Linton, R. R.* and *J. H. Talbott:* Ann. Surg. 117, 161 (1943) — *11. Gudzent, F.:* Klin. Wschr. 1927, II, 2404 — *12. Moore, N.:* St. Bartholom. Hosp. Rep. *23,* 289 (1887) — *13. Hench, P. S.:* J. Labor. a. Clin. Med. 22, 48 (1936) — *14. Löffler, W.* und *F. Koller:* im Hdb. d. inn. Med. Bd. VII/2, 4. Aufl., 1955. Berlin-Göttingen-Heidelberg — *15. v. Noorden, C.* und *S. Isaac:* Die Zuckerkrankheit und ihre Behandlung, 8. Aufl., 1927, Berlin — *16. Umber, F.:* Med. Klin. 1927, 1 — *17. Violle, P. L.:* Presse méd. 1937, I, 186 — *18. Ishmael, F. K.:* Ref. in J. Amer. Med. Assoc. *130,* 177; 142, 841 — *19. Naunyn, B.:* Diabetes mellitus, Bd. VII von Nothnagels Handbuch d. speziellen Pathologie u. Therapie, 1898 — *20. Kuelz:* zit. n. *Löffler* und *Koller* s. 14 — *21. Ungerleider, H. E.:* Ann. intern. Med. *41,* 124 (1954).

STÖRUNGEN DES WASSER- UND MINERALHAUSHALTES

Erst die klinischen und experimentellen Erfahrungen der letzten Jahre haben die Bedeutung dieses Gebietes in ihrem vollen Umfang erkennen lassen, sie haben vor allen Dingen gezeigt, wie wesentlich die Abhängigkeit etwaiger Störungen von *regulativen Einflüssen* ist. Gerade deswegen kann man nicht umhin, sich auch von einem so speziellen Standpunkt, wie dem hier gewählten, damit auseinanderzusetzen. *Fragen des Wasser- und Elektrolythaushaltes tauchen bei allen Vorgängen des Lebens auf.* Stabilität und geordnete Funktion in diesem Bereich sind für die Leistungsfähigkeit und die Vitalität des Individuums von größter Bedeutung. Schon das gesunde Aussehen ist wesentlich durch den Wassergehalt des Gewebes mitbestimmt, der Turgor von Haut und Unterhautgewebe hängt entscheidend von diesem ab. Seine Prüfung, durch einfache Betastung wie durch Abheben einer Hautfalte, gehören mit zu den allgemein informierenden Untersuchungen.

Schon bei der Betrachtung können *Abweichungen des Wassergehaltes* sehr wesentlich den äußeren Gesamteindruck verändern. Ich (1) habe das kürzlich *am endokrinen Habitus* gezeigt, das Aussehen wird gerade bei bestimmten innersekretorischen Störungen durch Nuancen des Wasseransatzes gewandelt. Schwankungen in der Quellung des Gewebes lassen die Frage nach einer Fehlsteuerung des Wasserhaushaltes aufwerfen, selbst wenn es noch nicht zu einer eigentlichen Ödembildung oder zu ihrem Gegenteil, zur Exsiccose gekommen ist. Hierhergehörige Vorgänge sind mehr oder weniger mit dem Verhalten des *Kreislaufs* und der *Nierenfunktion* verknüpft. So wird auch jede Abweichung die Frage nach krankhaften Veränderungen in deren Bereich aufwerfen.

Nie darf man sich auf die Analyse der Störungen des Wasserhaushaltes allein beschränken, immer ist gleichzeitig die *Elektrolytrelation* zu überprüfen, vor allem was Natrium und Kalium anlangt. Nicht minder wichtig ist die Untersuchung des *Säurebasenhaushaltes.* Um die gefundenen Abweichungen zu verstehen, ist es notwendig, sich die physiologischen Verhältnisse zu vergegenwärtigen, wie sie sich nach den heutigen Erkenntnissen etwa folgendermaßen gestalten (2):

Beim Mann beträgt der Anteil der Flüssigkeit am Körpergewicht ca. 55—70%, bei der Frau 44—65%, beim Säugling und Kleinkind ist dieser erheblich größer, bis zu 85%. Die Größe der *gesamten Flüssigkeitsmenge des Körpers* ist durch Veraschung, wie sie in grundsätzlichen Versuchen postmortal durchgeführt wurde, am lebenden Individuum mit Deuterium, Tritium oder Antipyrin bestimmt worden (26). Das im Organismus vorhandene Wasser findet sich ziemlich gleichmäßig auf 3 Compartments verteilt, die als *intravasaler, interstitieller und intrazellulärer Raum* bezeichnet werden. Unter pathologischen Bedingungen können zwischen deren Größe erhebliche Verschiebungen eintreten. Die des *extrazellulären Raumes* wird durch wasserlösliche Substanzen ermittelt, die nur sehr wenig oder überhaupt nicht in die Körperzellen eindringen. Am meisten wird dazu das NaSCN und neuerdings das Kation Na^{24} verwandt. Dieser Raum, der aus dem intravasalen und interstitiellen besteht, beherbergt insgesamt eine Wassermenge von 18—26% des Körpergewichtes. Die Differenz zwischen diesem und dem Gesamtwasser ergibt jene Menge, die sich in den Zellen befindet. Die intravasal vorhandene Flüssigkeit läßt sich mit der Farbstoffmethode (Evans-Blue) oder mit J ^{131} markierten Albuminen bestimmen, sie ist sehr genau bekannt und beträgt im Durchschnitt 43 ccm/kg Körpergewicht, im Mittel also 4% desselben. Die angegebenen Schwankungen zeigen einmal die Variabilität des Wassergehaltes des einzelnen Menschen, zum anderen deuten sie aber auch auf die Fehlerbreite der Methoden hin. Die Anwendung derselben erfolgt einstweilen nur für ganz bestimmte Fragestellungen, meist bei Kreislaufstörungen.

Daß die Leistungsfähigkeit etwa beim Sport oder bei anstrengender körperlicher Tätigkeit vom Wassergehalt des Organismus abhängt, zeigt die praktische Erfahrung. Es erscheint daher keineswegs ausgeschlossen, daß man bei Vereinfachung der genannten Verfahren sie späterhin auch einmal verwenden wird, um in andere Zusammenhänge Einblick zu gewinnen, etwa im Bereich der metabolen oder endokrinen Störungen.

Die Fähigkeit zum Wasseransatz hängt aufs engste mit dem Natriumgehalt der biologischen Körpersäfte zusammen. Im übrigen kann bei Verschiebungen im Anionen-Kationen-Gleichgewicht jede Änderung auch eine solche der übrigen Konstanten zur Folge haben. Besondere Aufmerksamkeit verdienen dabei die folgenden Ionen: Na^+, K^+, Ca^{++}, HCO_3^- und Cl^-. Während Natrium das Milieu um die Zelle beherrscht, bestimmt Kalium das in derselben. Seine Konzentration ist darin etwa 30mal so hoch wie in der umgebenden Extravasalflüssigkeit. Jede Zellwandschädigung birgt die Gefahr in sich, daß es zu einem bedrohlichen Anstieg des Kaliumspiegels in den Körperflüssigkeiten kommt. Dessen Bedeutung zeigt sich darin, daß Blutkaliumwerte von über 30 mg% mit dem Leben nicht mehr vereinbar sind.

Zur Sicherung des osmotischen Gleichgewichtes bedient sich der Organismus bei den extrazellulären Austauschvorgängen in erster Linie des Natrium-Ions. Beim etwa 70 kg schweren Menschen beträgt die Gesamtmenge an Natrium annähernd 2800 mÄqu (64 g), wovon sich über die Hälfte im extrazellulären Wasser befindet. Die Natriumkonzentration des Plasmas und der Extravasalflüssigkeit ist dabei etwa gleich. Der Na-Spiegel im Blutserum bewegt sich zwischen 310 bis 330 mg%. Angereichert findet sich als Apatit gebundenes Natrium im Knochen 690 mÄqu (= 16 g). Dieser Teil steht unter normalen Verhältnissen bei plötzlichen Verlusten kaum zur Verfügung. In den Zellen sind insgesamt etwa 250 mÄqu (6 g) deponiert, also nur relativ geringe Mengen, wobei ein Austausch dieser Natriumionen auch nur sehr langsam (BLACK [3]) erfolgt.

Für die Regulation des Natriumbestandes haben Zufuhr in der Nahrung und Ausscheidung, vor allem im Urin, eine ungewöhnlich große Bedeutung, verglichen mit denen anderer Stoffe. Die Natriumzufuhr ist, abhängig von den Ernährungsgewohnheiten, erheblichen individuellen Schwankungen unterworfen, sie liegt zwischen Extremen von 4—20 g täglich. Bei der Durchschnittsbevölkerung findet man etwa 5—6 g pro Tag im Urin, durch den Schweiß und die Magendarmsäfte geht nur ein geringer Teil verloren. Ein Vergleich dieser Mengen mit dem Bestand des Körpers zeigt, in wie hohem Maße gerade diese Sparte des Stoffwechsels und damit auch der Wasserhaushalt durch exogene Einflüsse gefährdet werden kann und wie wesentlich stabilisierende Regulatoren und die dem Organismus zur Verfügung stehenden Sparmöglichkeiten sind.

Nach diesem kurzen Überblick über die Wasser- und Natrium-Verteilung unter physiologischen Bedingungen ist es für die hier zu erörtenden Fragen des Zustandekommens ihrer Störungen am wesentlichsten, die regulativen Einflüsse aufzuzeigen. Anläßlich der Besprechung von Diabetes insipidus und Antidiabetes insipidus wurde schon einiges über die *Regulation des Wasserhaushaltes* gesagt. Eine Wiederholung dieser im allgemeinen auch bekannten Zusammenhänge erübrigt sich daher. Ebenso finden sich einige Hinweise bei der Besprechung der Störungen von Nebennierenrinde und Schilddrüse. Da enge Bindungen an den Elektrolythaushalt vorhanden sind, sich Wasser- und Mineralhaushalt eigentlich nur im Zusammenhang verstehen lassen, möchte ich versuchen, über die heutigen

Anschauungen ihrer Steuerung einen Überblick zu geben. Aetiologische Fragen lassen sich nur von einer solchen analytischen Betrachtung aus mit einiger Zuverlässigkeit beurteilen.

Oft wird der Gutachter vor die Frage gestellt, welcher Genese eine *Ödembildung* ist. Dann genügt es nicht mehr, die Ursache nur in einer Störung der Nieren- oder Kreislauffunktion zu suchen. Selbst wenn in deren Bereichen Abweichungen vorliegen, so spielen recht häufig noch andere für die Manifestation wesentliche Faktoren eine Rolle. Zu sehr hat man bei einem solchen Befund nur auf die Wasserbilanz geachtet. Mindestens ebenso wichtig ist es, die der Elektrolyte zu verfolgen, hier ganz besonders die des Natriums. Ganz analog liegen die Verhältnisse bei der Austrocknung des Organismus bis zu dem mehr oder weniger ausgeprägten *Exsiccose-Syndrom*. Hier genügt es ebenfalls nicht, sich mit der Suche nach alimentären und intestinalen Ursachen zu begnügen. Sowohl bei der Exsiccose wie auch beim Ödem ist die gestörte Regulation der für den Wasser- und Elektrolytstoffwechsel verantwortlichen nervösen Zentren und endokrinen Drüsen von oft unterschätzter Bedeutung. Die Suche nach hierhergehörigen Kausalfaktoren gehört zu den Aufgaben des gewissenhaften Gutachters.

Die Konstanz des Natriumhaushaltes wird unter physiologischen und pathophysiologischen Bedingungen maßgeblich durch die Ausscheidung im tubulären Bereich der Niere bestimmt. Daneben können allerdings Verluste im Schweiß und in das Intestinum hinein unter besonderen Bedingungen entscheidende Bedeutung gewinnen. Der Natriumgehalt des Blutes und der Körpersäfte reguliert letzten Endes die Sekretion jenes Wirkstoffes, der für die Erhaltung des physiologischen Na-Spiegels verantwortlich ist, die des Aldosterons, das in der Zona glomerulosa der Nebennierenrinde gebildet wird. Diese ist nicht nur direkt vom Absinken der Menge gerade dieses Elektrolyts abhängig, sondern überhaupt vom Ionenmilieu der intravasalen und der extravasalen Flüssigkeit (Bartter und Mitarbeiter [4]). So kann auch ein Anstieg des Kaliumgehaltes eine vermehrte Aldosteronsekretion erzeugen. Mittels einer durch dieses Hormon bewirkten Steigerung der Natriumrückresorption wird dann das physiologische Gleichgewicht wieder hergestellt. Wenn auch dem Aldosteron in der Regulation des Natriumstoffwechsels bei weitem die größte Bedeutung zukommt, so darf im Rahmen einer Betrachtung der Steuerung des Wasser-Salzhaushaltes doch die Bedeutung des antidiuretischen Hormons nicht unterschätzt werden, wie es heute manchmal geschieht. Wie bei der Besprechung der Erkrankungen des HHL-Systems gesagt wurde, bestimmt dieses in den Nuclei paraventriculares und supraoptici gebildete Hormon nach den Vorstellungen von Gilman und Goodman (5) die fakultative Wasserausscheidung im distalen Tubulus. Für diesen Wirkstoff stellt die osmotische Konzentration des Plasmas den aktuellen Ausschüttungsreiz dar. So konnte Verney (6) zeigen, daß bei einer Erhöhung der Blutchloride um nur 8 mg% das Durstzentrum gereizt und vermehrt ADH ausgeschüttet wird, wodurch die Antidiurese auftritt. Mit der so vermehrten tubulären Wasserrückresorption wird die Homoiostase wieder hergestellt. Dieser Annahme wurde neuerdings häufig widersprochen. Insbesondere lassen klinische und tierexperimentelle Befunde darauf schließen, daß das antidiuretische Hormon nicht nur einen regulativen Einfluß auf den Wasserbestand des Körpers hat, sondern daß es auch unter gewissen Bedingungen, nämlich dann, wenn die Natriumkonzentration in den extravasalen Compartments erheblich gesteigert ist, zu einer Natriurese führt. Auf die natri-und chloruretische Wirkung von HHL-Extrakten haben schon 1901 Magnus und Schäfer (7), später Marx (8), Brunner und Kuschinsky und Mitarbeiter (9), Gaunt und Mitarbeiter (10) sowie vor allem Herken und seine Schüler (11/12) hingewiesen. Wenn man davon ausgeht, daß Wasser- und Natriumhaushalt gerade in der beeinflußbaren Funktion des tubulären Systems der Niere Steuerungseinflüssen ausgesetzt sind und wenn man genügend berücksichtigt, daß das Antidiuretin die Wasserrückresorption fördert, während das Aldosteron die des Natriums begünstigt, so ergibt sich das folgende Bild:

Eine Erhöhung der Natriumkonzentration im Plasma und in der Extravasalflüssigkeit führt bei gesunden Personen zu einer Anregung des Durstempfindens, zu einer vermehrten Ausschüttung des antidiuretischen Hormons und dadurch zu einer Steigerung der Wasserrückresorption in den Tubuli, das bedeutet, der Wassergehalt der Körpersäfte nimmt zu. Gleichzeitig tritt aber eine vermehrte Natriumausscheidung ein, da infolge Zunahme des extravasalen Volumens Aldosteron vermindert gebildet wird. Wird im Gegensatz dazu das Natriumangebot verringert oder unter irgendwelchen krankhaften Umständen der Natriumverlust des Organismus sehr gesteigert, so kommt es zu einer Verringerung der Antidiuretinbildung und -abgabe, vor allen Dingen aber zu einer vermehrten Aldosteronausschüttung. Damit tritt eine Steigerung der tubulären Natriumrückresorption ein, die fast 100%ig erfolgen kann. Damit wird dem Organismus, abgesehen von extremen Situationen, die Möglichkeit gegeben, seinen Wassergehalt aufrechtzuerhalten. Das nachfolgende Diagramm veranschaulicht diese Verläufe (SCHWARZKOPFF [27]).

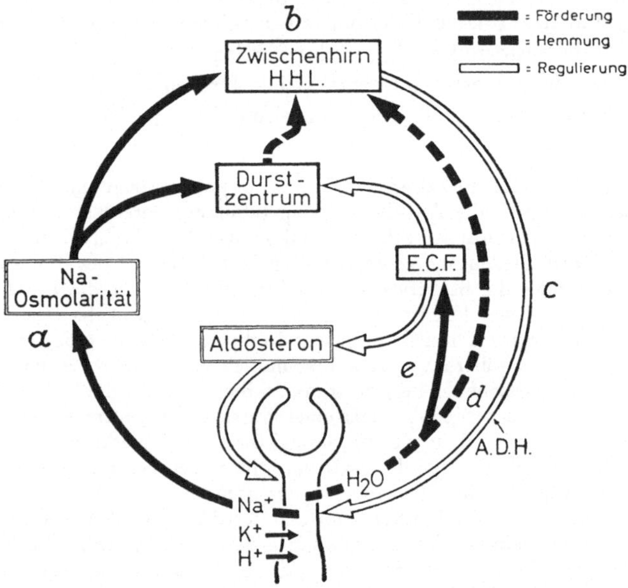

Abb. 4. Vereinfachte schematische Darstellung der normalen Kontrolle des Natrium- und Wasserhaushaltes

Nach Salzzufuhr oder vermehrter Aldosteroninkretion steigt die Salzkonzentration im Plasma (a) an. Hierdurch wird das Zwischenhirnsystem (b) über Osmorezeptoren zur vermehrten ADH-Ausschüttung angeregt. Unter dem Einfluß des ADH wird dann sekundär im distalen Tubulus (c) Wasser rückresorbiert und ein sehr konzentrierter Urin gebildet. Das rückresorbierte Wasser (d) erniedrigt die Salzkonzentration des Plasmas und führt somit zu einer Bremsung der ADH-Ausschüttung. Durch das vermehrt rückresorbierte Wasser (e) wird auch gleichzeitig das extrazelluläre Volumen (E.C.F.) vergrößert und hierdurch die Aldosteroninkretion gebremst, wodurch sekundär die Natriurese eingeleitet wird. Auch das Durstzentrum greift regulierend in den Wasser-Mineralhaushalt ein. Bei Anstieg der Osmolarität wird das Durstzentrum gereizt und vermehrt Flüssigkeit getrunken.

Daß diese Zusammenhänge für den begutachtenden Arzt praktische Bedeutung gewinnen können, die ihm erst den Einblick in vorliegende endokrine und Stoffwechselstörungen ermöglichen, sollen einige Beispiele veranschaulichen. Die Notwendigkeit ergibt sich besonders dann, wenn die Serum-Elektrolytverschiebungen so beträchtlich sind, daß die bei der Untersuchung bestimmten Konstanten außerhalb des physiologischen Bereiches liegen.

Am bekanntesten sind Elektrolytverschiebungen beim *Morbus Addison,* bei dem zu berücksichtigen ist, daß er ja in durchaus verschiedener Weise geprägt ist, je nachdem, welche Wirkstoffe am meisten fehlen und wie die Funktion des übergeordneten Hypophysenvorderlappens verändert ist. Hier besteht nicht allein eine Minderung der Bildung von Gluco- und Mineralocorticoiden, sondern natürlich auch eine solche des Aldosterons. Damit kommt es zu einem exzessiven Verlust an Natrium und extra- und intrazellulär zu einer Verschiebung der Natrium-Kaliumrelation, wie es nach dem eben Gesagten durchaus verständlich ist. Der Elektrolytverschiebung folgt die des Wasseransatzes, es kommt zu einer Minderung desselben. Daß die Wasserausscheidung nicht so schnell erfolgt, wie man es nach den erörterten Regulationsvorgängen annehmen möchte, liegt außer an der allmählichen Entstehung derartiger Erkrankungen des Endokriniums daran, daß es einerseits zu einer Verquellung der Körperzellen kommt und zum anderen die relative Überwertigkeit des Adiuretins im Organismus eine vermehrte Wasserresorption in den Tubuli veranlaßt. Daher vermag auch der Addisonkranke bei der Flüssigkeitsbelastung die ihm zugeführte Menge in der üblichen Zeit nicht auszuscheiden. Auf diesem Verhalten beruht der in der Klinik viel angewandte Robinson-Kepler-Power-Test (13) und dient damit der Aufklärung einer latenten Rindeninsuffizienz. Unter dem üblichen Angebot ist entsprechend dieser Steuerungsstörung der allgemeine Wassergehalt des Organismus beim Addison-Syndrom verringert. Die Substitution erfolgt am besten nicht nur mit Mineralocorticoiden, sondern daneben mit dem ebenfalls fehlenden Cortison oder seinen Derivaten, die auch auf den Elektrolythaushalt wirken, indem sie den Kaliumstoffwechsel beeinflussen.

Anders liegen die Verhältnisse, wenn man das *Natriumangebot abnorm verringert* oder wenn es zu einem langwierigen Krankheitszustand *mit häufigem Erbrechen* kommt. Auch dann kann eine Hyponatriämie entstehen, die kompensatorisch einen Hyperaldosteronismus auslöst. Der Organismus versucht so durch gesteigerte Rückresorption die Natriumbilanz zu erhalten. EISENSTEIN und HARTROFT (14/15) und neuerdings PFEFFER (16) haben gezeigt, daß dabei die Funktionssteigerung der Zona glomerulosa von einer Verkleinerung bzw. Funktionsminderung der Zona reticularis und fasciculata begleitet ist, was bedeutet, daß die Bildung von Gluco- und Mineralocorticoiden abnimmt. Es kommt zu einer dissoziierten Nebennierenrindeninsuffizienz. Das sind Fragen, die für die Bewertung einer langfristigen konsequenten kochsalzarmen Ernährung von Kreislauf- und Nierenkranken sicher von heute noch vielfach unterschätzter Bedeutung sind, die vor allem auch für die Leistungsbeurteilung nicht vernachlässigt werden dürfen.

Seltenere, von den Amerikanern aufgestellte Syndrome verdienen ihrer theoretischen Bedeutung wegen vielleicht Erwähnung, so das SALT-DILUTION-Syndrom, bei dem trotz niedriger Natriumkonzentration im Plasma des Blutes ein ausgesprochener Ödemansatz besteht. Von PETERS (17), HEIDORN und SCHEMM (18) werden diese Krankheitsbilder auf ein Überwiegen des antidiuretischen Hormons bezogen. Die Injektion von Cortison oder Cortisol führt hier über eine Blockierung des Zwischenhirnsystems zu einer Ausschwemmung der Ödeme. Ob hier nicht auch durch die Applikation der Glucocorticoide ein sekundärer Hyperaldosteronismus verringert wird? Ähnlich wird ja durch die Verabreichung dieser Wirkstoffe bei der Lipoidnephrose die vermehrte extrazelluläre Natrium- und Flüssigkeitsanreicherung beseitigt. Analog hat Cortison oder Cortisol bei der Salt-loosing-Nephritis trotz allgemeiner Natriumverarmung des Organismus ebenfalls einen diuretischen Effekt.

Akute Zwischenfälle, für deren Ausgang der Natriumverlust schwerwiegende Bedeutung hat, tauchen nicht nur in der Klinik bei bestimmten Krankheitszuständen auf, sondern auch unter extremen physikalischen Einwirkungen, etwa durch das Tropenklima oder, was hier noch besonders wichtig ist, in speziellen, großen Hitzebelastungen ausgesetzten Berufen. So ist seit langem bekannt, daß bei Arbeitern in Hochofenbetrieben die plötzliche Flüssigkeitsaufnahme nach ungewöhnlich starkem Schwitzen zu schweren Zwischenfällen führen kann, da das osmotische Gleichgewicht im Organismus infolge Salzverlustes gestört ist. Es ist insofern verschoben, als ein Elektrolytverlust im extrazellulären Raum besteht, während in der Zelle, also intrazellular, noch erhebliche Elektrolytmengen vorhanden sind. Eine auf diese Weise erzeugte Wasserbelastung führt zu einer Aufquellung derselben, die sich vor allen Dingen im Gehirn verhängnisvoll auswirken kann. Die dann eintretende Hirnschwellung beherrscht das *Syndrom der akuten Wasservergiftung.* Diese Situation läßt sich sehr schnell durch die Zufuhr von Kochsalz, Cortison oder Aldosteron beheben. Spätschäden bleiben nicht bestehen. Ähnlich kann durch Steigerung der Flüssigkeitsausscheidung bei reichlicher Aufnahme alkoholhaltiger Getränke ein Natriumverlust zustandekommen, so daß, was den Elektrolythaushalt angeht, eine ähnliche, wenn auch geringer ausgebildete Lage entsteht wie nach starkem Schwitzen. Die Symptomatologie des im Volksmund als „Kater“ bezeichneten Folgesyndroms hängt so auch zum Teil von Mineralverschiebungen ab, die sich, in gewissem Maße wenigstens, durch Kochsalzzufuhr beeinflussen lassen, die instinktiv dann bekanntermaßen ja auch sehr geschätzt wird.

Während bei diesen Stoffwechselstörungen im Wasser-Mineralbereich in der Regulation neben Veränderungen des Hypophysenzwischenhirnsystems ein sekundärer Hyperaldosteronismus eine führende Rolle spielt, ist der primäre Aldosteronismus durch neuere, großenteils kasuistische Arbeiten zu einem zwar seltenen, aber doch abgerundeten endokrinen Krankheitsbild, dem Connschen Syndrom, geworden, das im ersten Teil dieser Monographie bereits in seinen metabolischen Auswirkungen erörtert wurde.

Mit der Möglichkeit einer primär vermehrten Aldosteronbildung ist ebenso bei den bekannten Überfunktionssyndromen der Nebennierenrinde zu rechnen, z. B. beim adrenogenitalen Syndrom oder bei der Cushingschen Krankheit, bei denen die Zunahme der androgenen bzw. der Glucocorticoide im Vordergrund steht. Eine feinere *Differenzierung durch Bestimmung der Hormone und ihrer Metaboliten* im Urin stößt naturgemäß noch auf manche technische Schwierigkeiten. Sie ist begreiflicherweise für die Analyse verläßlicher als die nach nur klinisch endokrinologischen Gesichtspunkten. Für die Leistungsminderung, ebenso für manche veränderte Organfunktionen, sind die Abweichungen des Elektrolytgleichgewichtes wohl sicher von erheblicher Bedeutung.

CONN und Mitarbeiter (19) haben einen Anstieg der Aldosteronausscheidung auch noch bei einer wenig bekannten Störung nachweisen können, die aber eigentlich den die Arbeitsfähigkeit beurteilenden Arzt interessieren sollte, nämlich bei der *periodischen hypokaliämischen Muskellähmung.* Leitsymptom ist eine 24—48stündige Parese bis zur Paralyse der Muskulatur. Im Intermediärhaushalt zeigt sich entsprechend der erhöhten Aldosteronbildung eine Natriumretention, die von einer Hypokaliämie in der extrazellulären Flüssigkeit begleitet ist. Natriumentzug führt zum Anstieg des Kaliums und damit zur Behebung des klinischen Syndroms. Auch jede auf andere Weise zustandekommende Verminderung des Kaliumgehaltes in der intra- und extravasalen Flüssigkeit hat eine ähnliche Symptomatologie zur Folge. Sie wird meist verkannt. Sehr überzeugend läßt sich diese Mineralverschiebung, wenn nicht die Möglichkeiten eines exakten chemischen Laboratoriums zur Verfügung stehen, durch die elektrokardiographische Untersuchung demonstrieren, da es dann zu einer Verlängerung der QT-Strecke kommt. Für die Feststellung der energetisch-dynamischen Herzinsuffizienz, die zuerst von Hegglin erkannt wurde, hat sich ein Vergleich der Tonschreibung mit der elektrokardiographischen Kurve am besten bewährt. Entgegengesetzt führt die *Hyperkaliämie*, die Anreicherung von Kalium intra- und extrazellulär, am Herzmuskel zu Veränderungen, die sich elektrokardiographisch in einer Erhöhung der T-Zacken und in einer Verkürzung der QT-Strecke ausdrücken. Eine solche tritt vorwiegend bei chronischen Nierenerkrankungen auf, also bei der Schrumpfniere, dann aber auch bei schweren Traumen, die mit erheblichem Zellzerfall verknüpft sind, am ausgesprochensten beim Crush-*Syndrom*. Der im diabetischen Koma zustandekommende Anstieg des Plasmakaliums ist sicher für die Funktionsstörung der Zellen, vor allen Dingen natürlich in besonders beanspruchten Organen wie etwa im Herzmuskel, von nachhaltiger Bedeutung. Die Kaliumvermehrung ist also bedrohlicher als die -verarmung. Wie schon gesagt wurde, führt eine Steigerung über einen Wert von 30 mg% im allgemeinen zum Exitus letalis durch Herzstillstand. Solche Zwischenfälle sind natürlich auch bei der therapeutischen Verabreichung von Kalium möglich, diese darf eine gewisse Menge nicht überschreiten. Sie wird am besten unter genauer Kontrolle der Blutwerte und des Elektrokardiogramms oder sonst intermittierend vorgenommen. Die Gefahr einer solchen Kaliumvergiftung ist praktisch am größten, wenn Ausscheidungsstörungen für dieses Mineral bestehen oder auch, wenn die Zufuhr sehr schnell erfolgt, etwa durch Anwendung von Infusionen. Dieses Beispiel zeigt besonders deutlich, daß das Verhalten eines Minerals im Organismus für die Organfunktionen ungemein wichtig ist. Ebenso veranschaulicht es, daß eine derartig differenzierte Therapie mehr oder weniger an das Vorhandensein eines gut ausgerüsteten und zuverlässigen Laboratoriums gebunden ist. Früher unerklärliche letale Ereignisse finden nicht selten durch die Einbeziehung des Elektrolythaushaltes in die Diagnostik ihre Erklärung.

Neben dem primären Aldosteronismus gibt es eine Reihe von Krankheitsbildern, bei denen die Bildung dieses Hormons sekundär angeregt wird. Im allgemeinen spricht man dann von einem *sekundären Aldosteronismus*. Hier seien vor allen Dingen Krankheiten genannt, bei denen ein erhöhter Wasseransatz vorliegt, dem eine vermehrte Natriumretention vorausgeht. Luetscher (20) hat auf Grund von Beobachtungen an Patienten mit *Lipoidnephrose* den Gedanken ausgesprochen, daß dabei salzretinierende Wirkstoffe vermehrt vorhanden sein müßten, die sich als Aldosteron identifizieren ließen (Simpson und Mitarbeiter [21]). Nach und nach hat man dann festgestellt, daß bei den verschiedenartigsten Krankheiten mit Ödembildung eine gesteigerte Ausscheidung von Aldosteron vorliegt, die auf seine vermehrte Bildung schließen läßt, etwa bei der *Herzinsuffizienz* verschiedenster Ätiologie (22), bei der *Lebercirrhose* (22), aber auch bei andersartigem hepatogenen Wasseransatz, schon bei der Hepatitis epidemica (22), dann auch bei *Schwangerschaftstoxikosen*. Von besonderem Interesse war diese Feststellung bei der Salzverlust-Nephritis (Thorn und Mitarbeiter [23]), die vor allem in den angelsächsischen Ländern studiert worden ist. Nach neuesten Erkenntnissen führt schon die Steigerung des Venendruckes zu einer Vermehrung der Aldosteronbildung, die so den gesamten Mechanismus des abnormen Salz- und Wasseransatzes (HOLLÄNDER und JUDSON [24]) auslöst. In teleologischer Betrachtungsweise hat man die Steigerung der Aldosteronbildung, die zu einer Retention des Kochsalzes, d. h. also vor allem des Natriumions führt, bei schweren Diarrhoen, bei forcierten Diuresen im Koma diabeticum sowie überhaupt bei der akuten Verringerung der zirkulierenden Blutmenge gesehen.

Welche Veränderungen der Wasserhaushalt bei den verschiedensten endokrinen Störungen anderer Art aufweist, habe ich kürzlich einmal in einem Vortrag ausgeführt. In der täglichen ärztlichen Arbeit begegnet man vor allen Dingen den von der Schilddrüse ausgelösten. Bei der *Hyperthyreose* verarmt der Organismus an Wasser, bei der *Hypothyreose*, beim Myxödem, kommt es zu einem erhöhten Quellungszustand im Interstitium, zu einer nicht mobilen Flüssigkeitsanreicherung. Entsprechend hat das Schilddrüsenhormon einen ausgesprochen diuretischen Effekt, der vielfach therapeutisch ausgewertet wird. Fernerhin kommt es bei Frauen häufig im Klimakterium, aber auch prämenstruell zu einem vermehrten Flüssigkeitsansatz, der auf eine direkte *Natrium-retinierende Wirkung des Aldosterons* (THORN [25]) bezogen wird. Diese manchmal schon sich im Habitus ausprägenden Veränderungen gehen nicht selten mit einer Leistungseinschränkung einher, vor allen Dingen auch mit einer Beeinträchtigung der cerebralen und cardialen Funktionen.

Der Vollständigkeit halber wäre noch die Polydipsie und Polyurie zu nennen, die man beim *Hyperparathyreoidismus* beobachten kann, ohne daß eine eigentliche Wasserretention entsteht. Sie kann so beträchtlich sein, daß man von einem Diabetes insipidus-ähnlichen Bild gesprochen hat.

Manche dieser Wirkungen wurden schon im Endokrinologieteil dieser Monographie erwähnt. Doch hielt ich es für notwendig, gerade diese Zusammenhänge in synoptischer Betrachtung einmal aufzuführen. Der Arzt und auch der medizinische Sachverständige, der Gutachter, steht zu oft vor der gestörten Stoffwechselsituation und hat dann die Aufgabe, nicht nur ihr Ausmaß zu klären, sondern vor allem auch die dazu führenden Ursachen zu finden. Um die Wertigkeit der exogenen Einflüsse, die den Gutachter am meisten angehen, zu beurteilen, muß er die endogenen Zusammenhänge verstehen, die ihm die heutige wissenschaftliche Erkenntnis vermittelt. Unter diesem Gesichtspunkt ist dieses letzte Kapitel entstanden.

Schrifttum

1. Bartelheimer, H.: Ärztl. Fortbldg. *1958*, 1 — *2. Meißner, G.* und *W. Schwartzkopff:* Z. exper. Med. *128*, 256 (1957) — *3. Black, D. A. K.:* Sodium metabolism in health and disease Oxford: Blackwell Scient. Publ. 1952, X — *4. Bartter, F. C., G. W. Liddle, L. E. Duncan jr., J. K. Barber* and *G. Delea:* J. Clin. Invest. *35*, 1306 (1956) — *5. Gilman, A.* and *L. Goodman:* J. of Physiol. *90*, 113 (1937) — *6. Verney, E. B.:* Arch. exper. Path. u. Pharmakol. *205*, 387 (1948) — *7. Magnus, R. and E. A. Schaefer:* J. Physiol. 27, Proc. IX 1901 — *8. Marx, H.:* Arch. exper. Path. u. Pharmakol. *173*, 526 (1936) — *9. Brunner, H., G. Kuschinsky u. G. Peters:* Arch. exper. Path. u. Pharmakol. *228*, 434 (1956); *228*, 578 (1956 — *10. Gaunt, R., J. H. Birnie and W. J. Eversole:* Physiologic Rev.

29, 281 (1949) — *11. Herken, H., G. Senft* und *J. Schaper:* Arch. exper. Path. u. Pharmakol. *230*, 284 (1957) — *12. Herken, H.:* Dtsch. med. Wschr. *1957*, 2177 — *13. Robinson, F. J., M. H. Power* and *E. J. Kepler:* Proc. Staff Meet. Mayo Clin. *16*, 577 (1941) — *14. Eisenstein, A. B.* and *P. M. Hartroft:* Endocrinology *60*, 634 (1957) — *15. Hartroft, P. M.* and *A. B. Eisenstein:* Endocrinology *60*, 641 (1957) — *16. Pfeffer, K. H.:* Therap. Gegenw. *1958*, 125 — *17. Peters, J. P.:* Am. J. Med. *12*, 66 (1952) — *18. Heidorn, G. H.* and *F. R. Schemm:* Am. J. med. Sci. *229*, 621 (1955) — *19. Conn, J. W., L. H. Louis, St. S. Fajans, D. H. P. Streeten* and *R. D. Johnson:* Lancet *1957*, 802 — *20. Luetscher, J. A., R. Neher* and *A. Wettstein:* Experientia (Basel) *10*, 456 (1954) — *21. Simpson, S. A., J. F. Tait, A. Wettstein, R. Neher, J. v. Euw* und *T. Reichstein:* Experientia (Basel) *9*, 333 (1953) — *22. Wolff, H. P.* und *Kh. R. Koczorek:* Dtsch. med. Wschr. *1958, 201* und 250 — *23. Thorn, G. W., J. C. Laidlaw* and *A. Goldfien:* Ciba Found. Coll. Endocrin. *8*, 343 (1955) — *24. Hollander, W.* and *W. E. Judson:* J. Clin. Invest. *35*, 970 (1956) — *25. Thorn, G. W.:* Am. J. of Med. *23*, 507 (1957) — *26. Moll, H. C.* und *G. Daughetery:* in Thannhausers Lehrbuch des Stoffwechsels und der Stoffwechselkrankheiten. 2. Aufl. S. 921. Stuttgart 1957 — *27. Schwarzkopff, W.:* Dtsch. med. Journal, 1958, 485.

DAS CARCINOID-SYNDROM

Der Vollständigkeit halber sei hier kurz noch auf ein Krankheitsgeschehen hingewiesen, das vielleicht auch noch in dieses Gebiet gehört, dessen Klärung in den letzten Jahren sehr gefördert worden ist: Das Carcinoid-Syndrom, auch metastasierendes Carcinoid genannt. Dieses Krankheitsbild ist durch Abdominalsymptome (Diarrhoe, Koliken, vergrößerte und höckerige Leber), Herz- und Kreislaufveränderungen (Hitzegefühl, hypertonische Krisen, Pulmonal- oder Trikuspidalvitien) und Hauterscheinungen (Flush, Erythem, Hyperkeratose, Pellagrasymptome) gekennzeichnet (WALDENSTRÖM [1], HEDINGER und GLOOR [2], McDONALD [3], PERNOW [4] u. v. a.). Pathologisch-anatomisch liegen diesem Leiden Dünndarmtumoren mit Lebermetastasen zugrunde, die sich von den hellen Zellen der Dünndarmschleimhaut ableiten (FEYRTER [5] u. a.). Insbesondere durch die Untersuchungen von ERSPAMER (6) wurde in diesen Zellen das 5-Oxytryptamin (Serotonin, Enteramin) entdeckt. Hierbei handelt es sich um eine Substanz mit ausgesprochen vasokonstriktorischem, peristalitiksteigerndem und antidiuretischem Effekt.

Dem Oxytryptamin ist also eine hormonelle Wirksamkeit zuzusprechen (LABHART [7]). Dabei handelt es sich bei den gelben, enterochromaffinen Zellen um Hormonbildungsstätten, die in keines der Gebiete der klassischen Endokrinologie eingereiht werden können. Allerdings bestehen gewisse Beziehungen zur Hypophyse und Nebenniere, da durch die Oxytryptaminausscheidung über einen Hypophysenreiz eine Hyperplasie der Nebennierenrinde erzeugt wird (KAHR [8]).

Die Diagnose ergibt sich aus den angeführten Symptomen, zu denen sich die Ausscheidung von Oxyindolessigsäure im Urin als kennzeichnend gesellt.

Der Tumor wird leider meist zu spät diagnostiziert, obwohl er ein langsames über Jahre gehendes Wachstum aufweist. In den Anfangsstadien kann durch operatives Vorgehen eine Heilung herbeigeführt werden (WALDENSTRÖM [1], LANGEMANN [9]).

Bei der Beurteilung solcher Kranker wird es sich fast immer um Spätstadien des Krankheitsverlaufes handeln; dann besteht Invalidität. Frühere Krankheitsstadien sind entsprechend der körperlichen Allgemeinverfassung wie bei Personen mit Darmtumoren einzustufen, vor allem sind sie, wenn noch möglich, einer operativen Therapie zuzuführen.

Schrifttum

1. *Waldenström, J.* und *E. Ljungberg:* Acta med. Scand. (Stockh.) 252, 293 (1955) — 2. *Hedinger, C.* und *G. Gloor:* Schweiz. med. Wschr. 542 (1954) — 3. *McDonald, R.:* Am. J. Med. *21*, 867 (1956) — 4. *Pernow, B.:* Gastroenterologia *87*, 10 (1957) — 5. *Feyrter, F.:* Über d. Pathologie d. vegetat. nerv. Peripherie u. ihrer ganglionären Regulationsstätten. Wien 1951. Die Medizinische 663 (1957) — 6. *Erspamer, V.:* J. Physiol. *127*, 118 (1955) — 7. *Labhart, A.:* Klinik d. inn. Sekretion, Berlin-Göttingen-Heidelberg, 1957 — 8. *Kahr, H.:* Klin. Med. 341 (1956) — 9. *Langemann, H.:* Schweiz. med. Wschr. 957 (1955).

REGISTER